ライフスタイル療法 I

生活習慣改善のための認知行動療法

第5版

足達淑子 編

医歯薬出版株式会社

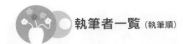 執筆者一覧（執筆順）

足 達 淑 子 あだち健康行動学研究所・所長／医師
Adachi, Yoshiko

山 口 幸 生 福岡大学スポーツ科学部・教授
Yamaguchi, Yukio

中 村 正 和 地域医療振興協会ヘルスプロモーション研究センター・センター長／医師
Nakamura, Masakazu

国 柄 后 子 元・朝日新聞健康保険組合・保健事業担当部長／元・ACSM アメリカスポーツ医学会認定ヘルスフィットネススペシャリスト
Kunitsuka, Kouko

渡 邊 ちさと 元・札幌市職員共済組合健診事業課／保健師
Watanabe, Chisato

川 合 厚 子 トータルヘルスクリニック・院長／医師
Kawai, Atsuko

朽 木 　 勤 兵庫大学健康科学部・教授／ACSM アメリカスポーツ医学会認定エクササイズフィジオロジスト
Kuchiki, Tsutomu

雲 井 　 恵 東松山医師会病院健診センター・主任／管理栄養士
Kumoi, Megumi

中 川 　 徹 日立製作所日立健康管理センター・副センター長／医師
Nakagawa, Toru

渡 辺 純 子 健康栄養デザインオフィス・代表取締役／管理栄養士
Watanabe, Junko

幣 憲 一 郎 京都大学医学部附属病院疾患栄養治療部・特任病院准教授／武庫川女子大学食物栄養科学部・教授／管理栄養士
Shide, Kenichirou

大 垣 京 子 武田内科／医療ソーシャルワーカー
Ohgaki, Kyoko

米 田 光 恵 元・九州大学病院精神科神経科・看護師長／看護師
Yoneda, Mitsue

This book was originally published in Japanese
under the title of :

RAIFUSUTAIRU RYOHO—SEIKATSUSHUKAN KAIZEN-NO TAMENO NINCHIKOUDOURYOHO
(Lifestyle Therapy—The Practice of Behavioral Health)

Editor :
ADACHI, Yoshiko
 Institute of Behavioral Health

© 2001 1st ed.
© 2021 5th ed.

ISHIYAKU PUBLISHERS, INC.

7-10, Honkomagome 1 chome, Bunkyo-ku,
Tokyo 113-8612, Japan

造本デザイン・AD
M's 杉山光章 *Sugiyama, Mitsuaki*
本文イラスト
長 嶋 八 千 代 *Nagashima, Yachiyo*

第5版の改訂にあたって

　本版では第4版で刷新した実践例を除き，あらためて全面的に内容を見直した．医療や学問の進歩（変化）は著しく，新しい知見を反映させる必要が生じたからである．その結果，Ⅲ章（ライフスタイル）とⅣ章（病態）のほぼ全てに細かな修正が加えられた．一方，Ⅰ章の行動原理やⅡ章のカウンセリングなどは，ほとんど変える必要がなかった．これは時代を経ても変わらないものの中にこそ本質がある，といえるだろう．

　編者は行動療法を「いつでも，どこでも，誰にでも」役にたつ，生活を豊かにする知恵の体系と考えている．迷ったとき，困ったときに，生活の杖として使いこなすためには，シンプルな原理さえ体得しておけば良い．学問としてではなく知恵として取り込んでいただくことを願う．

　2020年から新型コロナウイルス感染症により，社会も個人もいやおうなく変化を強いられている．情報デジタル化の加速により，保健医療や教育の仕組みも一変すると予想されるが，そこでも行動科学への期待が一層高まるはずである．行動療法は情報化と親和性が高くすでに多くの領域で情報技術活用の効果が確認され，禁煙支援に代表されるよう実施段階にきているからである．

　なお，「認知行動療法」が今は一般用語となったため，サブタイトルにあった「行動療法」を「認知行動療法」と変更し，本文中でも一部を除き，「認知行動療法」に統一した．本書で「行動療法」をそのまま用いているのは，Ⅰ章，そして学会ガイドラインが「行動療法」を用いている項目である．

　行動科学はもともと認知を「行動」ととらえており，歴史的には認知行動療法（CBT）は行動療法の枠組みに含まれていた．しかし，最近は情報科学の発展やコンピュータの開発，脳科学の進歩などの認知科学の進歩と国際的動向を受け，日本行動療法学会も名称を日本認知・行動療法学会へ変更した．基本的にはこのふたつの用語は同義と考えていただいて差し支えない．

　初版から20年たち，この間に行動科学が管理栄養士，医師の養成コアカリキュラムに導入され，専門家にとって認知行動療法は一般用語となった．しかし欧米ですら，理論に実践が追いついておらず，わが国においても普及と実践が今なお大きな課題である．本書の目的は，多くの領域における認知行動療法の実践モデルを具体的に示し，理論と実践の架け橋となることである．そのため執筆者のご厚意により，入門書としてのわかりやすさを重視し，簡潔な統一化を図っている．本書が認知行動療法の魅力を正しく伝えることができたら，この上ない喜びである．

　執筆者ならびに長年本書を支えてくださった関係者と読者の皆様に心よりお礼を申し上げます．

　　2021年5月

足 達 淑 子

はじめに（初版）

　食べる，動く，休みくつろぐ，交わるなど，日常の習慣や行動にアプローチしようとするとき，もっとも頼りになるのが行動療法だと思う．

　ふた昔ほど前に九州大学で山上敏子先生と行動療法に出会って以来，行動療法の考え方，もののみかたは，対人保健サービスという仕事上だけではなく，私の実生活上の指針となった．心の問題から習癖，教育などの広範な問題に具体的な指針と方法をもつ威力にはじめは驚き，次に，どこででも誰にでも役立つこの方法がなぜ広まらないのかと不思議に感じたものであった．

　ここにきて，行動療法は習慣変容の鍵を握るものとして，急速に保健医療専門家から注目され期待されるようになった．生活習慣の改善が健康増進と疾病コントロールに重要であることは常識となり，世界保健機関や米国衛生研究所の報告も，肥満や高血圧における食事や運動，喫煙などの行動変容法を，lifestyle modification（ライフスタイル変容法），lifestyle therapy，lifestyle measures（ライフスタイル療法）として薬物療法と同等に扱っている．しかし，日本では，この方法への関心の高さと有用性の割には，正しい実践は遅れている．その理由のひとつに，「行動理論をどう実行するか」という具体的なモデルが乏しいことがあげられよう．さらに行動療法は常識的であるにもかかわらず，理論から入ろうとすると難解にみえることも一因と思う．

　行動療法は実学であり，その魅力は現場の実践にこそあることを思うと，それは非常に残念である．

　そこで，理論と実践をつなぐ手引き書，実践のモデルのような本が欲しいということになり，本書では医師，看護師，栄養士，ソーシャルワーカー，運動トレーナーなど多くの職種の方に実践例を紹介していただくことにした．行動療法が職種やフィールドの差を越えて役立つものであることを理解し，ふだんの仕事にどのように用いることができるかを具体的にイメージしていただきたい，との思いからである．筆者はどなたも現場における実践者である．おかげでいきいきとした実践書にすることができた．

　さらに，行動療法という用語がもつ固いイメージを拭い，誰にでも有用であるという意味をこめて，新しく「ライフスタイル療法」という用語を提唱することとした．これはとくに「日常の主要な生活習慣の変容をめざした行動療法」という意味で用いている．この新しい言葉によって，より多くの読者に関心をもっていただきたいと願う．

　また，わかりやすくするために，理論は実践に必要な最小限にとどめ，実例を介して示すように努めた．「健康日本21」の目標値や，学会の新ガイドラインなど最新の情報も盛り込んである．前著『栄養指導のための行動療法入門』とあわせて読んでいただければ幸いである．

2001年4月

足達淑子

ライフスタイル療法**I** 第5版
生活習慣改善のための認知行動療法

C ONTENTS

I ライフスタイル療法を始める前に

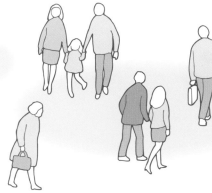
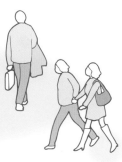

II セルフケアを促すカウンセリング ……足達淑子 15

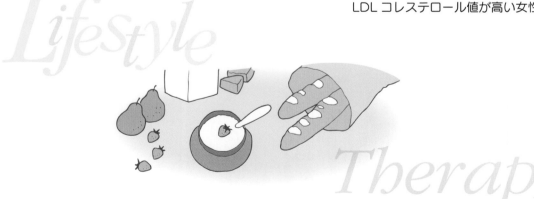

Ⅲ ライフスタイルへのアプローチ………31

病態別のアプローチ ·······················足達淑子 103

1 体重コントロール···············104

●体重コントロールは健康増進と生活習慣病の予防の
　原型
●内臓脂肪の減少が肥満治療の目標
●軽度の減量でも効果がある. 長期の維持をめざす
●予防が大切. 太り気味なら, いまより太らないこと
●減量への準備性を考え, 動機を高める
●運動の必要性を十分理解させる
●減量はゆっくりと, 6カ月で体重の3～10%減を
　めざす
●やせる必要のない人では, 誤った減量法の害を強調
　する

●肥満の行動療法は過食の治療から始まった
●現在の行動療法は, より総合的に包括的に
●肥満の行動技法は, 生活習慣病に共通
●セルフマニュアルや非対面指導でも効果がある

2 高血圧·························110

●高血圧は最大の生活習慣病. 血圧コントロールの対
　象者が倍増
●血圧の自己測定は, 血圧管理の第一歩
●高血圧におけるライフスタイル改善は総合的に
●食事は減塩と積極的な野菜摂取を中心に

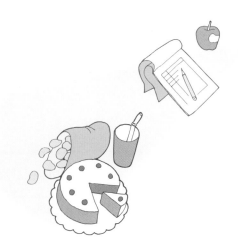

I　ライフスタイル療法を始める前に

Life Style Therapy

セルフケアを促す治療・指導のために

ライフスタイルが健康のキーワード

糖尿病，高血圧，脂質異常症，肥満などの予防やコントロールだけでなく，ストレスに対処して気分良く暮らし，息長く仕事を続けるためにもライフスタイルのあり方が決め手になる．遺伝子解析が進んで生まれつきの体質が解明されても，ライフスタイルや環境が重要なことに変わりはない（**図Ⅰ-1，表Ⅰ-1**）．

ライフスタイルとは，食事や運動，休養など，ふだんの生活のしかたのほかに，仕事のしかた，対人関係のとり方などその人の生き方や価値観を含んだ行動もいう．健康や病気のためであっても，きわめて個人的な行動であるライフスタイルに，他人から干渉されるのは誰でも嫌なものである．抵抗が強かったり，反発されたりして当然かもしれない．それでも私たちはこれに接近して変えねばならない．そのためには，感染症をモデルとした伝統的な医学的アプローチとは異なった次のような発想と手法が必要になる．

行動変容アプローチの基本姿勢

まず，第1に，行動を変えるのはクライアント自身であって，治療（指導）者は脇役である．このことは言葉ではわかっていても，専門家にとっては，これを心から理解するのはむずかしい．相手は素人で，自分は専門家であると思ってしまうのが常だからである．

第2に，治療者の役割はクライアントのセルフコントロールやセルフケアを促すことである．そのために必要なことは次の3点である（**図Ⅰ-2**）．

- 疾病や予防の知識を相手にわかりやすく伝える
- クライアントのセルフコントロールのスキルを高める
- 積極的で前向きな態度を育てていく

これらの技能が専門家の力量となる．治療者は教育者であり，案内人であり，クライアントに手を差し伸べて励ますサポーターでもある．

第3に，クライアントのスキルとは現実的な問題解決，対人関係のコミュニケーション，時間や仕事の管理，自分の感情のコントロールなどである．こ

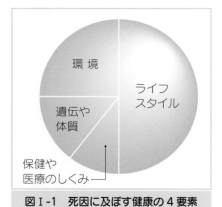

図Ⅰ-1　死因に及ぼす健康の4要素

(Courtesy Centers for Disease Control, U.S. より作成)

表Ⅰ-1　主要死因と危険因子

死因	比率(%)[*1]	危険因子[*2]
悪性新生物（各種癌）	28.7	喫煙（受動喫煙含む），過剰飲酒，低身体活動，肥満・やせ，野菜・果物不足，食塩・塩蔵食品過剰摂取，ウイルス，細菌
心疾患	15.8	高血圧，脂質異常症，喫煙，糖尿病，食事，低身体活動，飲酒
肺炎	9.9	病原体，喫煙，免疫状態
脳血管疾患	9.7	年齢，高血圧，喫煙，糖尿病，食事，低身体活動，飲酒

[*1] 比率（厚生労働省：人口動態統計の概況．第6表，2012より）
[*2] 危険因子（厚生労働省：健康日本21（第2次）．参考資料 p.35，40，48，2012より）

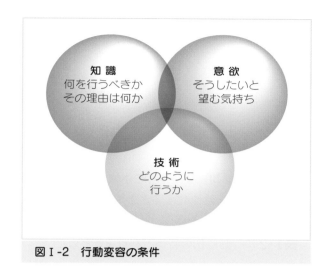

図Ⅰ-2 行動変容の条件

ろいろなことがわかってくる.「決心は長続きしない」「環境やタイミングが大切」「張り合いがないと興味も薄れる」「役に立つという実感が必要」「他人から強要されるとしたくなくなる」などである.

そこで味わった気持ちや生活の実感が,クライアントの立場や感情への共感の源となる.「自分がこう言われたらどう感じるか,どう考えるか」を自動的,反射的に想像する習慣がつくと,相手の次の反応が予測できるようになる.

 ## クライアントの中で生じる連鎖

図Ⅰ-3 は,教育や情報によって行動変容が生じるまでに,その人の心の中に起きるプロセスを図式化したものである.

それは,「情報に注目する」「その意味を理解する」「納得して受け入れる」「実行する気になる」「何をするかを記憶しておく」「実際に試す」「それを続ける」という小さな行動の連鎖である.この鎖の1カ所でも途切れると,行動変容には至らない.

行動変容への働きかけでは,いまはこの鎖の「どこに向けて,何を行おうとしているのか」を意識するとよい.「情報の提供」なのか,「意志決定の促し」なのか,「生じた行動の強化」なのか.実際にはそれほどはっきり区別できないが,おもな目的を明確にすると,たとえば「注目させるためには媒体の工夫や相手の関心を探る」など目的に応じた配慮が,工夫や具体的な「こつ」となる.

れらは,練習を通じてのみ少しずつ獲得できる能力なので,実践体験が重要となる.

これらの考え方や方法は,カウンセリングマインドと言い換えることもできる.

 ## 自分のライフスタイルを変えてみることが,もっとも近道

行動変容を理解するには,自分が行動を変えてみるのが早道である.患者になって初めて,患者の立場や気持ちが実感できるようになるのと同じである.自分自身で「こうありたい」という生活習慣,たとえば「起床時間を30分早くする」「週に4回ジムでエクササイズをする」など,意識的に日常のありふれた行動を試してみるとよい.それだけで,い

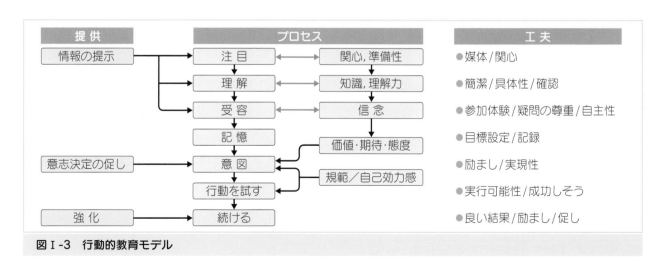

図Ⅰ-3 行動的教育モデル

2 # ライフスタイルを変える
認知行動療法

認知行動療法（以下，行動療法）は，科学的な心理療法である

　行動療法は，1950年代に体系づけられた心理（精神）療法であり，人の行動の原理にそった問題解決をめざしている．もっとも簡単には「行動科学の臨床適用」，つまり「行動科学を人の不適切な習慣や行動の修正に応用するための方法の総称」と定義することができる．行動科学は「人の行動を記述し，説明し，予測し，制御することを目的とする」実証的で学際的な学問である．

　行動科学では，実験（実証）を重んじ，刺激と反応の枠組みで行動をとらえるという大きな約束事がある（図I-4）．また，ここでいう行動には目に見える動きをともなった「行動（行為）」だけでなく，不安や怒り，憂うつなどの感情や思考やものごとの受け止め方（認知）などの内的体験も含まれる（図I-5）．それらを数値化することで評価をしながら治療を進めることになる．

　表I-2に行動療法の特徴と利点をまとめた．

 ## 行動療法は，どこででも，誰にでも役に立つ

　対象とする行動が広範であるため，行動療法は健康や医学の問題はもちろん，しつけや教育の問題，仕事や対人関係，感情のコントロールなど，日常生活の多くの問題の解決に用いることができる．したがって，医療保健従事者だけではなく，どんな立場の人にも有用である．

　また，最低でも4つの基礎理論と100を超える技法があるため，そのときどきの状況に応じて柔軟な対応が可能になる．行動療法の究極の目的はセルフ

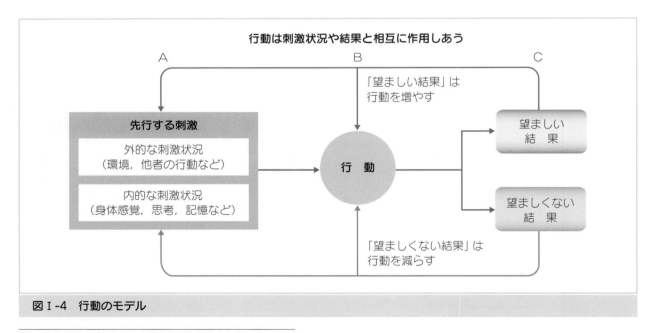

図I-4　行動のモデル

注）本章では，行動療法を認知行動療法と同義に用いる．

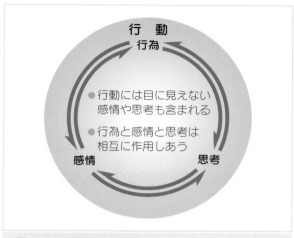

図 I-5　行動のとらえ方

行　動
行為
●行動には目に見えない
　感情や思考も含まれる
●行為と感情と思考は
　相互に作用しあう
感情　　　思考

表 I-2　行動療法の特徴と利点

● 治療の対象とする「行動」の範囲が広い
● 基礎理論が複数あって，技法が多い
● 解決法が実際的でクライアントに優しい
● 初心者やセルフマニュアルでも効果がある

コントロールによってクライアントが自由に，その人らしくふるまえるようになることである．それは，クライアント自身が「自分が何をしたいのか，何ができるのか」を明らかにするプロセスでもある．

 ### 現実的・具体的な問題解決法なので，実行しやすくわかりやすい

行動療法では，現在困っている問題が，生活の中でどのように生じているかに焦点をあてて，そのためにできることをクライアントと一緒に探すことから治療が始まる．その問題の原因「なぜ，どうして起きているか」を追究するのではなく，「どのように起きているか」に注目する．このように，「いまのありのまま」を認めることから出発するので，クライアントが傷つくことが少ない．また，どのようにしたら実行できるかを具体的にクライアントと相談しながら，実行できそうなことを宿題にする．このようにクライアントとの共同作業で治療が進むので，クライアントには参加意識が育まれて，やる気を起こさせやすい．約束事も明確で具体的なのでわかりやすい．

 ### 治療の構造が明解なので，マニュアル化しやすい

後述（p.8 参照）するように，行動療法の治療の進め方は問題のとりあげ方から解決の方法までが工学的に構築されている．このため，他の心理（精神）療法と比べると，初心者でも実施しやすいという利点がある．また，プログラム学習としてセルフマニュアルやコンピュータでの治療も可能で，それなりの効果があがることがわかっている．とくに最近はインターネットを用いた通信教育なども有望視されている．初心者はセルフマニュアルをしっかりと読み込むと，よい勉強になる．

 ### 実践することで理解が進むので，まずできるところから取りかかる

行動療法は精神分析理論や森田療法などのように，系統だった理論から生まれた治療法とは異なる．行動のとらえ方や記述のしかた，問題を解決していくプロセスについての約束事のようなものである．また，もともとが実験を土台にしていて，背景となる理論と具体的な技法も多く，用語は専門的である．そのため，机上で理論を理解しようとするとわかりにくいが，日常生活に照らすと常識として納得しやすい．むしろ，できるところからまず実行してみること，そこで効果を実感することが大切で，そのことが理論の理解と，次の学習のステップになる．

 ### 理論の学習は基礎的なものを

セルフコントロールを目的とするライフスタイル療法では，自発的な行動に関するオペラント理論（強化の理論）がもっとも重要である．つまり，スキナーによる応用行動分析理論による行動が増えたり減ったりする仕組み（p.10 参照）と行動分析の方法を十分に理解しておきたい．p.14 に行動療法の発展の道筋を示したが，条件反射に基づく新行動 S-R 理論は刺激統制法など特徴的な技法の基になっている．これらの 2 大学習理論をよく理解したうえで社会学習理論や認知理論を学ぶと全体が理解しやすくなる．

Life Style Therapy

クライアントとの間に良い関係を築く

これが対人サービスの基本となる．原則を理解してつねに意識しながら練習すること．ここでの治療には指導も含める．

治療者はクライアントにとって重要な刺激（社会的強化子）である

治療（指導）者の態度や言動は，良くも悪くもそのままクライアントに直接影響を及ぼす．同じようにクライアントの行動も治療者に影響する．このように，治療者とクライアントは相互に影響しあう，刺激と反応の関係にある．自分の言動がクライアントの中でどのように受け止められ，どのような感情を引き起こすのかに，いつも注意する習慣をつけたい．そのためには，クライアントが「温かく，信頼できる」と感じるのは，具体的に治療者のどんな行動であるかを意識するとよい．治療者はクライアントにとっての正の強化子になることが大切である．

初対面の第一印象が勝負になる

人の印象は最初の数分でおよそ70%近くが決まる．清潔な服装，きちんとしたあいさつ，ていねいな言葉づかい，柔らかな物腰など，いずれも「対人サービスの基本」である．

保健医療はサービス業であることを頭に叩き込み，「専門家として，クライアントの役に立つにはどうするか」とつねに考えればよい．慣れないうちは，感じの良い先輩をモデルにする，ホテルや銀行，飛行機，レストランなど，自分がお客になったときの相手の対応を観察する，自分の言動を動画にとって観察する，音声を録音してみるなどのことをすると参考になる．

自分の体調や気分を良い状態に整える

治療者はいつも同じ態度や雰囲気であることが相手を安心させる．治療には安定感が必要で，治療に際して自分の心身の状態を良くしておくことは，スポーツ選手や俳優などと同じでプロフェッショナルの大切な心得である．疲れていたり，気分が落ち込んでいると，クライアントの問題に集中することも相手の良いところに注目することも難しくなる．機嫌が悪いと腹もたちやすい．対人サービスには精神的な余裕が必要なので，不摂生を控える，体調を調整するなど，以下に示すセルフコントロール法を身につけたい．

- サポートしてくれる友人，知人，上司，家族を大切にする
- 睡眠時間をきちんととる
- 気晴らし（気分転換）をこまめにする
- 食事，運動，休息をリズミカルに行う
- ストレス因子は何か，を見つめておく

結果的に，これらのセルフコントロールの工夫が，クライアントへの助言の引き出しを増やすこととなる．

思い込みを捨てて，クライアントのありのままを受け止める（理解）

「肥満は食べすぎているから」「摂食障害は人格が未熟」などという先入観（偏見）を捨てて，いま目の前にいるクライアントのそのままを知ることに集中する．

具体的には「困っていることは何か」「それはどんなときにどのように現れるのか」「そのときどうふるまい，どんなことを考えて，どう感じるのか」．こ

れが「ありのまま」である.

　いつも，実際に起きたこと（事実）と，クライアント自身のあるいは治療者の解釈（推測，憶測）とを分けて整理する．これだけで，クライアントは自分が受け入れられている（受容されている），理解された，尊重されたと感じるものである.

つねに正直に，誠実に行動をする
—ささいなことが大切，クライアントから試されている—

　クライアントも治療者を評価している．ささいなことで信頼がくずれることもある．治療者の信頼される誠実な行動とは，次のようなものである.

- クライアントの秘密を守ること
- 約束は果たす（安請け合いしない）
- わからないことは，わからないと言い，一緒に考えるか，後で調べる
- 出した宿題には必ず目を通す
- クライアントへの指導（指示した）内容は，はっきりと覚えておく
- 目の前の相手に集中する．電話での中断，仕事上の伝言などは緊急時に限って，クライアントに集中したい

治療（指導）者と患者の関係を保つ（適度な距離をもち続ける）

　専門家としての判断力を存分に働かせるためには，互いの信頼感と同時に，適度な心理的な距離も必要である．それには，逆説的だがクライアントに好かれようなどと思わずに，何が援助できるかだけを考えればよい.

　適度な心理的距離を保つ具体的な方法としては，以下があげられる.

- 家族状況など，自分のプライバシーを不必要にさらさない
- 慣れてきても，個人的な交際はしない（誘いはていねいにきっぱりと断る）
- 会う場所は，決まったところにする
- 相手への関心は職業的なものであることを言外に伝える（質問のしかた，ほめ方など）

　また，自分が「良いクライアントと感じるのはなぜか，嫌な（悪い）クライアントと感じるのはなぜか」を分析し，「自分にできることとできないこと」を明確にしておくとよい．否定的な感情を抱いてしまう背景には，治療者が対応に迷ったり困惑して不安になっている場合が多い.

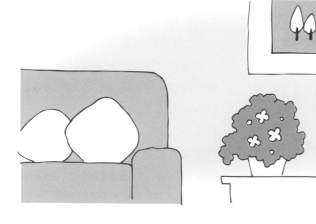

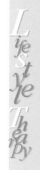

Lifestyle Therapy

4 習慣変容アプローチの 4つのステップ

行動療法における問題解決の具体的な方法は次のプロセスからなる．それは，① 問題（行動）を具体的にとらえ，② その行動と状況（刺激）との関係を調べ，その仮説にもとづき，③ 効果があり，できそうな方法を試して，④ 結果を確認しながら続ける，という実証の過程である（図I-6）．

問題行動を具体的にとりあげる（問題行動の特定）

クライアントが問題としている行動を具体的に言葉で記述できるようにするために，「どんな行動をどのようにしたくて，ここにいるのか」「今日ここに来たきっかけは何か」などをていねいに聞き取る．一般的な診療では，主訴にあたる部分である．いままでに努力したことや試したこと，他の機関への受診の経過など，いわゆる生活歴や現病歴も，当然参考にする．その中でもっとも重要なのは，抽象的な言葉ではなく，具体的で誰が聞いても誤解をしないような表現にすることである．そのためには，クライアントのあいまいな言葉でそのままわかったつも

りにならず，「それは具体的にはどんなこと？」と疑問をもつ癖をつけるとよい．

> **例** 不安→「胸がどきどきして息苦しくなり，死ぬのではないかと思う」

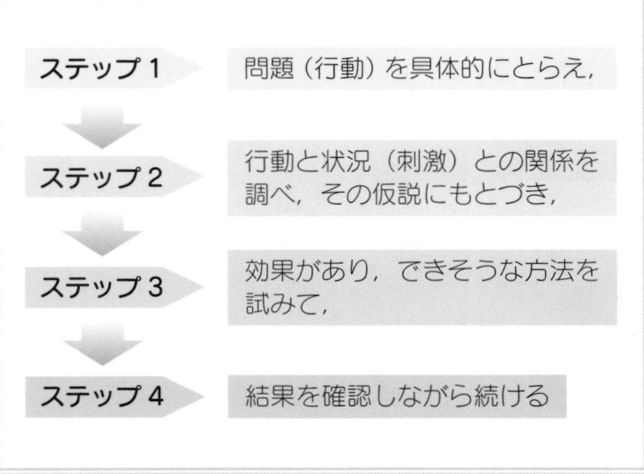

行動と状況や環境（刺激）との関係を分析する（行動のアセスメント）

問題とすべき行動がはっきりしたら，その行動が，「どんなときに」「何をきっかけにして」「どんな頻度であるいは強さで起きて」「その結果どのように感じるか，まわりで何が起きるか」を詳しく調べる．このようにクライアントのいま（ベースライン）の問題行動の起こり方を，刺激と反応のパラダイムでとらえてその関係を明らかにすることを，「行動分析」「行動のアセスメント」という．

ここが行動療法における問題のとらえ方の大きな特徴である．通常の「どうして？　なぜ？」という原因探しの思考パターンから，「どのように？」という発想への転換が必要になる．たとえば過食症なら，どんな状況（夕食後，自室で一人で，8時頃，テレビを見ながら，いけないと思いながら）で何（ポテトチップス1袋とカップラーメン，甘い菓子パン2個，コーヒー3杯）を1時間かけて食べ，すぐに後悔して，トイレで吐いて，自分はダメだと憂うつになる，などのようにである．

すると，行動を引き起こすきっかけや，その行動を維持させている条件が明らかになってくる．これはいわゆる「診断」にあたるステップであり，この結果をふまえ次の技法が選ばれることになる．この作業は，問題の深刻さや複雑さの程度に応じて時間をかける．1回の面接で，ある程度できる場合もあるし，宿題とした記録を使って調べることもある．

ステップ1	問題（行動）を具体的にとらえ，
ステップ2	行動と状況（刺激）との関係を調べ，その仮説にもとづき，
ステップ3	効果があり，できそうな方法を試みて，
ステップ4	結果を確認しながら続ける

図I-6　習慣変容アプローチ　4つのステップ

入院患者などでは観察期間として数週間を費やすこともまれではない.

行動技法を選んでクライアントに実行させる（技法の選択と適用）

「何をしたら効果がでそうか」「何ならできそうか」をクライアントと一緒に考えながら，具体的に「何をするか」を決める．効果は「望ましい行動が増える」「望ましくない行動が減る」「したことのない行動ができるようになる」のいずれかになる.

たとえば前述の過食では，減食が過食の引き金になることを説明し，3 食きちんと食べることを約束した後で，過食の記録をつける（セルフモニタリング），夕食後は家族と一緒に過ごす，一人にならない，スナック菓子や簡単に食べられるものを家に置かない（刺激統制），食べても 2 時間は吐かずにがまんする（反応妨害），ことなどが選択される方法となる.

また，治療の過程で仕事上や対人ストレスなどが過食を増悪させていることがわかれば，クライアントには何がストレスになるのかを解きほぐしていくことになる．そこではストレス対処法としてリラックス法，ハッキリと自分の気持ちや考えを表現するための自己主張訓練や，時間の管理や，現実的な思考法などが選ばれるかもしれない.

結果を確認しながら続ける

実際に，それでクライアントの行動が改善したら，行動分析と技法の選択は正しかったと判断して，その変化がより確かなものになるように強化する.

行動が改善したことで，クライアントの苦しみが楽になったり，減らしたい体重が 1kg でも減れば，それが行動を続けさせる一番の推進力になる．クライアントには自覚しにくい程度の小さな変化しか現れなくても，望ましい行動が生じているなら，そこに注目してほめて自信をつけたり，効果をフィードバックすることで，強化する.

もし，まったく変化がない，あるいは予想できなかった望ましくない行動が出たときは，仮説が正しくなかったと考えて，最初からもう一度やり直す．クライアントが何もしなかったのであれば，どうしたらできそうかを考える．これが実証の過程である.

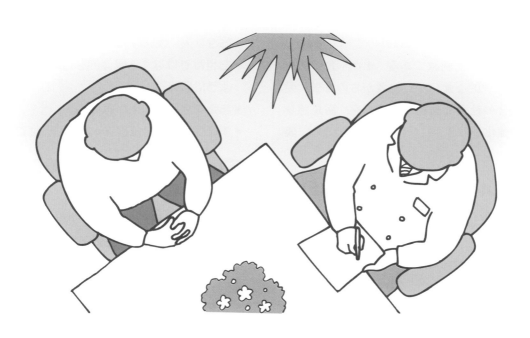

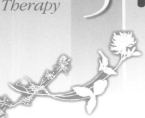

5 行動を変えるための方法

Lifestyle Therapy

行動はその結果に大きく影響される原則にもとづく（オペラント強化）

「ものを買って良かったら，また同じ店に行く」「おいしかった食べ物を選ぶ」「成績があがると勉強する」，これは私たちの自然な行動である．そして，その逆も本当である．

このように，「行動の後に好ましい結果がともなうとその行動は増える」「好ましくない結果がともなうとその行動は減る」というのは，行動療法におけるもっとも重要な基本原理である．そしてこの原理を応用すると無理なく行動を増やしたり減らしたりすることができる．これが応用行動分析の理論である．

このとき，行動を増やす望ましい結果（随伴刺激）を正の強化子といい，行動を減らす望ましくない結果を負の強化子とよぶ．強化子は，一次性強化子と二次性強化子の2種類がある．一次性強化子は，食べ物や水，睡眠のように，生存に不可欠な刺激である．二次性強化子はそれ以外のすべてであり，後に獲得された強化刺激である．また，食べ物やお金などの物理的な強化子，他者からの賞賛，愛情，同意などの社会的強化子，達成感，満足感などの心理的強化子の3つに分けることもできる（**表Ⅰ-3, 4**）.

望ましい行動を増やす（ほめる）

その行動が生じたら正の強化子をともなわせる（正の強化）方法と，負の強化子を取り除く（負の強化）方法の2つがある．「記録の持参をほめる」のは前者で，「ストレッチで肩こりが和らぐ」のは後者である．この場合，その刺激が強化子であったか

表Ⅰ-3　オペラント条件づけの基本図式

行動の後にともなう刺激	＋	－
望ましい結果（正の強化子）	行動が増える（正の強化）	行動が弱まる・消去（タイム・アウト，レスポンスコスト）
望ましくない結果（負の強化子）	行動が弱まる（罰）	行動が増える（負の強化）

表Ⅰ-4　強化子の種類

物理的強化子	食べ物，金，おもちゃ，好きな洋服など
社会的強化子	賞賛，承認，注目，愛情，同意など
心理的強化子	快楽や満足を得られる活動

どうかは，結果から判断する．治療者や指導者はクライアントにとっての強い社会的強化子であることをつねに意識しておきたい．

次に，もっとも簡単な「ほめる」ことについての留意点をあげる．

- 賞賛，承認，微笑み，うなずき，近づくこと，特別扱いも含まれる
- 好きな人，大切な人からの影響が強い
- お世辞ではなく，具体的な行動を相手にわかるようにほめる
- 与えすぎると効果が薄くなる
- ポイント制や自分でシールを貼らせてもよい

望ましくない行動を減らす（注意を促す）

その行動が生じた後に負の強化子をともなわせる（罰）方法と，正の強化子を取り除く（消去）方法の2つがある．衝動的に食べて後悔するのは前者で，約束を破った後の罰金は後者である．

一般に，これはほめて行動を増やすよりはむずか

しい．指導者が指導と思ってしている行為，たとえば，習慣の悪い部分を探したり指摘するなどは，罰になることがある．そのような場合はクライアントが脱落したり，うそをつくなど，結果的には逆効果になりやすい．したがって指導者はこの方法を操作的に行う前に，まず，自分が無意識に罰を与えないように注意する．

以下に，注意を促す際の留意点をあげる．
- 悪いところは自分で気づくように工夫する
- 人格ではなく具体的な「行動」を注意する
- 長所を伸ばすことで欠点を目立たなくする
- ルールを明確にして，冷静に公平に罰する（罰金，減点など）

行動しやすいように環境を整える（刺激統制法）

「机に向かうと仕事をしやすい」「品物を見ると欲しくなる」「12時になるとお腹がすく」など私たちの行動は，状況や環境にも影響されている．行動はいつもの環境や状況でもっとも行いやすい．刺激統制は，このような行動のきっかけや引き金になっている刺激を探し，それを利用して行動が生じやすいようにしたり，生じにくくすることである．

「歩数を増やすために，歩きやすい靴を履く」「重要な仕事は目につくようにする」など，その行動と関連する刺激を多くすると望ましい行動が増えやすくなる．運動の促進のために住居や職場の近くに遊歩道や公園があればそれを活用したり，外出の機会をエクササイズに利用する，通勤など決まりきった行動と結び付けることなどがあげられる．

逆に望ましくない行動を減らすためには，きっかけとなる刺激を制限する方法がある．たとえば，「食べる場所や食器を限ってしまう」「食べながら新聞を読む，テレビを見るなど他の行動を一緒にしない」「お菓子は見えないところにしまう」などは，食行動の引き金になる刺激を少なくすることで，過食を

減らそうとする方法である．

手本を示して練習をさせる（モデリング）

教育や学習の重要な要素がモデリングである．実際のデモンストレーションや読書やテレビ，ビデオによる学習がこれにあてはまる．料理や仕事の手順などは現場で実際に適切な行動を観察するのがもっとも早道である．モデリングによって生じた適切な行動をオペラント強化で確実なものにしていく．実際の指導ではロールプレイや実習，集団での他のクライアントからの影響などがあげられる．

モデリングには次のような特徴がある．
- 好きな人，共通点の多い人の行動がモデリングされやすい
- 良い結果をともなう行動がモデリングされやすい（他の子がほめられたら，まねる）
- 直接体験すると効果が高まる

新しい行動を少しずつ形づくる（行動形成・シェイピング）

「血糖値や血圧値の自己測定」「一人暮らしを始めた人に朝食を用意させる」「クラブに通わせる」など，いままでしたことのない行動を初めて行わせる場合があてはまる．

血圧測定などのように専門家にとっては自明の簡単なことでも，初めての人にとっては複雑な行動となる．その場合は，一連の行動を細かく分けて一つずつ段階的に覚えさせる必要がある．前述のモデリングと一緒に行う場合が多い．

まず指導者がやって見せて，次に少しずつ自分でさせてみる．上手にできたことをすぐにフィードバックする．できないときはより細かくしたり，手助けをしたりしながら行うなどの段階的な学習がキーポイントになる．

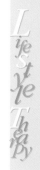

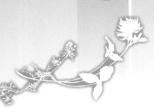

よく用いられる行動技法

とくに生活習慣病の予防やコントロールに共通して用いられるそのほかの方法を示す（**表Ⅰ-5**）．

目標設定
（target-setting）

実生活の中でさしあたり「何をどのようにするか」を具体的に取り決める．行動療法では実践することで治療が進むので，できそうな目標にしてとにかく実行させることが大切である．そのためには，一度に多くしない，努力して7〜8割できそうなこと，実行して良い結果が出そうなことを選ぶのがこつである．面接以外にも，マニュアルなどを使って自分で決めさせることもできる．

セルフモニタリング
（self-monitoring）

自分の行動を観察して記録することであり，自己監視法ともいう．実生活での行動が治療の鍵になるので，現状の把握や治療効果の評価のためにも日常的に用いられる．自分の行動を見つめることで冷静に分析や評価ができるようになり，それだけで行動が改善することがある．とくに治療の初期で，クライアントも何が問題かが自分でわかっていないときには，記録をさせるのが有益である．様式はこだわらないでよい．

反応妨害法/習慣拮抗法
（response prevention）

「食べたい衝動を抑えて食べずにすます」「不潔な感じにじっと耐えて洗いたい手を洗わずにすます」など，行動を引き起こす強い刺激にさらされながら，その行動をしないですます方法である．これを繰り返すことで病的な衝動は次第におさまってくる．強迫神経症のもっとも有力な治療法で，過食症，飲酒のコントロール，禁煙などでは不可欠な方法である．これを行いやすくするために，両立しない行

表Ⅰ-5 生活習慣病に共通な行動技法

行動技法	肥満	脂質異常症	糖尿病	喫煙*	高血圧*	身体活動*
目標行動の設定	◎	◎	◎	◎	○	◎
行動契約	○	○	◎	◎	○	○
セルフモニタリング	◎	○	○	○	○	◎
刺激統制法	◎	○	◎	○	○	○
食べ方の修正	○	△	○			
反応妨害法	○	△	○	◎		
習慣拮抗法	○		○	○	○	
認知再構成法	○		○	○	△	○
社会技術訓練	○	○	○	○		
オペラント強化法	◎	◎	○	◎		◎
リラックス法		○		◎	○	
ストレス対処	○	○	○	○	◎	

＊健康づくりのための行動変容教材調査より

動で置き換える，たとえば食べたくなったら外に出て散歩をする，などを習慣拮抗法という．

社会技術訓練
(social skills training/assertive training)

コミュニケーションは社会生活に不可欠である．これが苦手だと他人とトラブルを生じたり，ストレスが高まったりしやすい．そこで，これらの技術を訓練によって向上させようとする方法が社会技術訓練である．ここでは，自分の感情や考えを上手に表現したり，相手に適切に質問したり相づちをうつことなどを，対人関係に必要な技術とみなし，モニタリングやロールプレイによって練習する．「食べ物（タバコ，お酒）を勧められて上手に断る」「上司から業務を命じられたら，締め切りなどの条件を確認する」などがその例としてあげられる．慣れないうちは緊張して主張が強くなりすぎないように注意する．

認知再構成法
(cognitive restructuring)

うつ病の人にありがちな否定的な自己認識を変えようとすることから始まった方法である．完全癖の人の「全か無か」の思考パターンや，非現実的な期待，取り越し苦労などが修正の対象になる．その人の考え方や物事の受け止め方も学習された習慣（癖）とみなし，実生活で不都合になっている場合は，直接それを修正しようとするものである．まず，その「考えの罠」に気づかせ，次に，置き換える別な考えを声に出したり紙に書いたりさせる．行動が変われば認知も一緒に変わってくる．最近は，ささいなつまづきでくじけないように，本法が過食や禁酒，禁煙などの再発防止訓練に積極的に用いられている．

再発防止訓練
(relapse prevention)

治療が終了すると，努力を続けさせていた治療の刺激がなくなるために，習慣がもとに戻ったり，生活や環境の変化をきっかけに問題が再燃したりする．行動療法では効果の維持が比較的良いが，できれば長期の観察とかかわりを続けたい．どんなときに失敗しやすいかを予測する危機管理，定期的な治療者との接触，早期の問題発見と対処など，が含まれる．

社会的サポート
(social support)

家族や友人，地域や職域のサポートは，クライアントの行動に影響を及ぼす刺激（社会的強化子）となる．治療者とはせいぜい週に一度の接触だが，それらの人々（環境）は日常的に接している．それらの人々を，クライアントの努力を支えたり励ましたりしてくれるように積極的に活用できれば，その力は大きい．逆に悪い影響を受ける場合もあるので，誰が役に立ち，誰が邪魔をしそうかなど，区別をさせ，クライアントに具体的な援助の方法を依頼させたり，近寄らないように注意をさせたりする．家族を一緒に教育する場合もある．

ストレス対処法
(stress coping/stress management)

ストレス対処は，ストレスを感じる状況の分析から始まる．「どんなときにどのような不快感を感じて，どのようにふるまい，その結果どうなったのか」をセルフモニタリングすると，クライアントは自分のストレス因子とストレス反応に気づくようになる．ときには，それだけで解決する場合もある．一般的にはそこからストレス因子を見きわめて，具体的な対処法を計画し，前述の社会技術訓練や認知再構成法，習慣拮抗法などを取り入れることになる．

行動療法はマイナスの副作用は少なく，生活習慣病のコントロールでも精神健康も改善する場合が多い．具体的な生活目標を立て実行することが達成感につながるなど，セルフコントロールの技能それ自体にストレス軽減の効果があると思われる．

表Ⅰ-6に行動療法のエッセンスをまとめた．

表Ⅰ-6　行動療法のエッセンス

行動療法

● 行動科学を人の習慣（行動）の修正に応用する方法と体系の総称
● 行動科学は人の行動の記述，説明，予測，制御を目的とする科学
　　　　1950 年代から体系化された新しい心理学
　　　　行動主義心理学　学習心理学

基本となる考え方

● 精神活動を測定可能な「行動」と認識
　　　▶感情や思考（認知）も何らかの形に
● 「行動」を刺激と反応の関数とみなす
　　　　▶きっかけ→行動→結果
● 仮説の検証から原理を見つける
　　　　▶事実・実験を重視

治療のプロセス

① **問題行動の特定**

　　何が問題か
　　どのような行動が増え（減っ）たらよいか
　　具体的な行動として言葉であらわす

② **行動分析（評価，アセスメント）**

　　どんなときに
　　何がきっかけで
　　どのように起きて
　　その結果，何が生じるか

③ **技法の適用**
　　効果がありそうか
　　クライアントが実行できそうか

④ **効果の維持**
　　良い変化を強化（励ます）
　　その行動が続くように

行動療法の発展の道すじ

Ⅰ期

1950 年代～1960 年代（行動療法の基礎づくり）

1958 年　アイゼンクが「行動療法」の定義を発表

系統的脱感作法（逆制止）	ウォルピ	南アフリカ	神経症
新行動 S-R 仲介理論	アイゼンク	イギリス	行動障害
応用行動分析（オペラント条件づけ）	スキナー	アメリカ	分裂病

おもな技法	対象とした問題
系統的脱感作法	行為障害
オペラント技法	習癖異常
トークン・エコノミー	精神病者の問題行動

社会学習理論

Ⅱ期

1970～1980 年代前半（対象と技法が広がった時期）

治療者行動・患者行動　　　定義の修正

パッケージ技法　　　　　学習理論から，実験心理学，行動心理学，行動科学，臨床経験学などを包括するいっそう大きな理論の枠組みに発展

行動医学の台頭

1980 年代
　　認知行動療法

Ⅲ期

1980 年～現在（認知行動療法の浸透の時期）　予防医学・公衆衛生
　　　　　　　　　　　　　　　　　　　　　　生活の質向上などへの応用が広がる

II

セルフケアを促す
カウンセリング

Life Style Therapy

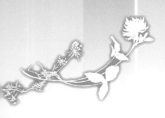
1 初回面接で行うこと

認知行動療法面接の目的は「何が問題かを明確にして，解決に必要な方法を具体化する」ことである．この問題解決志向型のアプローチでは，知りたい情報をクライアントから聞き出し，何ができるかを選び出し，それを実行する気持ちにさせる必要がある．

問題が複雑で1回でできない場合は数回に分けることもある．いずれにせよ，クライアントとの良い関係を築くためにも，初回の面接がもっとも重要である．

 ## 面接までに準備すること

面接の場所や時間は，プライバシーが守られ，落ち着いて集中できるように準備したい．リラックスできるように防音や部屋のインテリアにも配慮し，途中での電話や，他の人の入室など，面接の中断はできるだけ避ける．

貴重な時間を有効に使うためにも，アンケートなどを用いて事前に得られる情報は集めておくとよい．頻繁に用いる教材，たとえば，説明や配付用の資料，テキストブック，質問票やモニタリングシートなどは途中で探さなくてもすむようにそろえておく．面接の直前には服装や口臭など身だしなみをチェックする習慣をつけたい．

また，1回の面接の時間の目安はおよそ30分程度が妥当である．もちろんテーマによってこれより長くなったり短くなったりするが，慣れてくれば30分でかなりのことができるし，長くても1時間をこえないほうが長期的には良いように思う．始めに長く時間をとると，そうしないと満足しなくなるクライアントもいる．

 ## クライアントのニーズをつかむ質問の手順

クライアントがなぜ自分の目の前にいるのか（ニーズ）をつかむためには，知りたい情報を本人から聞き出す必要がある．「どんなことにお困りですか」など，いわゆる主訴の確認から始めるのが一般的である．クライアントは自分の問題を詳しく理解してほしいと思っているので，具体的な事実についての質問には抵抗がない．

筆者が，心療内科や精神科の外来で行っている面接の手順を**表Ⅱ-1**に示した．必ずしもこの順番で進むわけではないが，面接が終了したときには，必要に応じてこれらのことがらが大づかみにできているようにする．本人が話したくなさそうなことは深追いしないでおく．肥満や糖尿病指導など目的が明確な場合の面接（後述）は，主訴の確認は省略してその病態の経過に置き換えればよいことになる．

ここまではいわゆる問診と同じである．認知行動療法アプローチでは「何が問題であるか」を見きわめ（問題行動の特定，p.8 参照），それが「どのような状況でどう起きているか」を知ること（行動のアセスメント，p.8 参照）が，いまからどんな方法を用いるかの判断材料になるので重要である．

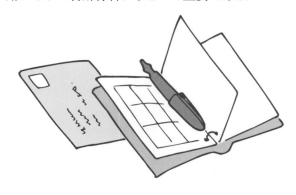

表Ⅱ-1　面接の手順（一般的な心理的問題の場合）

> **A**　主訴（本人が困っていること）について
>
> **❶** いま，どんなことに困っているか
> 　（何が一番気がかりか，どこがどうなってほしいか，できるだけ具体的に）
> 　だんだん悪くなっているのか，それとも変わらないのか，少しは良いのか
>
> **❷** その問題はいつ頃から生じたか
> 　（以前にも同じようなことがあったか，初めてのことか）
>
> **❸** 以前にあったとしたら，そのときはどうしてどうなったか
> 　（受療歴，相談など　自然に軽快）
>
> **❹** 思い当たるきっかけや原因のようなものがあるか
>
> **❺** 今日受診した直接のきっかけは（自発的かどうか）

> **B**　家族や社会的状況
>
> **❶** 家族構成と同居家族（図にする）　────▶　例
>
> **❷** 職業や学校などの社会生活
>
> **❸** 卒業後の生活歴
>
> **❹** その他の社会的活動

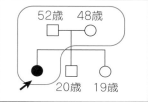

> **C**　問題へのアプローチ
>
> **❶** 自分で努力していることや試したことは
>
> **❷** 何をどうしたら良くなりそうか
>
> **❸** 薬を使ってもよいのか使いたくないのか
>
> **❹** そのことをこのままにしておくとどうなりそうか
>
> **❺** 仕事（家事）を休むことはできるか
>
> **❻** 援助を頼める人がいるか
>
> **❼** 自分でどんなことならできそうか
>
> **❽** どうやっても，むずかしいことは何か
>
> **❾** 通院やカウンセリングへの意志はどうか
>
> **❿** 趣味や楽しみ，生きがいなどは何か（強化子）

> **D**　問題改善への方法
>
> **❶** 不安や焦躁，うつ状態，不眠などへの対処（薬物）
>
> **❷** 具体的な行動（症状のモニタリング，休息，考え方など）の指示
>
> **❸** 今後の診療の計画（次回の受診予定など）

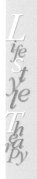

実行を促すテクニック（目標の決め方と動機づけ）

認知行動療法では，クライアントが実生活の中で課題を遂行することで治療が進んでいく．たとえば，「外出が恐い人で，家のまわりだけなら歩けそう」という場合は，具体的に「外出の範囲や時間を取り決めてそれを次までに実行させてみる」などである．どんなに効果がありそうで良い提案でも，クライアントが実行しなければ意味がない．実行させるためには話し合いで本人が「これなら実行できそう」という課題を見つけて提案できるかどうかが決め手になる．それを行ってみて何らかの治療効果，たとえば少しでもクライアントに自信がついたり苦痛が和らいだりすると，その結果が正の強化刺激となり，その行動は続きやすくなる．ポイントは，はじめから高望みせずに段階的に進めること，努力したらできそうなことを選ぶこと，してほしいことは具体的に書いて渡すこと，などである．

記録の残し方

面接をしながらきれいに記録をとれるとよいが，そうはいかない場合が多い．とくに初対面のときは，書くことよりもクライアントの表情やしぐさなどに注意を払いたい．また，どんな面接でも聴くことに集中すべきであろう．そこで，面接中は，日時やキーワード，クライアントが発した印象的な言葉などをメモするにとどめて，終わった後でそれをもとに記録する習慣をつけるとよい．

記憶はすぐに曖昧になるので，印象が強い直後に，少し時間をとって書いてしまうのが理想である．多忙の中で記録に多大な時間は費やせないが，詳しければよいというわけでもないので，自分なりに記述の様式を決めておく，要点をまとめておくなどで，工夫をしたいものである．

抽象的な記述ではなく，できる限り具体的な記述を行うように心がける．記述が抽象的になってしまっている場合は，具体的な事実をとらえられていない場合が多い．書くという作業は，考えること，

表Ⅱ-2 初回面接の自己チェック
「全くそのとおり」を⑤，「あてはまらない」を①として，⑤から①までの段階で点数をつけてください

1.	挨拶と自己紹介は上手に行った
2.	自分が緊張してしまった
3.	にこやかに対応した
4.	声の調子は落ち着いていた
5.	時間が足りなかった
6.	相手は十分に納得した
7.	専門用語を用いてしまった
8.	相手の理解度を考慮した
9.	指導への準備性を確認した
10.	80％は実行できる目標にした
11.	誤解を解くことができた
12.	きっと実行すると思う
13.	問題の解決にはなりそうもない
14.	相手をリラックスさせた
15.	具体性に乏しかった
16.	質問の有無を確認した
17.	自分の専門性を生かせた
18.	実力を発揮できなかった
19.	信頼されたと思う
20.	相手の疑問は解消できた

表Ⅱ-3 クライアントからの面接の評価
「全くそのとおり」を⑤，「あてはまらない」を①として，⑤から①までの段階で点数をつけてください

1.	面接は役に立った
2.	緊張してしまった
3.	十分に話せた
4.	自分の問題が明確になった
5.	言いたくないことを聞かれた
6.	有意義な助言を受けた
7.	立ち入りすぎだと感じた
8.	決めた目標は実行したい
9.	行うことが明確になった
10.	疑問点がたずねられなかった
11.	これで問題は解決しそうだ
12.	とくに新しいことはなかった
13.	カウンセラーに親しみを感じた
14.	無理なことを命じられた
15.	要は自分の問題だ
16.	健康より生きがいが大切
17.	カウンセラーは信頼できた
18.	一方的な感じを受けた
19.	目標は実行できそうだ
20.	実際より時間を長く感じた

頭を整理することでもあり，これでわかったことと
ぬけたことが明らかになる．これは自分の面接を反
省する機会にも，次の面接の準備にもなる．他の人
に短時間（5分程度）で説明できるようにまとめる
と，ケース提示の訓練にもなる．

　最近は電子カルテが増えたが，その場合はとくに
注意が必要である．画面に集中しすぎて，患者の
細かな表情を見落とさないようにしたい．

 ## 初回面接のチェックポイント

　筆者がこれまで行ったロールプレイの経験では，
初回の面接に対するクライアントの評価に比べて，

カウンセラーの自己評価は厳しくなる傾向が見られ
た．カウンセリングには非特異的な効果があるので，
具体的で効果的な方針がでなくても，たいていの場
合，クライアントからはかなりの満足は得られるも
のである．

　自分に関心を抱いて一生懸命話を聴いてくれる
人には，ふつうは良い感情を抱くものである．しかし，
そこに安住せず，たとえば表II-2，3にあげたよう
なことを意識しながら面接をていねいに進めていく
と，いっそう技能が磨かれる．クライアントがカウ
ンセラーをどんなところで評価するかも知っておき
たい．

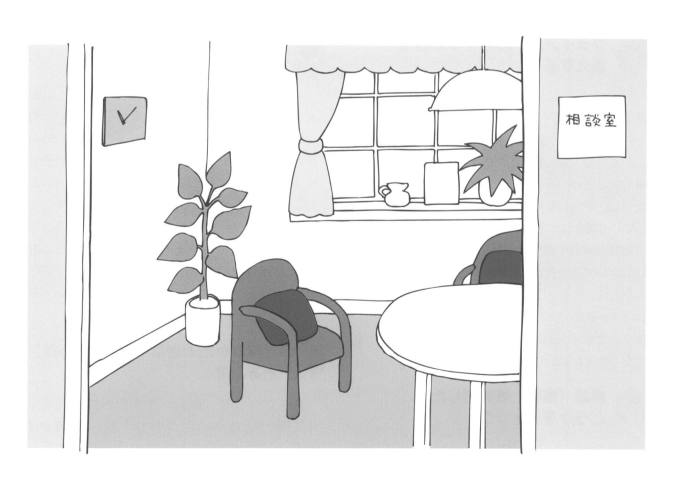

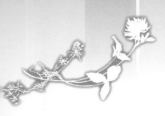

2 2回目以降の面接で行うこと

2回目以降の面接はできれば初回面接から1週間以内に行いたい．他の人に話したことだけで気持ちが整理され良い変化が現れることもある．いずれにせよ，その間の変化が，どのように生じたのかを明らかにする．課題とした行動に対するクライアントの反応やその結果などをとらえながら，初回面接時の判断が正しかったかどうかを振り返る．望ましい行動変化が得られない場合も，簡単にあきらめたり，「ダメな人だ」と決めつけない．クライアントは治療者の心理的反応に敏感なので，そのような心の動きは罰として作用してしまう．

クライアントの素朴な感想を優先する

「この前からはどうでしたか？」など，最初はオープンな質問（はい，いいえではなく，何とでも答えられる質問）で印象を大づかみにとらえるのがよい．

そこで発する言葉が，クライアントの言いたい内容である場合が多い．それは実行したことかもしれないし，症状かもしれない．何と答えていいか困惑している場合は，具体的に聞き直してみる．

面接を重ねて慣れてくると，クライアントの顔色に気づいて「今日は元気そうね」などとつい言いたくなってしまう．しかし，自分の印象を押しつけないほうが無難である．気の弱いクライアントの場合，カウンセラーに遠慮して，その後言いたいことが言えなくなってしまうこともあるからである．

課題（宿題）を実行したかどうかをチェック

前回の面接で，モニタリングなど実行すべき行動

が具体的に決められていたなら，それらの課題が実行できたかどうかを確認する．そのためにも自分が指示したことは記録に残しておく．もし，セルフモニタリングの用紙を持参していたら，それには必ず目を通すべきである．記録はどんな形式であってもクライアントの生活行動の情報になるし，それを材料に話すきっかけにもなる．「書いてきた」という事実だけでもおおいに評価したい．宿題への反応から，クライアントの治療への意欲や課題を実行する能力などを推しはかることができる．また，毎回きちんと目を通すことで，真面目に記録するようにもなる．

わずかな進歩を具体的に取り上げる

クライアントが実際にできたこと，試したこと，あるいはちょっとした症状の改善など，ささいな変化を見逃さずに取り上げる．クライアントは自分の悪いところだけを強調するかもしれないが，治療者は「どこか少しでも改善点はないか，努力していることはないか」をいつも探すようにしたい．そして進歩が見えたら，それをクライアントにわかるように具体的にフィードバックすべきである．「どこのどの部分がどのように良くなった」と．そうすることで，クライアントは自信を取り戻したり，いっそう努力をしようという意欲が出てくる．

しなかったときは「できなかった」とみなす

クライアントが，せっかく時間をかけて話し合った課題や取り決めをしてこないと，熱心な指導者ほどがっかりするし腹も立つ．これは人間としてしか

表Ⅱ-4　体重コントロールの面接の手順

減量したいかどうか不明な場合

❶ 体重の経過を尋ねる（1年前，もっとも重かったとき，20歳頃の体重）
「いまの体重は○kgですが，これはいままでと比べてどうですか」
「いつから太り出しましたか」

❷ 過剰体重の不利益，リスクなど（血圧，身体が重い，糖尿病が心配）
「体重が増えて，何か不都合なことがありますか」
「身体の調子はいかがですか」

❸ 太った理由やきっかけ
「ご自分で何か思い当たることはありますか」

❹ これまでの減量（ダイエット）の経験とその効果
「いままで，減量しようとしたことはありますか」

❺ 現在の体重コントロールへの態度
「いま，太らないように何か気をつけていることはありますか」
「体重は定期的に測っていますか」
「ご自分の標準体重はご存じですか」

● これらの質問でクライアントの気持ちはだいたいわかる

A　やる気のない人

クライアントの体格や検査値を正確にフィードバックした後で簡単なリーフレットを渡しあっさりと助言する
「このままの生活を続けるとまだ太る可能性がありますから，体重だけでも月に1度くらい測ってみませんか」
「いまはとくに支障はなさそうですが，ご家族の状況からは，糖尿病や高血圧になることも考えられます．これ以上は太らないように，多めに歩いたり，腹八分目を心がけたほうがよいと思います」
「体重をうんと減らさなくても，ある程度食事を摂生して，いまより動くようにするだけで，血糖値（コレステロール値）は早めに改善します．できるところから始めてみませんか」

B　グレーゾーンの人

❶ 減量したらどんな利益がありそうか
減量するためにいまからできそうなことがあるか
リバウンドしない減量とはどういうものか
　などを話し合う

❷ できそうなことを一つでも（体重測定だけでも）見つけて励ます

❸ できれば具体的な生活改善の提案

C　やる気のある人

❶ 目標設定の面接
減量したらどんな利益がありそうか
減量するためにいまからできそうなことがあるか
リバウンドしない減量とはどういうものか

❷ パンフレットや質問票を渡して，次回の面接予約を行う
あるいは減量の目標（3カ月で3kg）や実行できる運動と食事の目標を取りあえず立てて，セルフモニタリングをするように用紙を渡す

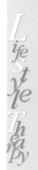

たのない感情的な反応である．しかし治療者の否定的な感情反応が，クライアントへの罰として作用してしまうと，治療からのドロップアウトにつながりやすくなる．治療関係が確かなものになる前には，とくに罰を与えないような注意を要する．

「やる気がない」などと決めつけず，課題がむずかしかったために「できなかった」と考えて，「実行してみようとしたのかどうか」「少しはできたところがあったのかどうか」などを確認するとよい．課題ができなくても，出席（受診）しただけでもよしとして，「どうしたらできるようになるか」，次の手を一緒に考える．

回を重ねて，初めてわかることもある

大切な情報を，しばらくたって初めてポロッと話すクライアントもいる．はじめから打ち解けて何でも包み隠さないタイプの人，少しずつ自分を小出しにするタイプと，いろいろである．その情報の重要性を本人が意識していない場合もある．初回面接での情報量は圧倒的に多いのは事実であるが，時間をかけてこそわかることも多いということを忘れずに，ときどき以前の病歴などを本人と話し合いながら確認するとよい．

次に体重コントロールの初回面接の記録を材料に，実際には面接がどのように進むのかを示す．これは1回のみの面接を予約で行ったケースである．体重コントロールの面接の手順を，表II-4にまとめた．これらはいずれも本人が自発的に教室に参加したケースである．

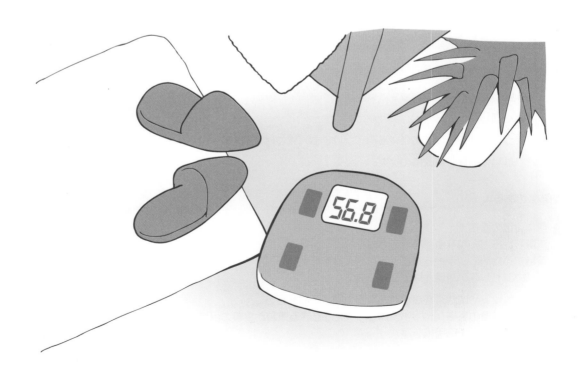

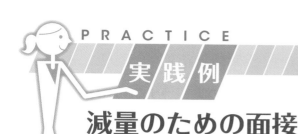

減量のための面接

CASE 外食，飲酒の機会が多く，LDLコレステロール値が高い女性

- A さん，61 歳，女性，会社員，夫と二人暮し

身体状況：身長 148.8 cm，体重 57.5 kg，BMI 25.9，血圧 150/90 mmHg，LDL-C 219 mg/dL，TG 402 mg/dL

保健所の健康増進教室に参加し，体重コントロールを目的とした個人面接を希望した．面接の前に体重経過の質問票，食べ方や動き方の質問票を記入してもらい，3 日間の食事記録を持参するように指示をした．小冊子『体重コントロールセルフヘルプガイド』も渡して読むように勧めてある．

面接は約 30 分かけ，減量と生活行動の目標を具体的にすることを目的とした（表Ⅱ-5）．

以下は，面接の実録（一部）である．

表Ⅱ-5　CASE の問題点と行動目標

面接で明らかになった生活と行動の特徴
● 仕事で出張，外食，飲酒が多い
● 野菜が少ない
● 脂っこい食事が好き
● 夜遅い食事
● 以前にダイエットに失敗

目標行動
● 飲酒を 2 日に 1 回，ビール 350 mL まで
● 間食は週に 1 度まで
● 夜の食事を 9 時半までにすませる
● 低脂肪ヨーグルト，ノンオイルドレッシング
● 1 日の歩数を記録する
● 最低太らないように

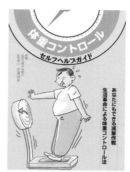

足達淑子：（財）健康・体力づくり事業財団企画・監修，法研

導入：検査結果の確認から話題に

🧑‍⚕️ 医師：こんにちは．足達と申します．A さんですね．どうぞおかけください．今日は少しおやせになりたいということなので，いろいろおたずねしたいと思います．よろしいですか？

> ＊あいさつは立って，自己紹介し，相手の名前を確認する
> ＊面接の目的を説明

👤 クライアント：はい．

🧑‍⚕️ 検診の結果と，書いてくださった資料にそって，お話を伺いますが．今回は LDL コレステロールが 219（mg/dL）と高いですが…．

> ＊まず検査結果について（本人が気にしているところ）を話題にする

👤 そうなんですよ．びっくりしました．かかりつけの先生で 1 年くらい前に 150（mg/dL）ちょっとで，少し高いかなって言われてたんです．そう思っていたのに，急に今回，わぁすごいって．

🧑‍⚕️ 何か思い当たることがありますか？　こんなふうに上がられて．

> ＊クライアントの自覚していることを大雑把にとらえる

👤 私，あの，仕事で夜に結構接待みたいな食事があるんですね．その…．

🧑‍⚕️ ああ，そうですか．じゃ，その後病院でかかりつけの先生に相談されて．で，いま，お薬は？

> ＊主治医の指示や治療内容を確認する（最初に把握すべき重要な点）

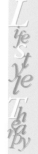

お薬は，LDL が 120（mg/dL）ちょっとのときもあったので，先生がしばらく見合わせましょうということで…．

どんなご注意を受けていらっしゃいますか？具体的には？

なるべくビールは控えたほうがいいよって，注意されてます．

体重のことも何か言われていますか．

体重はですね，少し落としたほうがいいんだけど，むずかしいかもねと…．

体重の経過を一緒に振り返る

わかりました．体重は，いまがいままでで一番大きいんでしょうか？

最高が 62 kg です．一番やせたときで 54 kg になったときがあります．

それはどのくらい続かれましたか，54 kg というのは？

半年くらいです．

半年続いてもとに戻られた．

*過去のダイエット歴とその効果（維持）を振り返る

戻って 59 kg くらいになっちゃったんです．

じゃ，もとの体重に戻ったんですね．

はい，戻ったんです．それからまた抑えぎみにして，いま 58 kg です．

じゃ，かなり努力していらっしゃるんですね．

ええ，少しはしています．

たいていもとに戻るんですよね．

なぜ，戻るんですか？

どんなダイエットかにもよるけれども，あの急激なことをされるでしょう．そうすると続かないのと，それからもともと，やせたあとは太りやすい．だからまあ，何カ月間だけやせればいいのではなくて，長く続けられることを見つけたいということなんですけど．

*クライアントから出た質問をとらえて，習慣変容の大切さを説明

はい．

このとき戻ったのは，そうすると生活をもとに戻したからでしょうか？

やっぱり，ダイエットのときは食べてなかった．朝食はりんごにして，昼ちょっといただいて，夜はガバッと．結局はその反動があったような気がします．たまごダイエットもしましたし，それから，いま始めているのは，アメリカのハーバーライフっていう脂肪を燃やすという方法で，いいかなって思ってしてるんですけど…．

*無理な減食は反動につながることをクライアントは理解している

いつからですか．

えっと，2 カ月くらい前です．

効果ありました？

*いままでと現在のダイエットを否定せず，その効果などを質問

えっと，いま 1 kg はやせてます．

体調はどうですか？

尿がとてもよく出ることと，その，お通じがよくなるような気がします．

食生活の現状を把握する

そうすると，いまは少しお食事も気をつけていらっしゃるわけですね．

*クライアントが自分で気をつけているところ（改善したこと）を取り出す

はい，ちょっとだけ．繊維ものをたくさんいただかないといけないのかなって．

野菜？

ほんのちょっと，前からしますと，脂肪分をいただかなくなりつつあります．

油分の多いものはお好きですか？

いままでは好きでした．はい．

ご自分のお食事で特徴的と思うことは，どんなことでしょうか？

*"何が"自分で問題と思っているかを確認

野菜がうちはすごく少ないと思います．

🧑 それは，ご家族みなさんがそうなんですか？

😊 うちは主人と二人家族なんです．それで家では，主人と一緒に私も飲んでます．

🧑 どのくらいですか？　量は多いですか？

😊 ワインだったら，二人で1本です．ビールだと350か500 mLです．

🧑 だいたい，毎日？

😊 だいたい毎日ですね．

🧑 けっこうな量ですね．

> *ここでアルコールの量を多いと決めつけないほうがよかった

😊 すみません．

🧑 いえいえ，私にあやまることはないんですけど．肝臓はお丈夫そうですね．時間をかけてます？

😊 時間は，そうでもないでしょうね．私のほうは，ピッチが早いですね．

🧑 お仕事がら，飲む機会が多い？

😊 はい，職業がらみは絶対的に多いです．メーカーさんとの会食で…．

🧑 なるほどね．そうなると，なかなかお食事のコントロールがむずかしいでしょう？

😊 むずかしいんですよ．週のうちに家にいるのが3日くらいです．

身体活動の現状を把握する

🧑 なるほど，じゃあ，身体はけっこう動かしていらっしゃるわけですね．

> *本人の生活スタイルにそって具体的にたずねる

😊 動かしてないと思います．

🧑 そうですか．出張では，歩くことはそんなに多くないですか？　車の移動が多い？

😊 そうですね．もう，全部，車の移動ですね．まあ，飛行機か，新幹線か，タクシーか．

🧑 なるほどね．ショッピングや観光とかで，歩いたりとかしませんか？

😊 たまにはします．運動不足だからと思って，ウォーキング用の靴を出張にも持っていって，朝6時半か7時に起きて，出張先でも気合いをいれて1時間近く歩いています．冬場はしていませんでしたけど，暖かくなるんで，また続けようと思ってます．

> *クライアントの意識的な努力が現れた

🧑 じゃあ，それはできるんですね．

😊 はい，それは好きなほうで．

🧑 ああ，歩くのはお嫌いじゃない．それはいいことですね．水泳もなさってたんですか？

> *その努力を積極的に評価する

😊 はい．それもしてたんですけど，ぜんぜん泳げなかったんで，苦痛なんですよ．身体のためにと思って．

🧑 ああ，そう，なるほどね．効果はありましたか？

😊 締まりましたね．そのときが，やせてたときです．

🧑 どうしてやめられたんですか？

😊 やっぱり，嫌いだから続かないんですね．上達しないけど，水中で歩くだけでもと思って…．

> *以前の中断の理由は，これからの参考になる

🧑 水中ウォーキングもいま，はやりなんですよね．じゃあ，好きなことで，水泳に代わるようなことがあったら，やってもいいかなということでしょうか？

> *本人が嫌いと言っていることは，無理に勧めない

😊 そうですね．ご指導いただければ…．

🧑 何がいいでしょう．ご主人は何かされていますか？

> *家族と一緒にできることはないかを探す

😊 そうですね．まあ，いまは，ちょっと歩いているかな．

🧑 まあ，歩くのは一番安全でいいでしょうけど．自転車なんかはどうですか？

😊 ああ，自転車は…．ここに来たのも自転車です．

🧑 そうですか．なら，自転車は，ちょっと活用できる可能性はありますね．もう少しね．

リバウンドの説明，適正体重の考え方

🧑 はい，そうですね．なんで先生，太るんでしょうね．

*なぜ太るかという素朴な質問が出た

👩 一つはやっぱり体質がありますね．それと食事を減らすと基礎代謝量も減ってしまうんですよね．だから，食事だけではなかなか効果はでないので，一緒に運動をしないといけない．またダイエット中だけやればいいというものではない．やめた後も，ずーっと続けないといけないんですね．

*正しい減量法の説明（食事と運動と習慣変容）

🧑 はあ．

👩 だから，あんまり無理なくできることを長くやるのと，あとは太らないようにするのが一番肝心ですね．

*やせなくても太らないことが大切であると強調する

それともう一つはだんだんお年を召してくると，少しずつ基礎代謝が下がってきますから．でもね，Aさんはとっても活発なので，この生活が続いているうちは，そんなに極端に太ることはないと思いますけどね．

*いまの生活の良いところをほめる

ここでファッションの仕事柄，53〜54 kgの体重を維持したいというクライアントの希望が明確に出された．現在は57〜59 kgの間で，その壁を何とか破りたいという．

👩 そうなるとですね，いまよりどこか食べてる量の余計な分を減らして，いまより動かないと．

🧑 動かないといけないですね．

👩 1日に1 kmくらいでいいと思うんですけど．ペースとしてはゆっくりがいいと思いますね．それから間食なんかはどうですか．

食事のスタイル

🧑 間食はね，仕事があるんで，そんなにいただいてないと思います．でもね，私すごく，早食いですよ．

👩 そこは気をつけることできます？　忙しいから早食い？

🧑 お客様がいらっしゃらないときにバタバタって食べて，それが癖に…．

👩 なるほどね．じゃあ，忙しいときはしょうがないと思いますけど，ゆっくりできるときには，少しゆっくり食べようと思ったらできます？

*自分で問題と思うことを，改善できるかどうかたずねる

🧑 ええ．

👩 お腹は空きます？　食欲は強いほうですか？

🧑 私はね，お米が嫌いで，違うものがとっても好きなんです．

👩 もしご飯は太るって思ってるんだったら，そうではないんですね．かえって，ご飯を食べないと油が多くなったりしますよね．だから，けっこう，ご飯の比率は多く，主食を多くして，脂肪を減らして，野菜を多く食べて．

🧑 やはりそうですね．お米よりパンが大好きです．

👩 パンはどんなのを召し上がってます？

🧑 料理パンはあまり好きじゃなくて，一番好きなのはフランスパンです．

👩 ああ，フランスパンはいいですね．

🧑 それとね，乳製品ではね，ヨーグルトが大好きです．

👩 ああ，お砂糖の入ったのですか．

🧑 いえ，プレーンです．

👩 プレーンですか．ローファットがありますよ．ヨーグルトもこのごろ．

🧑 はあ，そうなんですか．

👩 お野菜は，嫌いですか？

🧑 いや，嫌いではないんですけどね，忙しいので，見かけのいい食事に慣れちゃったんですよ．

*忙しさがいろいろなことの言い訳になっているようだが，あえて追及しない

目標を具現化する

😊 いろいろありますが，ここをどうするって，決めないとだらだらになるんですよね．それで，今日はそのへんを，ちょっと自分でできることを具体的にしたいと思います．

*およその生活がわかったので，具体的な目標の設定を視野に入れて話を進める

🙂 よろしくお願いいたします．

😊 ヨーグルトは，ローファットにすることは可能ですか？

🙂 ええ，それは可能です．

😊 どのくらい，1回に食べますか．かなり食べられますか？

この後，ヨーグルトの量がかなり多い，米よりもパンが好き，フランスパンに何もつけずに食べることが多い，ドレッシングは多めにかけることなどが明らかとなり，話題は外食に移っていった．

外食のとり方を工夫する

😊 外食というのはコントロールしにくいですね．外食の特徴は，油が多くて，エネルギーが高いですね．それと，野菜が少なくて塩辛いですよね．

*クライアントの悩みに共感を示す
*外食の特徴をおさらい

🙂 そうですね．あてがいぶちでねぇ．そこが出張の嫌なところですね．

😊 こんなのがあるんですよ．外食のメニューのエネルギーとか，これを私お勧めしてるんですよ．

*実際に教材『外食・市販食品のエネルギー・塩分・たんぱく質ガイドブック』を見せる

🙂 それは，市販に？

😊 ええ，市販です．そうすると，こんなものか，とだいたいわかります．

🙂 わかりますねえ．

😊 少し，お勉強なさってね．外食はできるだけ定食でとりましょうとか．そうすると，これをこうって，選べるでしょう．

🙂 ええ，この本に定食をとりましょうって書いてあって，なるほどと思いました．

😊 そうです．ついた野菜は全部食べる，とかね．おすしなんかもお塩が多かったりしますね．

🙂 本当ですね．おすしはけっこう食べますね．好きで．

😊 このたぐいの本がわかりやすいんですよね．で，こんなのもね．このくらいの量で，80 kcal とか，そういうふうに，実物大ででています．

🙂 やっぱりカロリーの高いもの，カキとか，チーズ類がやっぱり好きですねえ．

😊 量が問題でね．好きなものを全部やめるのは，むずかしいでしょうから．これはこれくらいって，わかったら，制限しやすいでしょ．

*高エネルギー食品はいけないとせず，量に気をつけさせる

🙂 そうですね．少しずつ，努力をすれば．

😊 はい，少しずつ．慣れてきます．

🙂 そうですね．長続きしないといけないので…．

😊 お菓子はドカ食いとかは，なさってないみたいだし…．

🙂 そうですね．してないでしょうけど．やっぱりいまのお話を聞いていると，カロリーの高いものを，ちょこちょこと，たくさん食べてるんでしょうね．

*徐々に自分の問題点への自覚が高まっていくのがわかる

アルコール摂取の目標を立てる

😊 今回記録をつけて，気づいたことがありますか？

*食事記録の感想を聞く

🙂 毎日飲んでいたので，こんなので，カロリーが高いんだと思いました．

😊 お酒も中性脂肪を上げて，太るほうにね．

😀 わかるんですけど，ついね．皆さんと和が保てないと．言い訳ですけど．

😊 そこはじゃあ，いまのところは無理そうですね．

*飲酒のコントロールは無理かどうかたずねる

😀 いえ，だからね，帰ったら最近は努力をしてるんで，家では飲まないようにしようと．

😊 ああ，でもご主人とのおつきあいが…．

😀 ええ，それでも，もう，なるべく…．

😊 じゃあ，家でのお酒は少し制約することができますか？

*本当にやる気があるのか確認

😀 ああ，できます．

😊 じゃあそれは，ちょっとやってみましょう．どのくらいだったらできます？　家でのお酒は？　ご主人とのときに1杯くらいですか？

😀 いえ，飲まなければ，飲まなくてもいいんです．でも，いまから暖かくなりますので，やっぱりビールの350 mLは1日おきくらいね．

😊 1日おき，はい，そういうことにしましょうね．そのくらいでもね，ずいぶん違うと思いますよ．

*できるというので具体的な数値で目標とする

😀 ああ，そうですね．

間食の目標は週に1回

😊 間食はあまりしていらっしゃらないみたいですから．でも，1日に1回くらいはしますか？

😀 なるべく，いただかないようにと．

😊 はい．じゃあ，間食はちょっとやめ，しばらくやめられます？　1週間に1回くらいがいいと思いますけど．

😀 ああ，そのくらいはやめられますよ．

😊 大丈夫ですか？

😀 はいはい．

😊 ふーん．朝は軽くても，果物とかとにかくちょっと食べると．牛乳1本でもいいし，食べておいた

ほうが，腹もちがいいというか，全体のバランスは良くなりますね．できるだけ3等分したほうがいいですね．

*空腹にしすぎない

😀 そうでしょうね．

😊 あまり，空腹になりすぎないほうがいいです．

夜9時半までに食事はすませる

😀 それとね，私の太るのは，夜8時すぎてから食べることがあると思います．

*本人から問題が示されたので，それをすかさず目標に取り上げる

😊 それはなんかできます？　できない？　何時までならできます？　9時くらい？

😀 そうですねえ．9時半．ぎりぎりの線で，9時半です．

😊 9時半にしといてね，要するに80%くらいできる目標で，いいんですよ．

運動の目標は1時間の歩行

😊 あとは，運動ですね．さっき言ったように，自転車で少し増やせるところがありますか？　いまは1時間くらい歩いていらっしゃる．1時間ってかなり大変でしょ？

😀 でも，1時間は歩いてますよ．

😊 じゃあ，1時間歩きましょうか．歩数計つけて．私もいま，つけてますけど．

*すでに歩いているので，日常の生活の中で活発に動くことを勧める

😀 そうですか．私も持っていますけど，つけてません．

😊 これでだいたい，1万歩超すか，あるいは1時間と，そのくらいの目標で．

😀 私，1時間でね，先生，9,000歩ちょっとくらいですよ．

😊 だって，ほら，それだけじゃないじゃないですか．ふだん歩いてるから．

体重記録のポイント
- 1日1回同じ時間に測定
- グラフにする
- 一喜一憂しない

行動記録のポイント
- 目標行動を○△×で評価
- 感想もメモ
- できたことにごほうび

4～5項目の目標を決める ➡

出来事やストレスなど気づいたことは何でも書く ➡

体重記録表　　　　年11月
今月の目標体重　　　68 kg

体重（kg）											
70.0 kg											
69.5 kg											
69.0 kg											
68.5 kg											
68.0 kg											
67.5 kg											

		1	2	3	4	5	6	7	8	9	10	11
歩数												
エネルギー												
自分の休日に○印												
目標	規則的に食べる	○	○	○	×	○	△	○	×	△	○	○
	タバコを吸わない	×	○	○	○	○	×	×	×	○	○	○
	めん類の汁は残す	△	○	○	○	○	○	△	○	○	○	○
	よくかんで食べる	○	○	○	○	○	△	○	○	○	○	○
	アルコールは控えめに	×	○	△	△	○	×	△	×	○	○	○
生活メモ		夜の外食で飲み過ぎる	二日酔いのため朝の運動は×	仕事は午後，朝1時間散歩	朝，ゴルフの練習	仕事で上京，夜マージャン	睡眠不足	会社の帰りに飲む	二日酔い	休日前は気がゆるむ	食べ方がゆっくりになったと実感できる	同窓会で会食
ストレスメモ，その他												

食事記録のポイント
- ありのまま正直に
- 食べた時間，場所，一緒に食べた人も
- 間食や飲酒もすべて
- 食べたときの気分も

食事記録
　　　　　　　　　　　　月　　日　　曜日

時　間	内容と量	状況・カロリーなど
8：00	牛乳 1カップ	1人で食べる
	トースト 1枚	気分はふつう
	ヨーグルト 1/2カップ	
	コーヒーミルク入り	
12：00	焼魚定食（ご飯 1杯 みそ汁	職場の同僚と
	ほうれん草お浸し お新香）	おしゃべりしながら

食べた内容とおおよその量　　　食べた時の状況
　　　　　　　　　　　　　　　　　例，テレビを見ながら

図Ⅱ-1　体重記録と食事記録の記載例

　　　　＊歩数計でのセルフモニタリングを勧める

😊 それはつけてないんですよ.

😑 つけていいです．まるごと，1日のトータルの動きが大事です.

😊 ああ，そうですか.

😑 できるだけ，ふだんもちょこまか動いたほうがいいです．お掃除はどのくらいしてます？

😊 お掃除は最近はね，週1くらいです.

😑 おつかいとかも行かれるでしょう？

😊 おつかいは，しょっちゅう行きます.

😑 じゃあ，ショッピングも歩くうちだから，ぜんぶ運動と考えて，そうすると 14,000 ～ 15,000 歩にはなるかもしれない．とにかくちょっと活動的にね．あと，ストレッチ運動とか，美容体操とか，何もしないより，したほうがいい.

😊 はあ，なるほどねえ．そういうことはね，しないんですよね．しないといけないですね.

😑 いま，申し上げたようなことを，紙に書きますのでね，目標として.

😊 できるところでしょうか.

目標を確認する

😑 ええ，できそうなところです．いまから 80% はできるというところを目標達成とします．で，家でビールですが，家なら 350 mL で，2 日に1回ですよ.

　　　　＊努力して 70 ～ 80% できることを目標にする

😊 それはもう，できます.

😑 できますね．間食は，もういいですね．できそうだからね．それから，朝ご飯に，できれば果物か何かを加えるといいですね．お野菜がちょっと足りていないから，果物と野菜が入るといいですね.

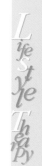

おみかんだったら，1個？

2つくらいまで，1単位くらいまでいいです．このくらい．これで 70 ～ 80 kcal しかない．りんごだったら，このくらいを 1 日の目安とする．

だいたい，このくらいの大きさですね．

朝とにかく，何かを食べる，果物とかですね．そして夜食を 9 時半までに終わらせること．運動は 1 日 1 時間．まあ，これは目標で，1 万歩を超すことですね．歩数をつけてみてください．

はい，わかりました．

体重測定はしていらっしゃいますよね．

*体重はグラフにすることを勧める

はい，だいたいね．家にいるときは 1 日に 1 回，お風呂からあがってからしますけど，いつがいいんでしょうか？

一番安定してるのは，朝のトイレのあと，ご飯の前です．

*測定は朝起床，排尿後 1 回

ああ，そうなんですか．

それとね，あの，ここにこうして，書いていた

だくんですけどね．書き方は，このへんに書いてありますけど…．

*記録のしかたを具体的に示す

はい，ありましたね．

それにあわせて，A さん（クライアント）の目標は，こんな感じになりましたので．体重の記録をつけて，あと可能であれば，食べてたもの，書かれましたでしょ？

そうですね．ああ，こんなに野菜が足りてないんだとか，出張先ではありましたけど，すごく感じることができました．

調子がでるまでメモでもいいから，つけられるとだいぶ違いますよ．

はい，わかりました．

このくらいならなんとかできそうですか？

*励ます

なんとかできそうです．はい，がんばってみます．

ちょっとやってみてください．

どうもありがとうございます．

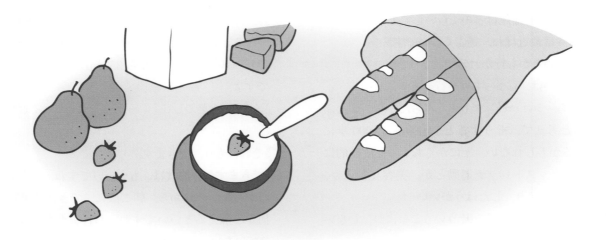

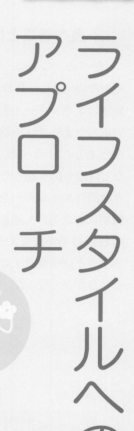

Ⅲ ライフスタイルへのアプローチ

本章では，食事，身体活動，休養・ストレス対処，睡眠，禁煙と飲酒の6種を取り上げた．いずれの習慣も健康との関連で，研究は急速に進み，「健康日本21」も第二次計画が実施中である．アルコール健康障害基本法や，ストレスチェック制度の整備など，習慣改善の重みが一層増している．

身体活動と喫煙の総論については，理論と実践に通じた山口，中村の両氏に最新事情を含めて見直していただいた．食事と休養・ストレス対処，睡眠と飲酒の4項目は，足達が実践経験をふまえ，さらに国内外の最新情報を盛り込んで，指導の際に考慮すべき要点について簡単にまとめた．すでに禁煙，運動，食事の行動的指導は普及しており，睡眠の認知行動療法は学会等で知られつつある．飲酒指導における認知行動療法の有用性も海外ではほぼ確立し，日本でも着々と実践普及に向けた動きが始まっている．

実践編では，国柄・渡邊氏にメニュー方式の生活習慣改善プログラムを，川合氏に禁煙外来の流れと2症例を，朽木氏には健診施設での運動プログラムと事例をまとめていただいた．

生活習慣改善プログラムは，8種の生活習慣を目標設定とセルフモニタリングという最小限の行動技法で改善する通信型で，IT活用も含めさまざまな応用が可能である．渡邊氏の札幌市職員共済組合での血液検査の情報は，習慣改善の長期の身体効果を示す貴重な例である．

禁煙については川合氏が保険診療として行われる禁煙治療の実際を，とくに動機づけ面接の視点から紹介している．「禁煙治療のための標準手順書」を順守しつつも，個々の患者の心理社会的側面に配慮した具体的支援がなされていることがわかる．

朽木氏が紹介したプログラムは，大規模な健診機関で健診からの運動支援を対象者の希望に合わせて体系化したものである．個々のプログラムの詳細と実際の成績も示された．健診を行動変容の好機ととらえて，運動への導入に成功した例が示されている．

雲井氏が紹介した飲酒の事例も健診から特定保健指導に至ったケースであり，多忙な社会人にはセルフケア法が選択肢を広げることがわかる．いずれも臨床や保健の場における指導実践において，対象者の問題解決に認知行動療法が多くのヒントをもたらすことを具体的に示している． （足達）

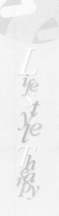

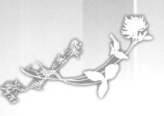

1 食行動の改善

 ## 食べることは「生きること」

　「食べる」ことは，生命の維持に不可欠である．そのため，乏しい食料や飢えにも耐えられるように，動物はエネルギーを貯えるようにプログラムされている．つまり「甘い物，脂質の多い物が好き」「あればあるだけ食べる」「濃い味つけ（塩）が好き」などは誰もに共通した性向である．食べ物がないときは消費エネルギーを節約し，余ったエネルギーを脂肪に貯えるのも適応のためである．しかしこれらの数百万年かけてできた性質も，現在社会では食べすぎという健康上のマイナスの要因として作用する場合が多くなった．

 ## 食事の制限はストレスになる

　ふつうはお腹がすいたら食べ，満腹になったらやめる．「食」は楽しみであり，ときには慰めにもなる．もちろん社交に飲食は欠かせない．このように食行動は生活に溶け込み無意識に自動化されている．餌づけでわかるように，食べ物（食行動）は行動を左右する重要な手段である．これを行動論では「一次性の正の強化子」という．図Ⅲ-1に食行動を引き起こす刺激と結果の関係を図示したが，それだけで強く行動を引き起こし，他の刺激とも結びつきやすい．空腹感は強烈だし，食べ物は緊張や不安を和らげる．安い食べ物が簡単に手に入り，美

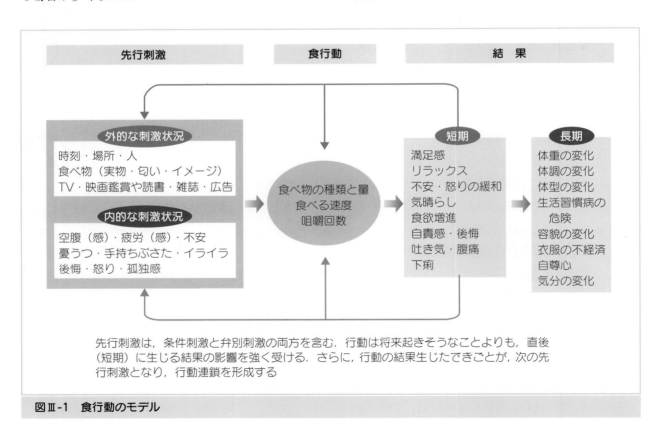

先行刺激は，条件刺激と弁別刺激の両方を含む．行動は将来起きそうなことよりも，直後（短期）に生じる結果の影響を強く受ける．さらに，行動の結果生じたできごとが，次の先行刺激となり，行動連鎖を形成する

図Ⅲ-1　食行動のモデル

味しい物があふれている現代は食行動を促す刺激が氾濫している．運動の場合はこれと逆に運動不足感はあいまいで，必要がなければ動きにくい．

糖尿病や肥満の食事療法のように，食事制限をともなう指導では，このような食行動の性質を理解しておきたい．「食べられるのに少なく食べる」というのは，人にしか見られない不自然な行動でストレスであり，一歩間違うと食行動異常を引き起こすきっかけになることもあるからである．

食事への関心は高く改善意欲もある

一般人の健康意識は高く，体重コントロールの実践者は成人の約7割に上っている．そして食生活に問題があると自覚する人では，改善したい人は男性で約6割，女性で7割に達している（平成21年国民健康・栄養調査）．しかし現実には，栄養バランスのとれた食事をしている人は半数に満たず，個人差も大きい．専門家からみると実際の食生活は，問題が多かったり不十分であったりしても，本人の努力や工夫を聞き出し，その意欲を認めることから指導を始めたい．

食の評価は食べ方と食べる内容で行う

食習慣を変えるためには，生活全体の中での食行動という視点からの把握が不可欠である．そのためには実際の食事記録や質問票（**表Ⅲ-1**）を用いて系統的に行うとよい．おおまかな栄養状態としては体重の経過を参考にする．

「健康日本21（第2次）」では，「食生活の改善」①栄養状態，②食物摂取，③食行動，と「食環境の改善」に分け，目標値を定めている（**表Ⅲ-2**）．

食の評価で把握することとして，次のようなものがある．

- 体重の経過，肥満度，体脂肪率
- ふだんの日と休日の栄養摂取と食事のパターン（回数，時刻，場所，間食，飲酒）
- 食事の内容（バランス，緑黄色野菜・乳製品・

表Ⅲ-1　食べ方についての質問票の例

1. 食べる量を考えないで盛り付けていますか
2. 食事がすんだあと，また食べることがありますか
3. 家族の食べ残しを食べることがありますか
4. 肉の脂肪は気にせず食べていますか
5. 野菜はあまり食べないほうですか
6. 果物は量を考えずに好きなだけ食べますか
7. チーズやピザ，ハンバーガーなどは好きですか
8. サラダにマヨネーズやドレッシングをたっぷりかけますか
9. 卵を1日に2個以上食べますか
10. タラコ（明太子）やウニ，レバーをよく食べますか
11. 朝食の栄養バランスはあまり考えないほうですか
12. 夕食の時間は決まっていませんか
13. 食べるのは速いですか
14. テレビを見たり本を読んだりしながら間食をしますか
15. 甘い飲み物をよく飲みますか
16. コーヒー，紅茶に砂糖を入れますか
17. 怒ったりイライラしたとき，たくさん食べますか
18. 衝動的にたくさん食べることがありますか
19. 退屈なときに食べ物に手が出ますか
20. よく買って食べるおやつは何ですか
21. 外食や店屋物を食べるのは週に何回位ですか
22. 調理済み食品や加工食品は週にどれくらい使いますか
23. 好きな食べ物は（　　　）嫌いな食べ物は（　　　）
24. 食べる量を増やすのがむずかしい食べ物は（　　　）食べる量を減らすのがむずかしい食べ物は（　　　）
25. ふだん食事を抜くことがありますか
26. 和食，洋風，中華風，どの調理が好きですか
27. お酒は毎日飲みますか
28. 日本酒にして1回に3合以上飲むことが多いですか
29. 宴会やパーティーでは食べすぎたり，飲みすぎたりすることが多いですか
30. 食事が乱れやすいのはどんなときですか（外食，旅行，およばれ，正月，その他）

主食の量など）
- 食べ物の好き嫌いや変化がむずかしい食事
- 栄養の知識や食事療法への態度
- 過食の有無
- 自発的な減食の有無

「健康づくりのための食生活指針」（**表Ⅲ-3**）でも生活の視点が重視されている．

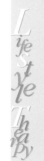

表Ⅲ-2 「健康日本21（第2次）」における栄養・食生活の目標値のまとめ

1 食生活の改善

❶ 栄養状態
● 適性体重を維持している者の増加
〔肥満（BMI 25 以上），やせ（BMI 18.5 以下）の減少〕
ア　20 歳〜60 歳代男性の肥満者の割合（31.2%→28%）
イ　40 歳〜60 歳代女性の肥満者の割合（22.2%→19%）
ウ　20 歳代女性のやせの者の割合（29.0%→20%）

❷ 食物摂取
● 適切な量と質の食事をとる者の増加
ア　毎日，主食・主菜・副菜のある食事を2回以上とる者の割合の増加（68.1%→80%）
イ　成人1日あたりの食塩摂取量の減少（10.6 g→8 g）
ウ　成人1日あたりの野菜と果物の摂取量の増加
・野菜摂取量の平均値（282 g→350 g）
・果物摂取量 100 g 以上の者の割合（38.6%→70%）

❸ 食行動
● 共食の増加
朝・夕食を1人で食べる小中学生の割合の減少（減少傾向へ）

2 食環境の改善
● 食品中の食塩や脂肪の低減に取り組む食品企業および飲食店の登録数の増加
ア　食品企業登録数（14 社→100 社）
イ　飲食店登録数（17,284 店舗→30,000 店舗）
● 利用者に応じた食事の計画，調理および栄養の評価，改善を実施している特定給食施設の割合の増加（70.5%→80%）

（厚生労働省，2012 より改変）

表Ⅲ-3　食生活指針

● 食事を楽しみましょう
● 1日の食事のリズムから，健やかな生活リズムを
● 適度な運動とバランスのよい食事で，適正体重の維持を
● 主食，主菜，副菜を基本に，食事のバランスを
● ご飯などの穀類をしっかりと
● 野菜・果物，牛乳・乳製品，豆類，魚なども組み合わせて
● 食塩は控えめに，脂肪は質と量を考えて
● 日本の食文化や地域の産物を活かし，郷土の味の継承を
● 食料資源を大切に，無駄や廃棄の少ない食生活を
● 「食」に関する理解を深め，食生活を見直してみましょう

（厚生労働省，2016 より）

ただ，食行動には個人差があり，季節や社会生活によって同一人でも幅が大きいことを忘れないほうがよい．本人が問題を自覚している場合も多いので，それを糸口に改善する方法を探すのが実際的でもある．

 必要分をきちんと食べることが基本

エネルギー摂取を適正化しようとして節食に注意が向くと，きちんと食べることがおろそかになる危険がある．しかし，どんな場合でも必要な栄養素を過不足なく食べるのが基本となる．「何をどれだけ食べたらよいか」を強調しておく．

これには，「健康的な食事の原則」（**図Ⅲ-2**）と「日本版栄養ピラミッド」（**図Ⅲ-3**）が便利である．「食事バランスガイド」も同様の目的でつくられている．

そのうえで，食品選択のしかたや外食のこつなどに言及する．食材や調理に詳しくない人には，日常的な料理や食品を用いて，わかりやすくしないと話が通じない．専門用語やグラム数などは極力使わない努力をしたい．栄養知識のある人ではより進んだ指導が可能になる．このように相手によって知識には大きなばらつきがあることを指導者は知っておきたい．

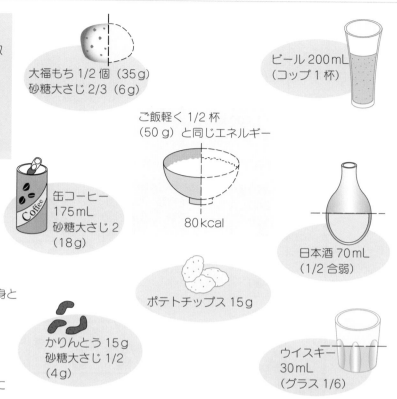

III ライフスタイルへのアプローチ

健康的な食事の5原則

1 標準体重に見合ったエネルギー摂取
2 食事は規則正しく，欠食しない
3 バランスのとれた食事
4 アルコール，砂糖，塩に注意
5 脂肪（コレステロール，飽和脂肪）
　のとり方に注意して繊維を十分に

実際の工夫

- 米飯，パン，うどんの量を決める
- 食べる量を決めて盛り切る
- 甘い物，果物のとりすぎに注意
- 乳製品と緑黄色野菜を意識してとる
- 魚と肉を交互に
- 外食・できあい弁当・加工食品は中身と
　表示を確認する
- 肉の脂，鶏肉の皮は取り除く
- 天ぷら，フライの衣に注意
- 調理の方法を工夫する
- ひき肉，ハム，ソーセージは控えめに

大福もち 1/2 個 (35g)
砂糖大さじ 2/3 (6g)

缶コーヒー
175mL
砂糖大さじ 2
(18g)

ご飯軽く 1/2 杯
(50g) と同じエネルギー

80kcal

ポテトチップス 15g

かりんとう 15g
砂糖大さじ 1/2
(4g)

ビール 200mL
（コップ 1 杯）

日本酒 70mL
(1/2 合弱)

ウイスキー
30mL
（グラス 1/6）

図Ⅲ-2　健康的な食事の原則

（足達淑子：99%成功するダイエット，法研，1995 より抜粋）

上手な食品選択が指導に不可欠

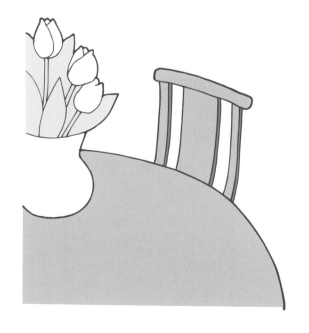

　単身の若者では3食とも外食という人も珍しくな
いし，「弁当」もいまでは，できあいの弁当を意味す
ることが多い．外食やファストフード，加工食品を
「問題」と決めつけていては，食事指導は不可能に
なってしまう．むしろ，外食も含めて食品や料理の
選択を上手に行わせる指導が欠かせない．食品の
選択には食品群別に色信号で分類した「食事の
チェックリスト」（p.119 参照）がわかりやすい．ま
た，基礎的な栄養の知識と同時に，カロリーブック
などを用いて本人がよく食べる物についての情報を
与えると効果がある．また，スーパーマーケットで
食品を選ぶときは，賞味期限だけでなく，栄養成分
表もチェックするように助言する．

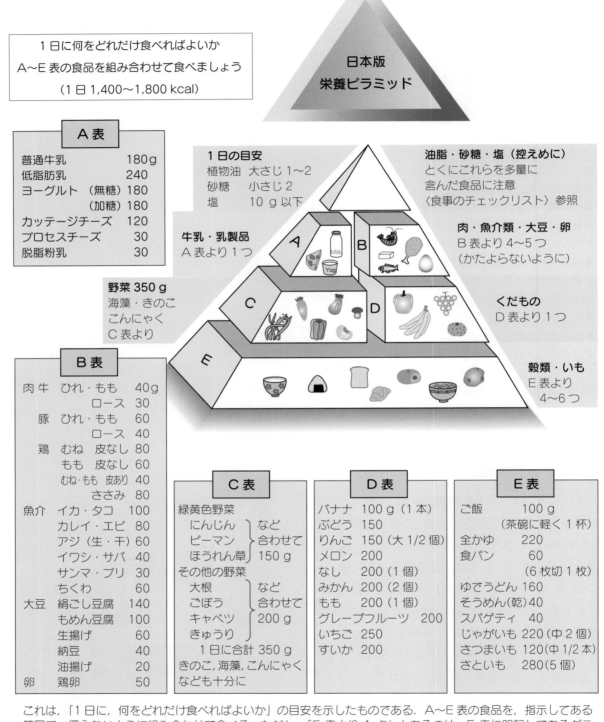

1 日に何をどれだけ食べればよいか
A〜E 表の食品を組み合わせて食べましょう
（1 日 1,400〜1,800 kcal）

日本版
栄養ピラミッド

A 表

普通牛乳	180g
低脂肪乳	240
ヨーグルト（無糖）	180
（加糖）	180
カッテージチーズ	120
プロセスチーズ	30
脱脂粉乳	30

1 日の目安
植物油　大さじ 1〜2
砂糖　　小さじ 2
塩　　　10 g 以下

油脂・砂糖・塩（控えめに）
とくにこれらを多量に
含んだ食品に注意
〈食事のチェックリスト〉参照

牛乳・乳製品
A 表より 1 つ

肉・魚介類・大豆・卵
B 表より 4〜5 つ
（かたよらないように）

野菜 350 g
海藻・きのこ
こんにゃく
C 表より

くだもの
D 表より 1 つ

穀類・いも
E 表より
4〜6 つ

B 表

肉 牛	ひれ・もも	40g
	ロース	30
豚	ひれ・もも	60
	ロース	40
鶏	むね　皮なし	80
	もも　皮なし	60
	むね・もも　皮あり	40
	ささみ	80
魚介	イカ・タコ	100
	カレイ・エビ	80
	アジ（生・干）	60
	イワシ・サバ	40
	サンマ・ブリ	30
	ちくわ	60
大豆	絹ごし豆腐	140
	もめん豆腐	100
	生揚げ	60
	納豆	40
	油揚げ	20
卵	鶏卵	50

C 表

緑黄色野菜
にんじん　　など
ピーマン　　合わせて
ほうれん草　150 g
その他の野菜
大根　　　　など
ごぼう　　　合わせて
キャベツ　　200 g
きゅうり
1 日に合計 350 g
きのこ，海藻，こんにゃく
なども十分に

D 表

バナナ	100 g（1 本）
ぶどう	150
りんご	150（大 1/2 個）
メロン	200
なし	200（1 個）
みかん	200（2 個）
もも	200（1 個）
グレープフルーツ	200
いちご	250
すいか	200

E 表

ご飯	100 g
	（茶碗に軽く 1 杯）
全かゆ	220
食パン	60
	（6 枚切 1 枚）
ゆでうどん	160
そうめん（乾）	40
スパゲティ	40
じゃがいも	220（中 2 個）
さつまいも	120（中 1/2 本）
さといも	280（5 個）

これは，「1 日に，何をどれだけ食べればよいか」の目安を示したものである．A〜E 表の食品を，指示してある範囲で，偏らないように組み合わせて食べる．ただし，「E 表より 1 点」とあるのは，E 表に明記してあるグラム数のものを「1 点」と数える（1 点は約 80 kcal になる）．たとえば，E 表のご飯は，1 点が 50 g（ご飯茶碗半分）であるから，昼と夜に合わせて 2 杯食べたら「4 点」と数える（数値は「糖尿病食事療法のための食品交換表 第 7 版」より作成）

図Ⅲ-3　日本版栄養ピラミッド

（足達淑子：ライフスタイルを見直す減量指導，法研，1997 より抜粋）

表Ⅲ-4　食べ方を改善する方法

❶ 食べたくなる刺激を減らす方法（刺激統制法）
- 自分の食べる分は自分の器に盛り切る
- テレビを見ながら，新聞を読みながらの「ながら食い」をしない
- お菓子は家に持ち込まない
  ──もらったお菓子は人にあげる
- 食べ物は目につくところから隠してしまう
  ──缶に入れて戸棚にしまう
- なるべく手のかかる食べ物を選ぶ
  ──調理が必要なもの，たとえばバターピーナッツよりは殻つきの落花生を選ぶ
- 食事がすんだらテーブルの上を片づける
- 決まった場所で決まった食器を使って食べる
- 残った食べ物はさっさと冷蔵庫にしまう
- リストに従って買い物をする
- 満腹なときに買い物に行く
- 財布の中に予算分だけのお金を入れておく
- 食事がすんだらすぐに歯を磨く

❷ ゆっくりと食べるための方法（食べ方の変容）
- 軟らかい食べ物よりは硬い食べ物を選ぶ
- かむ回数を数える（例：1口20回）
- 箸やフォークを1回ごとに置く
- 目の前に鏡を置く
- 左手を使って食事をする
- えびやかには殻つきで，魚は骨つきで食卓に

❸ 食べたい衝動を抑える方法（反応妨害・習慣拮抗法）
- とにかく3分間がまんする
- 自分の好きな何かをする
  ──散歩，草むしり，手芸，読書，体操，ショッピング，シャワーを浴びるなど
- 食べてよいものいくつか用意する
  ──焼きのり，こんぶ，スティック野菜など
- あとで空腹感が強まらないように，計画的にしっかりと食べる
- 本当の空腹か，感情的な食欲かを区別する

❹ 食べ物のすすめを上手に断る方法（社会技術訓練）
- ていねいにお礼を言って，はっきりと断る
- ダイエット中であることを相手に言う
- どうしても断れない場合は，少し食べ，残りは持ち帰る
- あらかじめ断りの言葉を練習しておく

食べ方を改善しやすくする具体的な方法

どんな状況で食べすぎになりやすいかに気づくと，食べ方を無理なく改善するための方法の具体策を提案できる．認知行動療法の技法はここで力を発揮する．

表Ⅲ-4にあげた方法は，以下の具体的な方法の例である．

- 食べたくなる刺激を減らす
- 食べすぎになりやすい食行動（大食い，早食い）をなおす
- 食べたい衝動を起こしにくくする
- 人からの勧めを上手に断る

これらは肥満の認知行動療法で用いられる方法であり，クライアントの生活に即して，幅広く応用ができる．たとえば「間食を1個にする」などの具体的な目標を実行させやすくするために，お菓子は家に持ちこまないようにする，などの工夫が生まれる．これらを上手に使いこなすことができるようになると，食事制限にともなうクライアントのストレスを大幅に減らすことができる．

食事の変化は焦らず段階的に

過激なダイエットを行った人ほどリバウンドしやすいように，急激な習慣の変化は長続きしない．食事改善も，「できることから」「着実に」が鍵になる．ときに少しのつまづきがあっても，気にせず「続けること」が重要である．そのためには，生活環境を大きく変えないとできないような指導は避けて，70〜80%の努力でできるところから始める．慣れてくれば次の課題に進む．

行動変化にはリバウンドがつきものなので，どんなときにくじけやすいか，失敗しやすいかも念頭におく．危機管理の方法をあらかじめ話題にしておく．旅行や外食，生活スタイルの変化したときなどが，それまで維持できていた行動ができなくなる危機になりやすい．

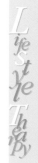

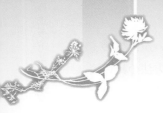

2 身体活動の促進

動くことは生きることにつながる

　私たちの祖先は，樹上から草原の生活に移り二足歩行を始めた．その結果，獲物を追いかけて，仕留める能力に優れた種が生き残った．つまり，人間を含む動物は，「動く」ようにできている．ところが「動かないでもすむ」現代社会では，身体活動不足からくる不調や心身の病気が増加している．そのため座位活動（TVを見る，パソコン作業など）を減少させ，身体活動（労働，家事や通勤などの生活活動，運動・スポーツ）を増加させることが，健康づくりのますます重要な課題となっている．

運動を続けさせるには
認知行動療法が効果的

　認知行動療法が身体活動促進に応用され始めたのは，1960年代の終わりからである．初期の研究では，①目標達成に何らかの報酬を与える（オペラント強化），②実行内容を書いた書面にサインする（行動契約），③行動記録（セルフモニタリング），といった単純な技法が用いられ，成果をあげていた．その後は，理論的な発展にともない，数多くの技法を組み合わせたパッケージ療法として適用されるようになった．

　そして現在では，対象者の準備性に合わせてさまざまな技法が使い分けられており，対面指導だけでなく，郵便やコンピュータを活用した非対面法も有効とされている．

　最近の研究からは，環境が身体活動促進に関係することが明らかになっている．歩きやすい歩道，公園の整備，動きやすい職場やまちづくりと，そのための制度などが大切である．行動と環境の関係を重視するこれらの視点は，認知行動療法がもともと持ち合わせているものである．厚生労働省の「健

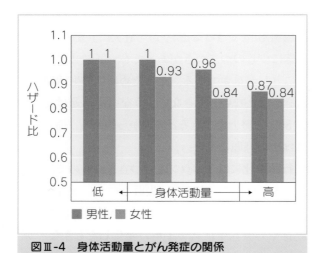

図Ⅲ-4　身体活動量とがん発症の関係

身体活動量が高いほど，がん発症の危険が小さくなる
(Inoue, et al：日本人79,771人を対象としたコホート研究，2008より作成)

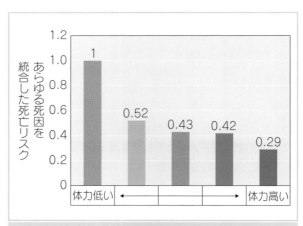

図Ⅲ-5　体力とあらゆる死因を統合した死亡リスクの関係

体力のもっとも高い人の死亡リスクは，もっとも低い人の0.29倍である
(Sui, et al：60歳以上の米国高齢者2,603人を対象としたコホート研究，2007より作成)

表Ⅲ-5　日常身体活動量の評価法とその特徴

	測定法	妥当性	信頼性	測定費用	簡便性	取り出せる情報
客観的測定	DLW法 (Doubly Labeled Water)	★★★★★	データなし	★★★★★	★★	消費エネルギー
	心拍計	★★★	★★★★	★★★★	★★	心拍数，運動強度，消費エネルギー
	歩数計	★★	★★★	★★	★★★★	歩数
	加速度センサー	★★★	★★★★	★★★	★★★★	歩数，消費エネルギー，加速度のカウント数
主観的測定	面接法	★★★	★★★	★	★★★	運動時間・種類・頻度，消費エネルギー
	電話インタビュー	★★★	★★★	★★	★★★	運動時間・種類・頻度，消費エネルギー
	生活時間調査	★★★★	★★★★	★	★	運動時間・種類，消費エネルギー
	質問紙法	★	★★★	★	★★★★★	運動時間・種類・頻度，消費エネルギー

★★★★★：非常に高い，★★★★：高い，★★★：まあまあ，★★：低い，★：非常に低い

康づくりのための身体活動基準2013」（p.44，45参照）でも，「まちづくり」「環境づくり」としてこの点が新たに強調された．指導者は，対象者の身体活動が促進されやすい環境や状況を評価して，環境の重要さについての気づきを促すとともに，時には個人をとりまく環境に働きかける活動も必要となってくる．

運動は身体にも心にも良い影響がある

ふだんからよく動いている活動性の高い人は，低い人より長生きで，メタボリックシンドローム，循環器疾患・糖尿病・がんなどの発症リスクが低い．また体力が高いことは，他の要因とは関係なく死亡リスクを下げる（図Ⅲ-4，5）．

とくに有酸素運動は，筋収縮のエネルギーに脂質を利用するため，肥満の予防と体重コントロールに，HDLコレステロールを増加させ，全身運動が血管を伸縮させることから動脈硬化の予防につながり，軽・中度の高血圧者では血圧改善にも効果的である．日常的な身体活動量を増やすことで，ロコモティブシンドローム，認知症など加齢にともなう生活機能低下のリスクも下げることができる．

運動には，不安や「うつ」の軽減効果もあり，運動すると減入った気分が明るくなる．さらに，運動習慣のある人は，睡眠時間が長く，熟睡を表すレム睡眠が多い．そのほか，体を動かすことに関する自信（有能感），生活満足感，まわりからのサポート感，自尊心などが高まるなど，精神健康への寄与が期待できる．

身体活動量の評価法には一長一短がある

身体活動量を正しく評価することは，対象者と指導者，両者にとって重要である．正しい評価はセルフモニタリングを行いやすくさせ，効果の判定やフィードバックにも必要だからである．この評価はふつう，運動時間・強度・頻度・種類という4つの区分で行われることが多い．また大きく，機器による客観的な測定と対象者自身の自己報告によるものに分けられる（表Ⅲ-5）．

機器による測定

一般的なものは，心拍計，加速度センサー，歩数計などである．いずれも，脈拍，運動消費エネルギー，歩数などを客観的な数値で測定できるので，報告者の主観が入らないメリットがある．とくに加速度センサーは，歩数計より価格が高いが，ほぼ同じ大きさで，メモリー機能も充実しており，比較的正確に身体活動量を測ることが可能である．近年では，この加速度センサーを内蔵し，脈拍も測定可能で，防水性能に優れた腕時計タイプが普及してきており，利便性も向上してきている．ただ運動種類の特定はむずかしく，自転車運動には使いにくい．

自己報告によるもの

　生活時間調査のように，分単位で詳細に24時間の活動内容を記録するものから，平均的なひと月の運動実施頻度や，週あたりの運動時間を問診で答えてもらうものまで，数多く用いられている．これらの方法では，過去の身体活動量を正確に振り返ってもらうことが重要となる．たとえば，高い評価を受けている7日間再生法（面接法）では，質問者が促しながら，対象者に1週間を振り返り，1日ごとに午前，午後，夜に分けて身体活動の時間を強度別に答えてもらう．そのほか，家事や労働，移動時間を含めた活動量を聞くものから，自由時間の運動・スポーツのみを対象にしたものまである．

　しかし，自己報告は，機器による測定より不正確で，実際の活動量より多めに報告されやすい．その反面，①運動時間や種類，頻度を調べられる，②測定コストが低い，③長期の活動量が調べられる，というメリットがある．最近は，自己報告式でも非常に精度の高いITツールも開発されてきている．

　つまり，評価法には一長一短があり，どんな測定法であっても，それだけで日常のトータルな活動量を正確に評価することはむずかしい．そこで現時点では，加速度センサーや歩数計など簡単につけられる機器と，実際に立てた運動目標に合った形式の自己報告を組み合わせて使うのがよいであろう．また，クライアントのつけ忘れ・記録忘れがないように，歩数計や記録票，筆記用具は，玄関先など目のつきやすい所にまとめて置くようにアドバイスする．

 ## 身体活動を促進するための具体的な方法

運動をしたら良いことが生じるように工夫する

　認知行動療法では，①行動に先行する刺激の状況，②行動にともなう結果，が行動を変化させることを利用する．自発的行動をもっともよく説明する応用行動分析理論では，とくに行動の後にともなう刺激（結果）を重視する．たとえば，運動に楽しさや達成感を感じたり，友人と仲良くなる，注目される，ほめられる，など望ましい結果が多いほど運動をするようになる．しかし運動には，汗をかく，疲れる，時間を取られる，といったマイナスの結果もともなう．また，短期的には，運動しなくても健康や日常生活に大きな支障がないので，多くの場合，しだいに身体活動量は減ってくることになる．

　そこで，指導の場面では，以下のことに気をつけるべきである．

- 望ましい行動変化を大きく取り上げてほめる
- できなかった部分をすべて取り上げることはしない
- クライアントが楽しみを感じる活動を勧める
- 楽しみながら運動できる環境（TVや音楽を聴きながら，友人と一緒など）を用意する

　また，運動の目標達成に対して物質的な報酬を与えることも有効だが，その際はその報酬が本人にとって魅力がある必要があり，与えるタイミングも大切である．また，最初は物であっても，しだいに社会的な強化や，達成感などの自己強化が働くようにしたい．対象者自身が，セルフコントロールの技術を習得するのが理想である．自己強化の報酬としては，「2週間がんばったらケーキを食べる」「見たかったビデオを見る」など，低コストで設定期間がそれほど長くないものが使いやすい．

環境を整える

　運動するきっかけを増やすためには，環境を整えることも大切である．たとえば，一緒に運動する相手がいない，運動着や靴が適していない，という状況は運動のチャンスを減らすことにつながる．反対に，近くに雰囲気の良い公園や自転車の安全な走行空間があることや，家族や友人に運動好きが多ければ，運動が増えるだろう．実際の指導では，まずどのような状況のときに，運動実施のチャンスが増えたり，減っているかを振り返ってもらう．そして，少しでも運動する可能性が高まる状況を整えるには，どんな工夫ができるか，一緒に話し合ってみ

図Ⅲ-6 準備性の判断と支援の方向

質問例

運動習慣についてお聞きします. 以下のあてはまる項目に 1 つだけ, チェックしてください. なお, ここでいう定期的な運動とは, 週 2 回以上, 1 回が 20 分以上で, 早歩きと同等以上の「きつさ」で行われるものをさし, 週 140〜180 分程度行われるものをいいます. 仕事での活動は含めません.

↓

回答　　　　　　　　　　　　　　　　　　　　　　　　支援の方法

運動をしていないし,
これから始める気もない　　→　無関心期　→
● クライアントが考える運動のメリットを確認
● 運動で得られる効果の説明
● 意志を尊重し, 運動実施を強くは勧めない

運動を行っていないが,
これから始めようと思っている　関心期
● 具体的な目標を立てる
● 運動実施を妨げる状況を発見し, その対処を考える
● セルフモニタリングを促し, 定期的な確認と強化を与える
● 自己報酬を促す

これから 30 日以内に
定期的な運動をしようと思う　準備期　→

定期的に運動しているが,
まだ 6 カ月たっていない　　実行期
● 運動内容の確認
● 運動しやすい環境を整える方法を考える
● 過去の運動継続が途切れた状況を振り返り, その対処法を考える

定期的な運動を
6 カ月以上している　　　維持期　→

るのもよい.

また, 以下のような工夫も効果的である.

- 行う運動の種類・場所・時間をはっきり決める
- 運動靴・用具を目のつくところに置く, あるいはいつも車に入れておく
- 運動計画やそのメリットを壁に貼る
- 友人と一緒に運動する約束をしておく

最後に, 個人の努力には限界があることを指導者は理解しておきたい. そして, 対象者の生活環境の中で変えられる可能性のある部分を探し出して, 積極的に取り組むのがよい. 会社内にシャワー室を整備するための働きかけをする, 健康キャンペーンのポスターやチラシを魅力的にする, 自転車通勤が行いやすい制度と環境をつくる, などがその例である.

動かないでいる時間を減らす

TV やビデオを見る, テレビゲーム, パソコン,

スマホなど, 動かないで楽しめる活動がますます増えてきている. 最近の研究からこれらが多いほど身体活動量が低いことが明らかとなっている. そこで直接的ではないが, テレビを見る時間を制限するなどして, 非活動的な行動を減らすことを一つの目標にしてもらうことも有効である.

準備性や行動への自信を考慮してサポートする

他の習慣変容の場合と同様に, 運動指導の際にも, 対象者の身体活動への「準備性」や, 運動実践への「自信（自己効力感）」を考慮する必要がある（図Ⅲ-6）.

●無関心期

運動することに関心のない人には, 健康づくりの価値観を押しつけて, 無理に運動実践を求めることは避ける. 本人が運動から得られるメリットやデメリットをどう感じているのかを確認し, 運動のメリットについての正しい情報を提供する程度にとど

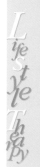

表Ⅲ-6　運動の実践を妨げる要因と支援の方向

要因	支援の方向
時間がない	● 時間の使い方をチェックしてもらう ● 1日数回に分けて運動する計画を立ててもらう ● 通勤，買い物，子どもと遊ぶときなどに運動を組み込んだ目標を立ててもらう ● 人と会う約束をするのと同じように，運動の予定を考えてもらう
気分が乗らない	● 気分は波のようなものであり，数分で変化することを理解してもらう ● とりあえず運動着に着替えたり，外に出ることを勧める
疲れている	● 精神的な疲れは，ただ休むより運動で解消するほうが効率的であることを強調する ● 朝や昼など疲れていないときに運動する計画を立ててもらう
楽しくない	● 過去に楽しめた運動を勧める ● テレビを見ながら，音楽を聴きながらできる環境で運動してもらう ● 家族や友人と運動するよう勧める ● とくに運動のための時間をとらなくても，活動的な生活を送るような目標を立ててもらう

める.

●関心期から準備期

　これから運動を始めようと思っている，またはすでに，ときどきやっている人には，次のことが効果的である.

- 明確に運動の種類・強度・時間・頻度・場所などの目標を設定してもらう
- 「時間がない」「気分が乗らない」など運動実践の妨げになる要因を見つけて，対処法を考える（**表Ⅲ-6**）

　とくにこの時期は，これまでなかった行動を新たに組み入れることになるので，そのためのプランを具体化する必要がある. また，張り切って目標を決めたが達成がむずかしいと予想される場合は，行動実践への自信を確認して，70％程度は達成できそうな目標に修正するとよい.

●実行期から維持期

　すでに運動している（実行期），または6カ月以上続けている（維持期）人には，次のことが効果的である.

- 行っている運動内容を確認する
- 運動の生活習慣化を妨げそうな危機状況（けがをしたときやお盆・年末年始，飲み会が重なるときなど生活パターンがくずれる時期）を予測し，その対処法をあらかじめ用意する

 ## ひとりひとりにマッチした指導を

準備性は生活習慣ひとつひとつに確認する

　「食べ方」の改善には興味を示す人が，必ずしも「いまより動くこと」に興味を示すわけではない. 臨床や保健の現場では，同時に複数の習慣行動の改善を求められる場合が多いが，生活習慣ごとに変化への準備性を判断し，これに応じて指導を進めるほうがよい. また，準備性の判断は質問票の回答をうのみにしない. 運動に関心があるといいながら，具体的な目標の設定となると，いろいろな理由をあげて満足に決められない場合は，まだ運動を始める準備ができていない，と判断できる.

　さらに準備性や自信は固定的なものではなく，行動の結果によっても時間によっても変化していく. そこで，面接や問診による定期的な再確認が必要になってくる. とくに行動への自信などは，「まったく問題なくできる，を10点とした場合，目標とする運動を行う自信は何点くらいですか？」のような聞きかたで，数値で聞き出し，その変化を見ながら，適切なサポートをすることが効果的であろう.

コミュニケーションのチャンネルをたくさん用意する

　1対1または集団指導のほかに，現在では電話や郵送，Fax，コンピュータを用いた非対面の身体活

動促進プログラムの有効性が報告されている．この非対面方式は，①時間的・場所的な制約が少ない，②個人的な生活習慣について対面指導をを好まない層へアプローチできる，③多くが自己決定なので，活動の維持が良いことが期待できる，というメリットがある．そして，これまでの研究によれば注目すべきことに，認知行動療法を用いた非対面指導は，継続率が若干低い傾向にあるものの，身体活動の促進では対面指導と同等以上の成果をあげている．最近では，大学や民間企業が非対面方式の支援ツールを提供し始めている．したがって，これからの指導者には，より多くの参加者を得るためにマーケティング手法の導入とともに，地域資源や運用体制に見合った支援ツールを開発・活用する能力も求められる．

長期の維持をめざした サポートと課題

指導終了後に，運動継続率はしだいに下がっていく．この事実は，身体活動促進には，効果的な維持の方法が必要であることを意味する．

これまでの研究で，以下が長期維持につながることがわかっている．

- 激しい運動ではなく，1分間の心拍数 110 〜 130 程度の中程度運動を勧めること
- 終了後も電話や手紙などで，継続的なサポートをすること
- 対象者が行動変容の原則を理解し，日常生活で活用する能力を高めること

また，運動を長く続けると，当初見られた体重・体脂肪率の減少や心理的なメリットも，それほど大きく意識されにくくなる．このようなときはなぜ運動を始めたのかの初心を思い出させ，運動のメリットを再確認させるような働きかけも有効であろう．

長期維持の有効な方法については，いままで半年以上の追跡調査やサポートを行った組織的な研究が少なく，どのようなやりかたが有効なのか，不明な点も多い．しかし，現場の指導者は集中的な指導が終わった後にも注意を向け，あまり労力をかけずに，効率的で長期的な追跡サポートができるしくみを考えておきたい．

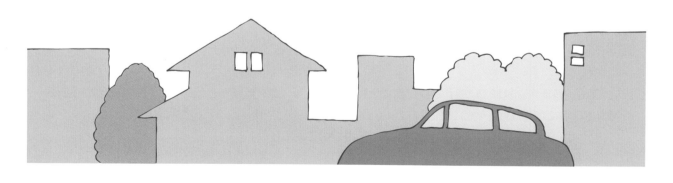

健康づくりのための身体活動基準2013

　生活習慣病，がん，ロコモティブシンドロームや認知症予防のために，どれくらい運動が必要だろう．「健康づくりのための身体活動基準2013」（厚生労働省：運動基準・運動指針の改定に関する検討会，2013年3月）では，最新の科学的知見をもとに基準を定めた（**表1**）．

　新たな運動基準でも，従来どおり身体活動を「生活活動」と「運動」を合わせたものと定義している．生活活動とは，日常生活における家事，通勤・通学，趣味的活動をさす．運動とは，体力を維持・増進させるために行われ，計画的・組織的で継続性があるものである．

■身体活動基準2013で推奨する内容

　推奨される身体活動量は，18〜64歳では，3メッツ^{注)}以上（歩行またはそれと同等以上）の強度の身体活動を毎日60分，うち運動については3メッツ以上（息が弾み汗をかく程度）の強度の運動を毎週60分となっている．3メッツ以上の生活活動と運動の例を表2，3に示す．これは表現の仕方が変更されただけで，前回の「運動基準2006」の週23エクササイズと同様である．65歳以上の基準も新たに設定され，強度を問わず毎日40分（＝10メッツ・時/週）となっている．

　「健康日本21（第2次）」では，平成34年時点の1日の平均歩数目標を男性9,000歩，女性8,500歩（20〜64歳）にすることをめざしている．「身体活動基準2013」の推奨する23メッツ・時/週は約6,000歩に相当する．これに日常の低強度で意識されない生活活動の2,000〜4,000歩を加えると，8,000〜10,000歩となる．このことから，この「身体活動基準2013」と「健康日本21（第2次）」の目標は整合がとれたものとなっている．

生活活動

1メッツ・時

歩行（20分）
自転車（15分）
子どもと遊ぶ（15分）
階段昇降（10分）
重い荷物を運ぶ（7〜8分）
……

運動

1メッツ・時

バレーボール（20分）
軽い筋力トレーニング（15分）
速歩（15分），ゴルフ（15分）
軽いジョギング（10分）
エアロビクス（10分）
ランニング（7〜8分）
水泳（7〜8分）……

身体活動

週に23メッツ・時
が必要
（生活活動＋運動で）

＊ストレッチング，立位，オフィスワーク，洗濯，炊事など低強度（3メッツ未満）の身体活動は含まれない

■新しくなった点

1) 前回の「運動基準・指針2006」で新たに登場した単位である「エクササイズ」の呼び方を「メッツ・時」にした．

2) 今回の「身体活動基準2013」では，身体活動の増加でリスクを低減できるものとして，従来の糖尿病・循環器疾患に加え，がんやロコモティブシンドローム，認知症が含まれることを明確化した．

3) 子どもから高齢者までの基準を科学的根拠にもとづいて設定した．

4) 保健指導で安全な運動指導を推進するための具体的な判断・対応の手順が示された．

5) 「まちづくり」「職場づくり」の視点が盛り込まれた．

　興味深いのは，これまで運動生理学的視点で作られてきた身体活動基準に，「まちづくり」「職場づくり」

の視点が追加されたことである．身体活動を普及啓発するために，今後さらに重要となる部分である．

体力（全身持久力）について平均以上の全身持久力を持つグループは，もっとも全身持久力が乏しいグループより，生活習慣病などのリスクが40%低いことがわかっている．今回の運動基準では性別・年代別に具体的な基準が示されている（**表4**）．

表1　健康づくりのための身体活動基準2013

血糖・血圧・脂質に関する状況		身体活動（＝生活活動＋運動）		運動		体力（うち全身持久力）
健診結果が基準範囲内	65歳以上	強度を問わず，身体活動を毎日40分（＝10メッツ・時/週）	今より少しでも増やす 例えば10分多く歩く	－	運動習慣をもつようにする（30分以上の運動を週2回以上）	－
	18〜64歳	3メッツ以上の強度の身体活動（歩行またはそれと同等以上）を毎日60分（＝23メッツ・時/週）		3メッツ以上の強度の運動（息が弾み汗をかく程度）を毎週60分（＝4メッツ・時/週）		性・年代別に示した強度での運動を約3分継続可
	18歳未満	－ 【参考】幼児期運動指針：「毎日60分以上，楽しく体を動かすことが望ましい」		－		－
血糖・血圧・脂質のいずれかが保健指導レベルの者		医療機関にかかっておらず，「身体活動のリスクに関するスクリーニングシート」でリスクがないことを確認できれば，対象者が運動開始前・実施中に自ら体調管理できるよう支援したうえで，保健指導の一環としての運動指導を積極的に行う．				
リスク重複者または受診勧奨者		生活習慣病患者が積極的に運動する際には，安全面での配慮がとくに重要になるので，かかりつけの医師に相談する．				

表2　3メッツ以上の生活活動

メッツ	活動内容
3.0	普通歩行（平地，67 m/分，犬を連れて），台所の手伝い，大工仕事
4.0	自転車に乗る（時速16 km程度），階段をのぼる（ゆっくり），屋根の雪下ろし
5.0	かなり速歩（平地，107 m/分）
5.8	子どもと遊ぶ（活発に），家財道具の移動
8.0	運搬（重い荷物）
8.8	階段を上る（速く）

表3　3メッツ以上の運動

メッツ	活動内容
3.0	ボウリング，バレーボール，社交ダンス，ピラティス
4.0	卓球，ラジオ体操第1
5.0	野球，ソフトボール，サーフィン
6.0	ゆっくりとしたジョギング，水泳（のんびり泳ぐ）
7.0	ジョギング，サッカー，スキー，スケート
8.0	サイクリング（20 km/時）
9.0	ランニング（139 m/分）
10.0	水泳（クロール，速い，69 m/分）

表4　性・年代別の全身持久力の基準

以下の強度での運動を約3分以上継続できた場合，基準を満たすと評価できる

年齢	18〜39歳	40〜59歳	60〜69歳
男性	11.0メッツ（39 mL/kg/分）	10.0メッツ（35 mL/kg/分）	9.0メッツ（32 mL/kg/分）
女性	9.5メッツ（33 mL/kg/分）	8.5メッツ（30 mL/kg/分）	7.5メッツ（26 mL/kg/分）

＜全年齢層における身体活動（生活活動・運動）の考え方＞

現在の身体活動量を少しでも増やす．例えば今より毎日10分ずつ長く歩くようにする．

＜全年齢層における運動の考え方＞

運動習慣をもつようにする．具体的には30分以上の運動を週2日以上行う．

注）**メッツ**：身体活動が安静時（1メッツ）の何倍に相当するかを示す単位．普通歩行は3メッツに相当する

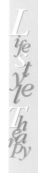

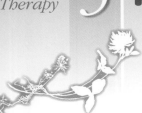

3 休養とストレス対処

休養とストレス対処は「こころの健康」のエッセンス

いきいきと自分らしく生きるためにはこころの健康が欠かせない．こころの健康とは，感情のコントロールができ（情緒的健康），現実的な問題解決ができ（知的健康），他人と良い関係が築け（社会的健康），また人生や生活に目標（生きがい）がもてる（精神の健康）ことである．食事，運動とともに健康の3要素とされてきた休養，そしてストレス対処は，こころの健康を保つための鍵となる生活習慣である（**表Ⅲ-7**）．

こころと身体の関係は密接

「風邪をひくと憂うつになる」「緊張するとお腹が緩む」「忙しいと頭が痛む」など，こころと身体は強く影響しあっている．末期癌でも目的があって前向きな人では寿命がのびる場合もある．このようにいままで常識の範囲と思われていたことが，心身医学の研究の進歩で次々と確認されつつある．こころと身体は，ホルモン，自律神経系，免疫系を仲介して相互に関係している．

保健専門家は，身体の不調を訴える人にも生活上の変化や悩みなど，こころの状態をさりげなく確認する習慣をつけたい．もともと健康的な生活を送っていた人では，簡単な心理アプローチや少量の薬物で神経やホルモンのアンバランスを回復する人が少なくない．

認知行動療法はストレス対処法でもある

人は皆ストレスと無縁ではない．ストレスは，刺激や出来事（ストレス因子）に適応しようとして緊張状態（ストレス反応）が起きることをいう．ストレスそのものに善悪はなく，適度なストレスは進歩や集中力に必要な「スパイス」でもある．ストレス反応は，身体（脈拍や呼吸，血圧）やこころ（注意力，集中力，緊張感），素早い行動などに現れる．心身症も精神疾患も，その人のストレスに耐えられる力（ストレス耐性）を超えたストレスが加わって起きるという考え（ストレス脆弱性理論）が一般的になった．

労災認定の際に参考にされる「心理的負荷の判断基準」（**表Ⅲ-8, 9**）は，業務とそれ以外でのストレスの一般的な強さの目安になる．2011年の改定で，生死にかかわるような極度の心理的負荷と長時間労働（≧160時間/月の時間外労働）は，特別な出来事としてとくに注意をするべきこととされた．

認知行動療法は問題解決のためのセルフコントロール法なので，ストレスを直接の目標としなくても，ストレス耐性が高まる．

表Ⅲ-7 ストレス克服のための10カ条

- 憶測ではなく事実にもとづいて行動する
- 「70%できればよし」とする
- 他人を変えるよりは自分が変わる
- 行動することで気持ちを切りかえる
- 何が大切かを見失わないようにする
- 力の入れ方にはメリハリをつける
- ありのままの自分を受け入れる
- 一挙に多くを望まない
  変化は少しずつ，確実に
- 自分にできること，できそうなことから実行する
- 一人で行動できるようになる

（足達淑子：女性の禁煙プログラム，女子栄養大学出版部，1998より一部改変）

表Ⅲ-8　業務による心理的負荷評価表

出来事の類型	具体的出来事	負荷の強度*		
		弱	中	強
事故や災害の体験	大きな病気やけが			○
	悲惨な事故や災害の体験（目撃）		○	
仕事の失敗や過重な責任の発生	重大な人身事故，重大事故			○
	会社経営に影響する重大なミス			○
	事故，事件への責任追及/多額の損失等/違法行為の強要		○	
	達成困難なノルマ/ノルマ未達成		○	
	新規事業，または会社建て直しの担当		○	
	無理な注文/クレーム		○	
	大きな説明会や公式の場での発表強要/不在上司の代行	○		
仕事の量・質の変化	仕事の内容・量に大きな変化		○	
	月あたり80時間以上の時間外労働/2週間以上の連続勤務		○	
	勤務形態変化/ペース，活動の変化	○		
役割・地位の変化等	退職の強要			○
	配置転換/転勤/業務の単独担当		○	
	仕事上の差別，不利益扱い		○	
	自分の昇格・昇進/部下の減少	○		
	早期退職制度の対象/非正規社員の契約満了間近	○		
対人関係	（ひどい）嫌がらせ，いじめ，または暴行		○	
	上司/同僚/部下とのトラブル		○	
	理解者の異動/上司異動/昇進の遅れ	○		
セクシュアルハラスメント	セクシュアルハラスメント被害		○	

表Ⅲ-9　業務以外の心理的負荷評価表

出来事の類型	具体的出来事	負荷の強度*		
		弱	中	強
自分の出来事	離婚または夫婦が別居/重い病気やけが，流産			○
	病気やけが		○	
	夫婦のトラブル，不和/妊娠/定年退職	○		
自分以外の家族親族の出来事	配偶者や子ども，親またはきょうだいが死亡			○
	配偶者や子どもの重い病気やけが			○
	親類の誰かが世間的にまずいことをした			○
	親族との付き合いでの困難，辛い思い		○	
	親の重い病気やけが		○	
	家族の婚約や婚約話の具体化	○		
	子どもの入試，進学または受験勉強の開始	○		
	親子の不和，子どもの問題行動，非行	○		
	子どもが増えた（生まれた），または減った（独立した）	○		
	配偶者が仕事を始めた，または辞めた	○		
金銭関係	多額の財産損失，または突然の大きな支出			○
	収入減少/借金返済の遅延・困難		○	
	住宅ローンまたは消費者ローンを借りた	○		
事件，事故災害の体験	天災や火災，または犯罪に巻き込まれた			○
	自宅に泥棒が入った/交通事故を起こした		○	
	軽度の法律違反をした	○		
住環境の変化	騒音等，家の周辺（人間）環境の悪化/引っ越し		○	
	家（土地）の売買または具体的な話	○		
	家族以外の人（知人・下宿人）と同居した	○		
他人との人間関係	友人，先輩に裏切られショックを受けた		○	
	親しい友人，先輩の死亡/先輩，異性関係のもつれ		○	
	隣近所とのトラブル		○	

*「弱」は日常的に経験するものであって一般的に弱い心理的負荷しか認められないもの
「中」は経験の頻度はさまざまであって，「弱」よりは心理的負荷があるものの強い心理的負荷とは認められないものをいう
「強」は，発病前おおむね6カ月の間に，業務による強い心理的負荷が認められる場合
/で，別だての項目を並列した　　　　　　（厚生労働省労働基準局：心理的負荷による精神障害の認定基準について，2011より抜粋，改変）

表Ⅲ-10　くつろぎ方のチェックと対処

	チェック項目	対 処 例
リラクゼーション	□ 睡眠が不足がち □ 自由時間がほとんどない □ ゆっくりした入浴は週3日以下 □ 残業が週に3日以上 □ 枕が変わると熟睡できない	● 6時間の睡眠時間を確保 ● 30分でも自分の時間をもつ ● 休み時間にストレッチをする ● お風呂にゆっくり入る ● テレビを消して好きな音楽を聴く ● 呼吸法や瞑想を行う
気持ちの転換	□ 悩みごとは抱え込むほうだ □ いやなことは，いつでも気になる □ 休日も家で仕事をすることが多い □ 旅行や長期休暇には罪悪感がある □ 家族と一緒でも落ち着かない	● 他人に話してみる ● 別な活動に集中する ● 家に仕事を持ち込まない ● 休日には外出やスポーツを ● 早めに寝る
楽しみの有無	□ 一人で楽しむ趣味がない □ 酔うと気が沈んだり腹がたつ □ 仕事が面白くない □ 忙しいのに退屈だと思う □ 運動はかえって疲れる	● いつかやりたいことをいま始める ● 3カ月，1年後の目標を立てる ● ささいな楽しみを重視する ● 楽しかったことを記録してみる ● 考えるより行動する ● 運動でストレス解消する
時間管理や対処法	□ 仕事や家事をやり残して寝るのは抵抗がある □ いつも忙しくて時間が足りない □ 他人に仕事を任せられない □ 大切なこと，そうでないことの区別がつきにくい □ 気持ちや考えを表すのがへた	● すべきことを書き出す ● 他人に簡単な仕事を任せてみる ● 作業の優先順位をつける ● 時間や作業を記録する ● 単純化して雑用を減らす

ストレス対処は，教育と訓練（練習）で上達できる

　ストレスにうまく対処できるようにするための方法は，おもに以下の組み合わせによる．

● ストレス因子とストレス反応をセルフモニタリングで明らかにする
● リラックス法
● 認知再構成や自己教示
● 社会技術訓練

　まず，ストレスについての正しい知識を教育し，自分のストレス因子とストレス反応の関係をストレス日記をつけることで気づかせる．そのうえで，必要に応じて感情コントロール，現実的思考法や問題解決，自己主張やストレス状況でのリラックス法などを学ばせる．自分にとって何がストレスの要因になっているか，つまり，ストレス因子がはっきりするだけで，楽になる人もいる．

　ストレス因子とそのときの反応は個人差が大きいので，評価も慎重に行う必要がある．クライアント自身が自分で気づくようにすると抵抗が少ない（表Ⅲ-10）．

ストレスチェックでセルフケアと環境改善をめざす

　職場ストレスについては，一連の研究から①仕事上の要求度が高く仕事のコントロール感が乏しいと強くなり，②上司や同僚のサポートで和らぎ，③高ストレス者では疾病罹患率が高まり，④運動，睡眠，家族・友人のサポートはストレスを軽減するが飲酒は効果がないことがわかっている．労働者のメンタル不調は重要な社会問題だが，近年労災認定の増加など一層深刻となったため，従来の心の健康増進対策を発展させ，2015年からストレスチェック制度が正式に導入された．

　表Ⅲ-11は自分のストレスのスクリーニングテストとして開発され，以前から用いられてきたものである．本制度もこの評価表で，仕事のストレス要因（A），心身のストレス反応（B），周囲のサポート（C）を評価し，結果を本人に通知して，高ストレスで面談を希望する者には産業医などによる面談を実施することになっている．労働者は自身のセルフ

表Ⅲ-11 職業性ストレス簡易評価票
それぞれもっともあてはまるものを選んでください

A あなたのお仕事についてうかがいます
①そうだ ②まあそうだ ③やや違う ④違う

1.	つねにたくさんの仕事をしなければならない
2.	時間内に仕事が処理しきれない
3.	一生懸命働かなければならない
4.	かなり注意を集中する必要がある
5.	高度の知識や技術が必要なむずかしい仕事だ
6.	勤務時間中はいつも仕事のことを考えていなければならない
7.	身体を大変よく使う仕事だ
8.	自分のペースで仕事ができる
9.	自分で仕事の順番・やり方を決めることができる
10.	職場の仕事の方針に自分の意見を反映できる
11.	自分の技能や知識を仕事で使うことが少ない
12.	私の部署内で意見の食い違いがある
13.	私の部署と他の部署とはうまが合わない
14.	私の職場の雰囲気は友好的である
15.	私の職場の作業環境（騒音，照明，温度，換気など）はよくない
16.	仕事の内容は自分に合っている
17.	働きがいのある仕事だ

B 最近1カ月間のあなたの状態についてうかがいます
①ほとんどない ②時々ある ③しばしばある ④ほとんどいつも

1.	活気がわいてくる	16.	気分が晴れない
2.	元気がいっぱいだ	17.	仕事が手につかない
3.	生き生きする	18.	悲しいと感じる
4.	怒りを感じる	19.	めまいがする
5.	内心腹立たしい	20.	身体のふしぶしが痛む
6.	イライラしている	21.	頭が重い，頭痛がする
7.	ひどく疲れた	22.	首筋や肩がこる
8.	ヘトヘトだ	23.	腰が痛い
9.	だるい	24.	目が疲れる
10.	気がはりつめている	25.	動悸や息切れがする
11.	不安だ	26.	胃腸の具合が悪い
12.	落ち着かない	27.	食欲がない
13.	ゆううつだ	28.	便秘や下痢をする
14.	何をするも面倒だ	29.	よく眠れない
15.	物事に集中できない		────

C あなたの周りの方々についてうかがいます
①非常に ②かなり ③多少 ④全くない

次の人たちにどのくらい気軽に話ができますか？

1. 上司	2. 職場の同僚	3. 配偶者，家族，友人など

あなたが困ったとき，次の人たちはどのくらい頼りになりますか？

4. 上司	5. 職場の同僚	6. 配偶者，家族，友人など

あなたが個人的な問題を相談したら次の人たちはどのくらい聞いてくれますか？

7. 上司	8. 職場の同僚	9. 配偶者，家族，友人など

D 満足度についてうかがいます
①満足 ②まあ満足 ③やや満足 ④不満

1. 仕事に満足だ	2. 家庭生活に満足だ

ケアを行い，職場は集団の評価を参考に，環境改善をはかることが期待されている．質問票の結果から判定までが自動化されていることもあり，実施率は事業所と受験者の約8割と高率に達している．詳細は厚生労働省の公式サイトや「こころの耳」で紹介している．

さらに2019年からは，働き方改革として時間外労働（残業時間）の上限（月45時間・年360時間）が労働基準法で規定された．表Ⅲ-11の評価票には含まれないが，長時間労働や遠距離の通勤時間などもストレス要因として見逃さないようにしたい．

ストレス対処を特別視せず，生活習慣改善に含めて総合的に行う

睡眠不足や空腹は身体的ストレスになるし，適度な運動は不安やうつ気分を軽くする健全なストレス対処法となる．またストレスの強い人では喫煙や飲酒などの望ましくない習慣が悪循環になる傾向もある．減量や禁煙なども気持ちが前向きで積極的でなければ，挑戦する意欲もわかない．そのため筆者は，種々の健康プログラムにはストレス対処も食事や運動と一緒に組み込むことにしている．このように，ストレス対処を特別な心の問題と構えず，通常の定期健康診断や健康づくりでさりげなく行うことが，受け入れられやすく，効果もあがる方法と考える．事実，国の対策もその方向で動いている．

同時に環境への働きかけも重要である．3時の体操と同じように，職場で15分程度の仮眠や休息がとれるだけで，仕事の能率は向上するはずである．リラックス用の椅子，静かな音楽，絵画や観葉植物のある休憩室など快適な空間は価値が高い．

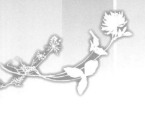

Lifestyle Therapy

4 睡眠の改善

睡眠は食事と同様，生命維持に不可欠な生活習慣

　睡眠は，食欲と同様に健康のバロメーターであり，休養には質の良い睡眠が欠かせない．

　睡眠についての研究はこの数十年の間にめざましく進歩し，多くのことが明らかとなってきた．たとえば，「睡眠は脳と身体の健康に関係している」「脳には覚醒と睡眠をつかさどるリズムがある」「1日のうちでも大きく2サイクル，睡眠中は約90分ごとのサイクルで深くなったり浅くなったりする」「光やメラトニンの影響が大きい」などである．睡眠は記憶や注意力，気分や意欲，生活習慣病や免疫など心身両面の健康と強く関連している（**図Ⅲ-7**）．日本人の2割が眠りでの悩みを抱えているといわれる．睡眠の良否は生活の質に直結するし，睡眠不足や睡眠障害はうつ病などの精神疾患，肥満，高血圧，糖尿病の発症・悪化要因で，心疾患，脳血管障害のリスクを高めることがわかっている．し

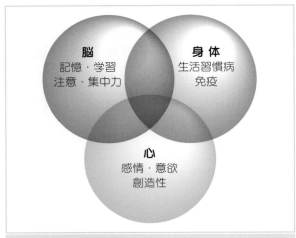

図Ⅲ-7　睡眠と健康

表Ⅲ-12　健康づくりのための睡眠指針2014

～睡眠12箇条～
1. 良い睡眠で，からだもこころも健康に
2. 適度な運動，しっかり朝食，眠りと目覚めのメリハリを
3. 良い睡眠は，生活習慣病予防につながります
4. 睡眠による休養感は，こころの健康に重要です
5. 年齢や季節に応じて，昼間の眠気で困らない程度の睡眠を
6. 良い睡眠のためには，環境づくりも重要です
7. 若年世代は夜更かし避けて，体内時計のリズムを保つ
8. 勤労世代の疲労回復・能率アップに，毎日十分な睡眠を
9. 熟年世代は朝晩メリハリ，昼間に適度な運動で良い睡眠
10. 眠くなってから寝床に入り，起きる時刻は遅らせない
11. いつもと違う睡眠には，要注意
12. 眠れない，その苦しみをかかえずに，専門家に相談を

(厚生労働省，2014年)

かし，睡眠で問題を抱える人の多くは専門的支援を求めず，寝酒などの誤った自己努力を行う人も多い．

　「健康日本21（第2次）」は，睡眠で休養が十分にとれない人（平成21年，18.4％）を15％に減らすことを目標とした．「健康づくりのための睡眠指針」も作成されている（**表Ⅲ-12**）．

健診でも診療でも，睡眠状態のチェックを必須に

　健診や身体の病気で受診したとき，睡眠に問題があっても，自分からは訴えない人が多く，また医療従事者も患者の睡眠問題を見逃してしまいがち，

表Ⅲ-13　不眠のチェックポイント

- いつから不眠が始まったか（急性か慢性か）
- 不眠を生じる心理的，医学的な状態があるか
- 眠りやすい環境か（騒音，邪魔，温度，明るさなど）
- 足を動かすとむずむずしたりしないか
- 睡眠中に手や足をぴくつかせると言われないか
  （周期的な四肢の動き）
- いびきが大きくないか，あえぎや息苦しさや呼吸を
  とめることはないか（閉塞性睡眠時無呼吸）
- 夜間労働か，労働時間は？青年期か？
- 平日と休日の就眠と起床時刻は
- カフェインやタバコやアルコールはどうか
- 薬の使用は

（NIH 資料より）

表Ⅲ-14　睡眠障害の分類

- 原発性睡眠障害
  - 睡眠異常
    原発性不眠症，原発性仮眠症，ナルコレプシー，
    呼吸関連睡眠障害，概日リズム睡眠障害
  - 睡眠時随伴症
    悪夢障害，睡眠驚愕障害，睡眠時遊行症
- ほかの精神疾患による睡眠障害
- ほかの身体疾患による睡眠障害

（DSM-Ⅴ-TRより）

表Ⅲ-15　睡眠障害の要因（5つのP）

要因	原因
身体的 (physical)	痛み，かゆみなど
生理的 (physiologic)	騒音，暑さ，寒さなど
心理的 (psychological)	ストレス，不安など
精神医学的 (psychiatric)	うつ病，不安障害など
薬理学的 (pharmacologic)	睡眠薬，アルコール

ということが明らかとなった．つまり，睡眠状態は
いまだに健康状態のサインとして十分に認識されて
いない．しかし，糖尿病患者の3～4割が睡眠障
害といわれるように，身体の病気は睡眠障害を合併
しやすいし，不眠から心身の不調が発見される場
合も少なくない．そして，睡眠の改善はもっとも具
体的なこころの健康対策でもある．したがって，健
康診断や人間ドックなどのスクリーニングでも，一
般診療でも，食事や運動習慣と同様に，睡眠時間
と睡眠の問題の有無だけでも質問項目に加えるよう
にしたい（表Ⅲ-13）．

 不眠のパターンは4種類

　睡眠障害は表Ⅲ-14のように分類され，その原因
として身体的，生理的，心理的，精神医学的，薬理
学的要因（これを英語の頭文字をとって5つのP
という）があるとみなされる（表Ⅲ-15）．睡眠障害
のなかでもっとも多く認められるのは不眠である
が，それもパターンにより，寝つきが悪い「入眠障
害」，夜中に目覚める「中途覚醒」，朝早く目覚めて
しまう「早朝覚醒」，昼眠気が強い「熟眠障害」の
4つに分けられる（図Ⅲ-8）．2種類以上が混合し
たものも多い．2～3日だけ続く一過性の不眠は身
体の病気やショックな出来事などをきっかけに誰に
でも起こりうる．しかし，これらの不眠が週に3日
以上，1カ月以上続く場合，不眠が慢性になったと

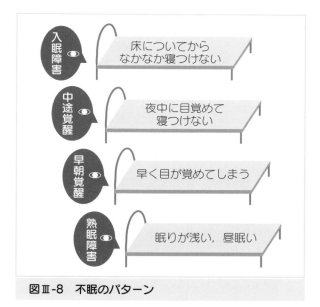

図Ⅲ-8　不眠のパターン

- 入眠障害：床についてからなかなか寝つけない
- 中途覚醒：夜中に目覚めて寝つけない
- 早朝覚醒：早く目が覚めてしまう
- 熟眠障害：眠りが浅い，昼眠い

表Ⅲ-16　慢性不眠の定義

- 寝つくのに30分以上かかる
- 夜中に目覚めて寝つくのに30分以上かかる
- 朝2時間以上早く目がさめてしまう
- 日中眠くて困る

　眠れない日が3日以上/週，1カ月以上

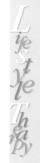

表Ⅲ-17　睡眠障害対処 12 の指針

1. 睡眠時間は人それぞれ，日中の眠気で困らなければ十分
2. 刺激物を避け，眠る前には自分なりのリラックス法
3. 眠たくなってから床に就く，就床時刻にこだわらない
4. 同じ時刻に毎日起床
5. 光の利用でよい睡眠
6. 規則正しい三度の食事，規則的な運動習慣
7. 昼寝をするなら 15 時前の 20 〜 30 分
8. 眠りが浅いときは，むしろ積極的に遅寝・早起きに
9. 睡眠中の激しいイビキ・呼吸停止や足のぴくつき・むずむず感は要注意
10. 十分眠っても日中の眠気が強いときは専門医に
11. 睡眠薬代わりの寝酒は不眠のもと
12. 睡眠薬は医師の指示で正しく使えば安全

（厚生労働省：「睡眠障害の診断・治療ガイドライン作成とその実証的研究班」報告，2001 年より抜粋）

判断される（**表Ⅲ-16**）.

　国も睡眠障害に対して，「睡眠障害対処 12 の指針」を発表した（**表Ⅲ-17**）.

　睡眠の状態を判断するためのパラメータとしては，全体の睡眠時間，就床してから寝つくまでの時間（入眠潜時），中途覚醒回数，中途覚醒時間（途中で目覚めて寝つくまでの時間の合計），目覚めてから起床までの時間，睡眠効率（実質睡眠時間/就床時間%）などが用いられる.

　これらの数値のほかに，目覚めたときの気分や日中の眠気なども重要な指標となる. 睡眠障害スクリーニングの視点から疫学調査用に用いられている代表的な質問票がいくつかある. しかし，実際の介入では，睡眠に影響する生活についても注目し，睡眠の状態とともに把握する必要がある. 筆者は後で述べる睡眠習慣改善の認知行動療法のレビューか

表Ⅲ-18　質問票の例（1）

ふだんの生活をふりかえる

ここ 2 〜 3 週間をふりかえり，眠りと関係の深い習慣をチェック.
あてはまるものを○で囲み，合計点も計算します

夕食から寝るまでは	3 時間以上	2 時間程度	1 時間程度
コーヒー，濃い緑茶などを 1 日に	3 杯以内	4 〜 5 杯	6 杯以上
寝つきをよくするために飲酒	あまりない	ときどき	よくある
休日はふだんより 1 時間以上朝寝坊	あまりない	ときどき	よくある
午後 3 時過ぎに昼寝を 30 分以上する	あまりない	ときどき	よくある
定期的な運動は	している		していない
目覚めたらすぐに起きる	よくある	ときどき	あまりない
長く眠るため，早く寝床に入る	あまりない	ときどき	よくある
前日の睡眠不足を昼寝で補う	あまりない	ときどき	よくある
ベッドでテレビを見たり仕事をする	あまりない	ときどき	よくある
眠れないと寝床で本を読んだりする	あまりない	ときどき	よくある
昼もベッド上でくつろぐ	あまりない	ときどき	よくある
寝室の環境（騒音・温度・照明など）	問題ない		問題あり
寝室でむずかしい話や考えごとをする	あまりない	ときどき	よくある
就寝直前まで，仕事や勉強をする	あまりない	ときどき	よくある
のんびりした入浴は	よくある	ときどき	あまりない
仕事や人間関係の悩みを抱え込む	あまりない	ときどき	よくある
睡眠薬を使うことが	ない	ときどき	よくある
（　　　）点　←右の合計	（　　　）個 ×3 点＝	（　　　）個 ×2 点＝	（　　　）個 ×1 点＝

★★★　43 点以上………良い睡眠がとれているようです. このまま継続を
　★★　42 〜 33 点……少しの工夫でよく眠れるように. 改善ポイントを見つけます
　　★　32 点以下………プログラムで大きな効果が. できることからスタート

表Ⅲ-19　質問票の例（2）

あなたの睡眠の現状は？
この2週間くらいの睡眠について記入しましょう

● 現在の睡眠時間はどれくらいですか　　　　　　　　約（　　　　　）時間／日

● 寝床に入る時刻は　　　　（　　　　　）時頃　　　寝つく時刻は　　（　　　　　）時頃

● 目覚める時刻は　　　　　（　　　　　）時頃　　　起きだす時刻は　（　　　　　）時頃

● ふだんと朝寝坊するときとでは，起床時刻は何時間くらい違いますか
　　約（　　　　　）時間

● 夜中に目が覚めて，30分以上眠れなくなることがありますか
　　□ ない　　　　　□ ある …… 週に（　　　）回くらい　　一晩あたり（　　　）回くらい

● 昼間の眠気は　　　　　　□ ほとんどない　　　□ ときどきある　　　□ よくある

● 目覚めの気分は　　　　　□ だいたいよい　　　□ まちまち　　　　□ だいたい悪い

● 早すぎる目覚め　　　　　□ ほとんどない　　　□ ときどきある　　　□ よくある

● 眠りについてどんなふうになりたいですか（2つまで）
　　□ より短時間ですませたい　　　　　□ 朝すっきりと目覚めたい
　　□ 寝つきをよくしたい　　　　　　　□ 途中の目覚めをなくしたい
　　□ 熟睡したい　　　　　　　　　　　□ 早朝の目覚めをなくしたい
　　□ 昼間の眠気がないとよい　　　　　□ もっと長く眠りたい
　　□ その他（　　　　　　　　　　　）

ら，セルフマニュアルを作成し，それを用いた簡単な通信指導法を開発した．またそれらの経験をふまえ実践用のワークシートを作成した．そこで用いている質問票は**表Ⅲ-18, 19**のようなものである．

睡眠改善には認知行動療法が効果的

　米国睡眠医学会や米国国立衛生研究所（NIH）は，多くの研究にもとづき，1999年に「慢性不眠の認知行動療法は，2〜3週間かかるが薬と同じ効果があり，安全で長期に効果が続く」と結論した．睡眠の認知行動療法研究は1960年代に始まったが，そこでは，慢性不眠を次のように考えた．つまり「不眠になりやすい素質（準備要因）を備えた人が，加齢や病気など何らかのきっかけ（促進要因）で急性の不眠になったとき，ふつうは2〜3日で治るのに，そこに不適切な習慣があったり的外れの努力をしたりすることで慢性の不眠の悪循環になってしまう（**図Ⅲ-9, 10**)」というものである．これらの視点から観察して患者には**表Ⅲ-20**のような特徴があることを見出し，そこからさまざまな行動技法が考案された（**表Ⅲ-21**）．なかでもリラックス法，刺激統制法，睡眠制限法の効果が確認されている．

認知行動療法に関するエビデンス

　米国睡眠医学会は，1970年以降の臨床研究成績から，認知行動療法で利益が得られた患者は70〜80％と多く，約半数は臨床的にも寛解（治癒）し，維持も良いとと総括している．効果の大きさを示す効果サイズは睡眠の質で1.19，入眠潜時で0.94，中途覚醒で0.84と著しく高いことから，睡眠の初期治療では表Ⅲ-21にあげたような行動技法をひとつは含めるよう勧告している．しかし，認知行動療法は専門家が少なく時間を要するために期待ほどには普及していない．そのため，簡略化した方法や，マニュアル化など，多数に応用できる方法の検討が大切な研究課題となっている．

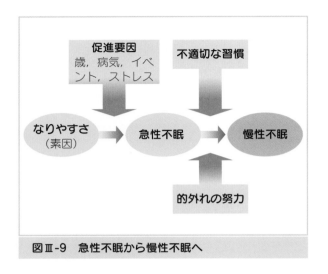

図Ⅲ-9　急性不眠から慢性不眠へ

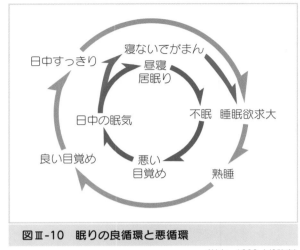

図Ⅲ-10　眠りの良循環と悪循環

(井上，1998 より改変)

表Ⅲ-20　不眠者で観察された特徴と慢性不眠に対する行動技法

不眠者で観察された特徴	不眠の行動技法
● 夜だけでなく，昼も緊張が高い ● 寝不足を補おうと，早く寝たり朝遅くまで寝ていたり，昼寝をしたりする ● 寝室と眠ることの刺激結合が弱い ● 睡眠の効率（睡眠時間/就床時間％）が低い ● 不適切な考えや思い込み，こだわりが強い ● 眠ろうとする努力が逆効果になっている（悪循環）	● **リラックス法** 　筋弛緩法，自律訓練，深呼吸，瞑想など ● **刺激統制法** 　寝室で反射的に眠れるよう条件づける ● **睡眠制限法** 　就床時刻を遅らせて睡眠効率を改善させる ● **認知療法** 　不適切な考え，非現実的な期待，不眠の原因と結果の取り違えなどを直接修正 ● **睡眠健康教育** 　食事，運動，飲酒，カフェイン摂取などの生活習慣や光，音，温度や寝室環境などの改善で睡眠の改善を図る

 ## 自己治療や簡単な教育にも可能性

　睡眠でも，セルフマニュアルを用いた自己治療の効果が検討されている．たとえば，マニュアルによってリラックス法と刺激統制法を学習しながら自分で行う方法，市販の音声テープに従ってリラックス法の訓練を行うといった非対面の治療である．重症者や薬物治療を行っていない軽症の不眠症においては，これらの方法でも治療効果があるといわれている．

　また，一般的な睡眠健康教育は，臨床的な効果は疑問視されているが，単なる情報提供に留まらず行動変容につながる内容であれば，対象者によっては効果が期待できると思う．

　筆者らが行った簡便な生活習慣改善プログラム（p.71 参照）の参加者では，以下のような成績が得られた．つまり入眠潜時が 30 分以上かかる，あるいは睡眠効率が 85％以下で明らかに睡眠の問題があると考えられた 47 人では，1 カ月後に睡眠時間が 21 分長くなり，入眠潜時が 53 分から 33 分に短縮し，朝の寝起きが良くなり，睡眠効率も 78％から 85％に改善した．さらにそれらの効果は 1 年後の追跡調査まで維持されていた．したがって，自己治療や教育については，予防的効果も含めさらに研究の余地が大きく有望と考えられる．また個々の習慣改善の影響などについての研究も今後の課題である．

表Ⅲ-21　慢性不眠に効果が期待できる行動技法とその具体例

1. **リラックス法** relaxation	● リラックスして眠りやすくする方法 ● 早くから研究され，入眠困難と中途覚醒に効果があるが，厳密に行うには訓練が必要	● 身体的方法（漸進的筋弛緩法，バイオフィードバック，腹式深呼吸） ● 認知的方法（イメージ訓練，瞑想） ● その他：入浴，ストレッチ，リラックスタイム
2. **刺激統制法** stimulus control	● 寝室が睡眠の条件刺激になるように再学習する ● 1970年代に開発され現在もっとも効果が確実とされる	● 眠くなってから寝室に行く ● 寝室は睡眠と性行為だけに使う ● 10分以上寝つけないか，途中で目覚めて10分以上寝つけなければ，起きて別室に行く ● 眠れなくても朝は定刻に起きる ● できるだけ仮眠を避ける
3. **睡眠制限法** sleep restriction	● 就床時刻を遅くして睡眠効率（実質的な睡眠時間/就床時間%）を改善し，眠りの質を深くする ● 1980年代に考案された新しい方法で，比較的簡単で実用的と評価 ● 睡眠効率85%以上を目標に就寝時刻を遅らせ，入眠が改善したら少しずつ（15分）早く寝る	● 実質的な睡眠時間の比率を高くする 　　睡眠効率＝寝ている時間/就寝時間（%） 　　85%が目安　最低でも5時間 ● 眠れないなら，就寝時間を後にずらす ● 眠れなくても決まった時刻に起きる ● 無理に眠ろうとしない ● 日中はいつもどおりに活動する
4. **認知療法** cognitive therapy	● 誤った考え，非現実的な期待，不眠の原因と結果の取り違えなどの不適応的認知を直接修正する ● まだ評価が定まらないが，睡眠教育には欠かせない要素とされる 【不適応的認知】 ● 8時間の睡眠が絶対必要 ● 不眠が続くと身体や神経がまいる ● いらいら，落ち込み，不安は不眠のせい ● パタンと寝つき，朝まで熟睡しなければ ● よく眠れた翌日は眠れない ● よく眠れないと翌日しっかり働けない ● 睡眠を自分ではどうすることもできない ● 不眠のせいで，したいことができない	 【適応的認知】 ⇒ ● 睡眠は量より質，6時間の熟睡でよい ⇒ ● 翌日は眠れる，1日眠れば悪影響はない ⇒ ● ほかにも理由が，不眠は強めているだけ ⇒ ● 睡眠パターンは個人差がある ⇒ ● 眠れなければ起きていてよい ⇒ ● 睡眠不足で能力は落ちない ⇒ ● 習慣と環境調整で改善できる ⇒ ● 睡眠不足でも，したいことはできる
5. **睡眠健康教育** sleep hygiene education	● 睡眠に影響する日常習慣（食事や運動，飲酒など）や，環境（光，騒音，温度，マット）を改善させるための健康教育 ● 個々の習慣改善と効果については不明な点も多いが，治療の基本事項として位置づけられる ● 介入研究では対照群に用いられることが多い	● 朝起きる時刻を一定に（1時間程度の誤差に） ● 朝はさっさと起きて光を浴びる ● 朝食を食べ，午前中の活動を活発にする ● 戸外で光をあび，身体を積極的に動かす ● コーヒーは1日2杯まで ● 昼寝は午後3時までに，30分以内 ● 寝る前1時間はリラックスタイムとする ● 食事や運動，スマホは寝る2時間前までに ● 夕食後は照明を落としてリラックス ● 眠るための飲酒をしない，タバコを控える ● 寝る2～3時間前にぬるめのお風呂にゆっくり入る ● 水を1杯飲み，排尿してから就床する

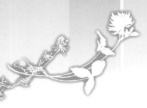

Lifestyle Therapy

5 禁煙支援

認知行動療法にもとづいた
禁煙法が主流

　禁煙法として，認知行動療法のほか，催眠療法，鍼療法，ニコチン漸減法，薬物療法など種々の方法が，これまでに開発されてきた．そのなかで認知行動療法は，禁煙率が比較的高く，薬物療法などの他の禁煙法と容易に組み合わせることができるため，現在は各種の禁煙プログラムの基本構成要素として広く用いられている．

　認知行動療法が禁煙プログラムに用いられるようになったのは1970年代頃からである．初期には，急速喫煙法や飽和喫煙法などの嫌悪療法（p.175参照）が禁煙クリニックなどで多く用いられていたが，心臓病のリスクのある人には危険なため，その後用いられなくなった．これに対して最近では，セルフコントロールのための方法を中心にした技法が広く用いられている．

　わが国の認知行動療法にもとづく禁煙プログラムのおもなものには，セルフヘルププログラムとしての「禁煙コンテスト」，外来診療や健診の場での個別指導用の「スモークバスターズ」禁煙プログラムなどがあり，その有効性の評価もなされている．最近では，インターネットやスマートフォンを用いたプログラムに加えて，治療用のアプリも実用化されている．

　わが国での禁煙サポートの6カ月後から1年後の禁煙率は，健診や診療の場での個別サポートでおおむね10〜20％，禁煙専門外来では20〜70％，グループサポートでは20〜50％，セルフヘルププログラムでは15〜25％と報告されている．個別サポートの禁煙率がもっとも低い傾向にあるのは，指導時間が短いこともあるが，禁煙の準備性が高まっていない者が指導対象に含まれていることも関係している．

　わが国では2006年度の診療報酬の改定において，ニコチン依存症が治療の対象となる病気として認識され，「ニコチン依存症管理料」が新設された．これにより，外来での禁煙治療に対する保険給付が開始されることになった．この保険による禁煙治療の手順と方法については，「禁煙治療のための標準手順書」にもとづいて実施することとされている．また，2013年度からの第2期特定健診・特定保健指導において健診当日からの喫煙の保健指導が強化されることになった．これにあわせて厚生労働省から「禁煙支援マニュアル（第二版）」が示された．これらの手順書やマニュアルにおいても認知行動療法の技法にもとづいた支援方法が示されている．さらに，認知行動療法の技法等をもとにした禁煙支援・治療に関する指導者向けのeラーニングが日本禁煙推進医師歯科医師連盟により開発され，普及が始まっている．

禁煙すると健康が戻る

　喫煙習慣が確立していても，禁煙が喫煙関連疾患のリスクの減少や予後の改善につながることは明らかである．1990年に出版された米国公衆衛生長官の報告書は，世界の疫学研究をレビューし，禁煙による健康改善効果を**図Ⅲ-11**のように要約している．禁煙によりもっとも早く見られる健康改善は，咳や痰などの呼吸器症状と，インフルエンザなど呼吸器感染症にかかる危険である．咳や痰は，早ければ1カ月以内に改善する．また，虚血性心疾患（狭心症や心筋梗塞）の過剰リスクも1年で半減する．一方，肺癌リスクは禁煙後10年で，喫煙して

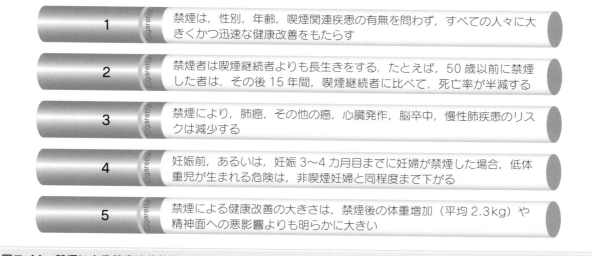

図Ⅲ-11　禁煙による健康改善効果

1		禁煙は，性別，年齢，喫煙関連疾患の有無を問わず，すべての人々に大きくかつ迅速な健康改善をもたらす
2		禁煙者は喫煙継続者よりも長生きをする．たとえば，50歳以前に禁煙した者は，その後15年間，喫煙継続者に比べて，死亡率が半減する
3		禁煙により，肺癌，その他の癌，心臓発作，脳卒中，慢性肺疾患のリスクは減少する
4		妊娠前，あるいは，妊娠3〜4カ月目までに妊婦が禁煙した場合，低体重児が生まれる危険は，非喫煙妊婦と同程度まで下がる
5		禁煙による健康改善の大きさは，禁煙後の体重増加（平均2.3kg）や精神面への悪影響よりも明らかに大きい

（アメリカ公衆衛生長官報告書，1990より）

表Ⅲ-22　「タバコ使用による精神・行動障害」の診断基準

1. 喫煙したいという強い欲望，あるいは強迫感がある
2. 喫煙の開始，終了，あるいは喫煙量をコントロールすることが困難である
3. 禁煙や節煙にともない離脱症状が出現する
4. 耐性が認められる
5. 喫煙のため，それに代わる楽しみや興味をしだいに無視するようになり，喫煙している時間が長くなる
6. 明らかに有害な結果が起きているにもかかわらず，依然として喫煙する
- これらの6項目のうち3つ以上みたすこととされている

（WHO 国際疾病分類第10版〈ICD-10〉，1992より）

いた場合の30〜50%に減少する．

　そのほか，禁煙で顔色や胃の調子が良くなったり，目覚めがさわやかになるなど，体調面でもいろいろな効果が期待できる．また，禁煙すると家族から喜ばれたり，自信がついたりすることも禁煙成功者の体験からわかっている．

 喫煙習慣の本質はニコチン依存症

　タバコは，長い間依存性薬物として認識されてこなかったが，近年の多くの研究の結果，ニコチンには精神依存性だけでなく身体依存性があることがわかり，喫煙習慣の本質はニコチン依存症としてとらえられるようになった．ニコチン依存症という病気は，世界的に広く用いられている世界保健機関の疾病分類では，「精神・行動障害」に分類されている（**表Ⅲ-22**）．

　禁煙すると，他の薬物依存症と同様，イライラしたり，集中力が低下したり，気分が落ち込むなどのニコチン離脱症状（いわゆる禁断症状）が出現して，禁煙の継続を困難にしている．わが国で禁煙治療に対する保険適用が認められたのは，喫煙の本質がニコチン依存症という病気であるからである．

 喫煙の行動論

　喫煙習慣は，薬物依存であるとともに，学習によって習慣化した行動様式であり，さらに社会や周囲の人々との相互作用で規定される社会的行動でもある．ここでは，学習理論にもとづいて喫煙行動について解説する．

　学習理論の基本的な考えかたは，行動を先行刺激（きっかけ），行動（反応），強化刺激（結果）という流れで解釈する．すなわち，行動が出現するときには，その行動を出現させる「きっかけ」があり，行動が終わった後には，その行動を維持促進させ

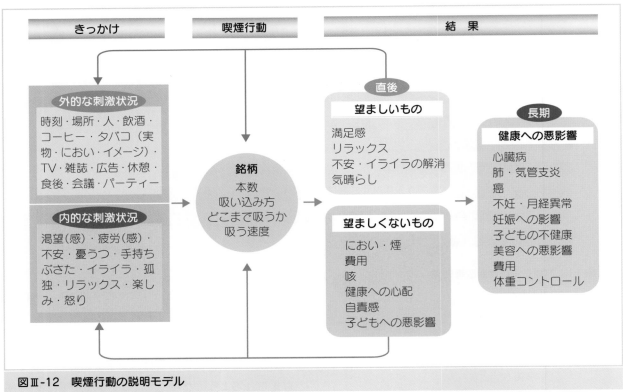

図Ⅲ-12　喫煙行動の説明モデル

きっかけ｜喫煙行動｜結　果

外的な刺激状況
時刻・場所・人・飲酒・コーヒー・タバコ（実物・におい・イメージ）・TV・雑誌・広告・休憩・食後・会議・パーティー

内的な刺激状況
渇望（感）・疲労（感）・不安・憂うつ・手持ちぶさた・イライラ・孤独・リラックス・楽しみ・怒り

銘柄
本数
吸い込み方
どこまで吸うか
吸う速度

直後
望ましいもの
満足感
リラックス
不安・イライラの解消
気晴らし

望ましくないもの
におい・煙
費用
咳
健康への心配
自責感
子どもへの悪影響

長期
健康への悪影響
心臓病
肺・気管支炎
癌
不妊・月経異常
妊娠への影響
子どもの不健康
美容への悪影響
費用
体重コントロール

（足達淑子：女性の禁煙プログラム，女子栄養大学出版部，1998より）

る「結果」があると考える．

　この学習理論にもとづいた喫煙行動の説明モデルを図Ⅲ-12に示した．図からわかるように，タバコを吸うきっかけには，外的ならびに内的刺激があり，その種類は非常に多い．そのため，日常生活の中で喫煙行動は容易に引き起こされ，それを中断するのがむずかしい．

　次に，タバコを吸うと長期的には望ましくない結果（負の強化子）が生じるが，吸った直後にはニコチン依存症がベースにあることも手伝って，満足感やリラックスなど，望ましい結果（正の強化子）が得られることが多い．そのため，喫煙行動は吸うたびに強化され続け，常習化とニコチン依存症の深みに入っていくことになる．

 喫煙行動の評価方法

　禁煙サポートを行ううえで把握すべき喫煙行動特性としては，性，年齢のほか，喫煙本数やニコチン依存度，禁煙に対する準備性（ステージ），過去

の禁煙経験，禁煙の自信などがある．これらの特性について，あらかじめ質問票（表Ⅲ-23）を用いてクライアントから情報を収集しておくと，指導時間の短縮につながるだけでなく，クライアントの特性に応じた効果的な禁煙サポートが可能となる．これらの質問は厚生労働省の「禁煙支援マニュアル（第二版）」にも採用されている．ここでは，これらのうち，とくに重要な準備性とニコチン依存度について詳述する．

準備性の評価

　アメリカの行動科学者であるプロチャスカらは，禁煙などの行動変容を1つのプロセスととらえ，その変容過程を5つの段階に分類する「行動変容のステージモデル」を提唱している．筆者らはこの分類基準を一部改変して禁煙サポートに用いている．すなわち，「禁煙に関心がありますか」の問いに対して，「関心がない」を無関心期，「関心があるが，いますぐに（今後1カ月以内に）禁煙しようとは考

表Ⅲ-23　喫煙評価質問票の例

質問内容

❶ タバコを吸いますか？

　　□ 吸う（吸い始め　　歳）

　　□ やめた（　　年前／　　カ月前）

　　□ 吸わない

● 以下の質問は，❶で「吸う」と答えた方のみお答えください

❷ 1日に平均して何本くらいのタバコを吸いますか？

　　（　　　）本

❸ 朝目覚めてからどのくらいたって1本目のタバコを吸いますか？

　　□ 5分以内

　　□ 6～30分

　　□ 31～60分

　　□ 61分以上

❹ あなたは禁煙することにどのくらい関心がありますか？

　　□ 関心がない

　　□ 関心があるが，今後6カ月以内に禁煙しようとは考えていない

　　□ 今後6カ月以内に禁煙しようとは考えているが，この1カ月以内に禁煙する考えはない

　　□ この1カ月以内に禁煙しようと考えている

❺ いままでタバコをやめたことがありますか？

　　□ ある（　　回，最長　　年間／　　カ月間）

　　□ なし

❻ もし2週間以内に完全に禁煙すると決心したとして，どのくらい禁煙に成功する自信がありますか？

　　□ ほとんどない

　　□ 少しだけある

　　□ かなりある

ニコチン依存度の簡易評価　　❷ の回答・❸ の回答

　　　　　26本以上かつ30分以内　→　依存度が高い

　　　　　25本以下かつ31分以上　→　依存度が低い

　　　　　その他の組み合わせ　　　→　依存度中程度

　　（注）ニコチン依存度は，ファーガストロームのニコチン依存度指数（FTND指数）を用いるほうが
　　　　　より正確に評価できる

えていない」を関心期，「関心があり，いますぐにでも禁煙したい」を準備期と分類する．また，「禁煙して6カ月以内」を実行期，「禁煙して6カ月以上」を維持期としている．

　行動変容のステージモデルの導入により，対象者の準備性に合った個別的でかつ効果的な指導が

可能になる．指導上のポイントは次のとおりである．

● 無関心期の喫煙者に対しては，いきなり禁煙を勧めるのではなく，相手の立場に立って喫煙について話し合うよう心がけ，そのなかで，相手に喫煙問題についての気づきを促す

● 関心期の喫煙者に対しては，禁煙すべき理由や

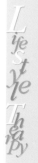

表Ⅲ-24　ニコチン依存度の判定法

ニコチン依存度チェックのためのアンケート

以下の質問①～⑥は，あなたのニコチン依存度をチェックするためのものです．自分にあてはまる回答に○印をつけ，それらの点数を加算して，合計点数を計算してください

質問	0点	1点	2点	3点
❶あなたは，朝目覚めてから何分くらいで最初のタバコを吸いますか	61分後	31～60分	6～30分	(5分以内)
❷あなたは，喫煙が禁じられている場所，たとえば図書館，映画館などで，タバコを吸うのをがまんすることがむずかしいと感じますか	いいえ	(はい)		
❸あなたは，1日の中でどの時間帯のタバコをやめるのにもっとも未練が残りますか	右記以外	朝起きたときの目覚めの1本		
❹あなたは，1日何本吸いますか	10本以下	11～20本	21～30本	(31本以上)
❺あなたは，目覚めてから2～3時間以内のほうがその後の時間帯よりも頻繁にタバコを吸いますか	いいえ	(はい)		
❻あなたは，病気でほとんど1日中寝ているときでも，タバコを吸いますか	いいえ	(はい)		

ニコチン依存度の判定　　0～2点：低い　　3～6点：ふつう　　7点以上：高い

(中村正和，大島明：禁煙セルフヘルプガイド，法研，1999，The Fagerström Test for Nicotine Dependence より)

喫煙の影響についての個別化した情報を提供し，禁煙の動機づけを行うとともに，禁煙にともなう負担や問題について一緒に解決策を考え，禁煙の意思決定を促す
●準備期の喫煙者に対しては，禁煙開始日を決め，具体的な目標を設定するとともに，禁煙の具体的な方法を提示する

ニコチン依存度の評価

　ニコチン依存度は，表Ⅲ-23の喫煙本数と朝目覚めてから最初の1本を吸うまでの時間の2項目でおおむね判定できるが，より正確に判定するためには，ファーガストローム（Fagerström, K.O.）のニコチン依存度評価質問票（表Ⅲ-24）を用いるとよい．この6項目の質問票により算出したニコチン依存度スコア（FTND指数）は血中のニコチン濃度と相

関することが報告されている．スコアで禁煙後のニコチン離脱症状の強さをある程度予測でき，対処法についてのアドバイスや禁煙補助薬の適応を検討することができる．

 ## 禁煙のためのおもな行動技法

　禁煙に用いられる認知行動療法のおもな技法を表Ⅲ-25にまとめた．ここでは基本技法となる，目標設定，行動契約，セルフモニタリング，刺激統制法，逆条件づけ（反応妨害法，習慣拮抗法），オペラント強化法などについて具体例を示しながら解説する．

目標設定と行動契約

　禁煙の動機が高まっている場合，それを実行に移すための最大の秘訣は，禁煙実行の具体的な目

表Ⅲ-25　禁煙のための認知行動療法の技法

技法	具体例
目標設定	禁煙開始日を決める
行動契約	禁煙宣言書を取り交わす
セルフモニタリング	禁煙に先立ち喫煙行動を手帳などに記録して自己観察する 禁煙の達成状況を手帳などに記録して，達成状況をモニタリングする
刺激統制法	喫煙のきっかけとなる環境や状況を避け，喫煙の頻度や欲求をコントロールする
逆条件づけ （反応妨害法，習慣拮抗法）	タバコが吸いたくなったら，タバコに代わる別の健康的な行動をして，喫煙の欲求をコントロールする
オペラント強化法	禁煙できたら，まわりからほめる 自分で自分をほめたり，自分にほうびを与える
問題解決カウンセリング	禁煙にあたっての問題点を聞き出し，解決策や対処法を一緒に考える
社会技術訓練 　自己主張訓練 　再発防止訓練	タバコを勧められた時に上手な断り方を身につけておく 喫煙を再開しやすい状況をあらかじめ予測し，その対処法を練習しておく
認知再構成法	禁煙の妨げになっている思い込み（不適応認知）を把握し，その修正を行う
ソーシャル・サポート 　周囲の者 　指導者	家族や友人・同僚などの協力が得られるようサポート体制をつくる 支援の一環として指導者としての励ましや賞賛などの情緒的な支援を行う

標，すなわち禁煙開始日を設定することである．禁煙開始日は，1カ月以内で，あまり忙しくなく，時間にゆとりがある時期を選ぶ．禁煙開始日を決めることは，禁煙の意思決定を明確にし，実行を促す効果がある．禁煙開始日が決まったら，行動契約として，禁煙自己宣言書にサインを取り交わすとよい．宣言書を取り交わすことによって，禁煙の動機がさらに高まったり，禁煙開始の備忘録としても役立つほか，禁煙にむけて指導者とクライアントの間に協力し合う関係が生まれる効果が期待できる．

セルフモニタリング

　喫煙行動の自己監視は，自らの喫煙行動の観察と記録を通して，いままであまり意識せずに行っていた喫煙行動を意識するとともに，喫煙を誘発する手がかりや，そうした手がかりがありそうな環境や状況を理解することをねらいとしている．喫煙者は毎日の喫煙行動の記録を通して，自分がどのような時間帯や状況下（たとえば商談や会議，コーヒーやアルコールの飲用時など）でタバコを多く吸っているのか，タバコを吸って本当においしいと感じるのは1日に吸うタバコのうち何本くらいあるのか，などについて気づくことができる．喫煙行動の自己観

察をすると，タバコを意識して吸うようになるので，タバコの本数が減るという効果も期待できる．喫煙行動の観察日誌の様式の例を**表Ⅲ-26**に示す．

刺激統制法

　喫煙行動の自己観察をもとに，喫煙行動と結びついている生活パターンや環境を改善しようとするものである．たとえば，アルコールやコーヒー，居酒屋，喫茶店，パチンコ，ストレス，過労，夜ふかしなどは喫煙欲求の誘因となるので，禁煙後しばらくは避けることが望ましい．

逆条件づけ（反応妨害法，習慣拮抗法）

　これは，喫煙行動の強い誘惑や衝動があったときに，行動に移す時間を延ばすことによって誘惑や衝動に対処しようとするものである．行動の延期によって，衝動が自然に鎮まったり，より合理的な考えをする時間的余裕が生まれる．喫煙の衝動に対して，喫煙の代償行動を用いて行動の延期を行う方法は効果的でよく用いられる．喫煙の代償行動としては，水分摂取，深呼吸，歯みがき，散歩などの軽い運動，糖分の少ないガムや干昆布の使用などがあげられる．

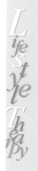

表Ⅲ-26　喫煙行動の観察方法

あなたが使っている手帳などを利用して，あなたの喫煙行動を以下の要領で記録し，じっくり観察しましょう．喫煙行動の記録は，最低1日，できれば1週間くらいするとよいでしょう．記録方法は，①吸った時間，②吸ったときの状況や気分，③吸いたいと感じた程度の3点について，タバコを1本吸うごとにチェックしてください．また，とくにおいしいと感じたタバコについては，その吸った時間を○印で囲みましょう

時間*1	吸ったときの状況や気分	程度*2		時間*1	吸ったときの状況や気分	程度*2
7：00 起床				17：25	パーティー会場に向かう途中，タクシーに乗る前に一服	2
(7：06)	起床後すぐ目覚めが悪い	5				
7：20 朝食				18：00 夕食		
7：40	朝食後新聞を読みながらコーヒーを飲む	3		18：10	立食パーティーの会場で手持ちぶさた	2
7：45	同上	2		(19：15)	ほろ酔い気分	2
				19：40	同上	1
				19：55	帰宅途中，A駅で電車に乗る前に一服	2
16：15	会議中，会議がなかなか終わらない．イライラ	4		(21：45)	B駅に到着．自宅までの帰路，歩きながら一服	4
16：35	来客．手持ちぶさた	2		22：15	自宅ベランダで一服	2
				23：10 就寝		

*1　時間の横に，起床時間，就寝時間，食事時間についても記入例を参考に記録しておくとよいでしょう
*2　タバコを吸いたい程度を以下のようなスケールで分類して数字で表しましょう

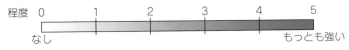

程度　0　　　　1　　　　2　　　　3　　　　4　　　　5
　　　なし　　　　　　　　　　　　　　　もっとも強い

（中村正和，大島明：禁煙セルフヘルプガイド，法研，1999）

オペラント強化法

オペラント理論にもとづいて，報酬と罰を用いて行動の強化を行うものである．報酬は望ましい行動変化に対して頻繁に与え，罰は最小限度に抑える方法が効果が大きいとされている．報酬には，外的報酬と内的報酬（自己報酬）がある．前者の例としては，禁煙行動に対して，まわりからほめること，後者については，自分を自分でほめたり，禁煙のほうびを自分で考えること，がある．

問題解決カウンセリング・社会技術訓練

これは，行動変容の継続を妨げるきっかけや原因となるハイリスク状況をあらかじめ予測し，予測したハイリスク状況に対する対処法を検討することをいう．喫煙再開のハイリスク状況としては，お酒の席，仕事や家庭などのストレス，気分の落ち込み

などがある．禁煙後の過度の体重増加も喫煙再開の原因となる．禁煙に取り組む前やその経過中に，禁煙についての不安や心配事を聞き出し，その解決策を一緒に考えることは，禁煙の自信を高めることにもつながる．また，予想されるハイリスク状況を想定して，ロールプレイングなどの手法を用いて対処法の練習をすることも含まれる（自己主張訓練や再発防止訓練）．

認知再構成法

これは，人の考え方や物事の受けとめ方を学習された習慣とみなし，行動変容の妨げになっている場合は，その思考の歪みを直接修正しようとするものである．禁煙についてよくある思い込みは，「禁煙は自分の意志の力でするもので，禁煙できるかどうかは意志の力で決まる」というものである．喫煙習慣の本質はニコチン依存症であるので，意志の力だ

けで禁煙するのではなく，禁煙の方法や薬剤を上手に使うほうが禁煙がうまくいくことに気づくよう働きかけることが大切である．また，これまで何度も禁煙に失敗している場合は，過去の禁煙のチャレンジを「失敗」と考えるのではなく，「経験」や「練習」ととらえ直すよう働きかけることは，禁煙の動機や自信を高めることにつながる．

さらに喫煙がストレス解消につながるとの誤った思い込みも多い．この場合は離脱症状との関係をよく理解させたい．

ソーシャル・サポート

これは，まわりからの励ましや支援を上手に利用する方法であり，行動の強化に役立つ．すなわち，家族や友人のほか，職場の同僚や上司，指導者からの支援は，禁煙の実行・継続において大きな励みになる．禁煙に取り組むにあたって，誰が役に立ち，誰が妨げになりそうか考えてもらい，支援してもらえそうな人については具体的な援助の方法を依頼しておくようにする．家族など身近な者が喫煙している場合は喫煙を再開しやすいので，一緒に禁煙できない場合は，目の前で吸わないことやタバコを勧めないことなど，最低限の協力をとりつけることが必要である．

指導者が支援の一環として情緒的な支援を行うこともソーシャル・サポートとして重要である．具体的には指導者として気にかけていることを態度や言葉で表現しながら，励ましたり，禁煙できたことをほめることである．また，禁煙の経過などについて本音を話せるような雰囲気や関係を構築しておくことも大切である．

問題解決カウンセリングとソーシャル・サポートは，禁煙率を高めることが確認されているカウンセリング技法であり，2008 年のアメリカのタバコ使用と依存の治療ガイドラインにおいても推奨されている．

 ### 禁煙補助薬は離脱症状対策

健康保険による禁煙治療において保険薬として処方ができるのは，ニコチンパッチとバレニクリンである．これらの禁煙補助薬はいずれもニコチン離脱症状を抑制して禁煙しやすくするが，バレニクリンでは喫煙した際の満足感を抑える作用もある．また，一般医療用医薬品として，ニコチンガムとニコチンパッチが薬局・薬店において市販されている．

禁煙補助薬を利用すると，自力に比べて 3～4 倍禁煙しやすくなることがわかっている．わが国の保険による禁煙治療の効果については，中医協による結果検証によると，12 週間の禁煙治療を 5 回すべて受けた喫煙者のうち，約 8 割が治療終了時点で少なくとも 4 週間以上の禁煙に成功し，約 5 割が治療終了後 9 カ月間の継続禁煙に成功している．

薬局・薬店で一般医薬品のニコチンパッチやニコチンガムを購入して禁煙するという選択肢もあるが，ニコチンパッチの場合，医療用医薬品のニコチンパッチと比べて用量が少なく，ニコチンの補充が不十分となる可能性がある．

禁煙治療アプリが 2020 年 12 月から健康保険で処方できるようになった．これは，行動療法の技法を用いて，ニコチン依存症の心理行動的依存に治療的に介入するものであり，禁煙率が 2 倍近く高まることが報告されている．

 ## 再開しやすい状況を予測して 続けさせるための工夫を

禁煙に成功してもそれを維持することはむずかしく，50～75% が 1 年以内に喫煙を再開する．喫煙の再開は，とくに禁煙後 3 カ月以内に多い．喫煙の再開は，社会的圧力（宴席でタバコを勧められるなど），気分の落ち込み，仕事上のストレスや対人関係のトラブルなど，ちょっとしたきっかけで起こる．禁煙の継続のためには，受診の機会や電話などを活用してフォローアップを充実させ，喫煙再開を防ぐ対処方法（たとえば喫煙再開の危険の高い状況への気づきとその対処法，喫煙再開時の対処法など）が身につくよう手助けすることが重要である．禁煙後の体重増加も喫煙再開のきっかけとなるので，禁煙して 1～2 カ月経過したら，肥満予防の方法について助言する．

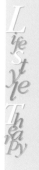

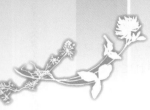

6 飲酒のコントロール

 飲酒の適量は日本酒1合

　最近の動向として，飲酒による利点よりも社会的，経済的，健康への悪影響のほうが問題との考えが主力となってきた．WHOはアルコールの害を早死にやさまざまな障害における理由の第3位と位置づけ，飲酒問題に個人から国家レベルまで系統的に取り組むよう勧告している．日本では，多量飲酒（純アルコールで約60g，日本酒換算約3合）者の減少や，適正飲酒の知識普及など，飲酒関連問題の一次予防対策は遅れがちであった．しかし，「健康日本21（第2次）」では生活習慣病のリスクとなる純アルコール量を男性は40g/日，女性は20g/日として，その比率（15.3％，7.5％）を減らすことが目標とされた（**図Ⅲ-13**）．2013年末にはアルコール健康障害基本法も制定され，本格的な予防介入や研究が開始されている．

　表Ⅲ-27に禁酒（断酒）を勧めるべき人をまとめた．

 **未成年者の飲酒予防には
親の啓発が重要**

　未成年の飲酒は近年減少傾向にあるが，なお一定数に飲酒経験があり年齢が高くなるほどその比率が高まる．小さな子どもに親がおもしろ半分に飲酒を勧めたりするなどは，大人の無自覚であり問題である．アルコールは脳に直接作用する薬物であり，未発達な脳ほど悪影響を受けやすく習慣性（依存性）が生じやすいこと，さらに未成年では非行や事故につながりやすいなど，アルコールの害についての知識を広く普及させることが大切である．

　中学生以上になったら，本人への教育も必要である．高校生以上では，仲間同士の飲酒が増える

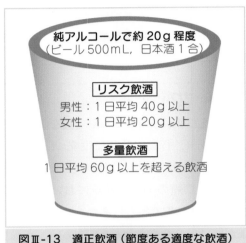

図Ⅲ-13　適正飲酒（節度ある適度な飲酒）

（厚生労働省：健康日本21〈第2次〉，2012より）

表Ⅲ-27　禁酒（断酒）を勧めるべき人

- 妊娠中の人，妊娠を考慮中の人
- 服薬中の人（抗ヒスタミン，鎮痛剤など）
- 依存症の人
- 潰瘍や肝臓疾患で飲酒を禁じられている人
- 未成年者

ので，一気飲みなどによる急性アルコール中毒の危険性の周知徹底と，断り方の練習などが望まれる．大学入学のオリエンテーションにも飲酒教育を導入するとよい．**表Ⅲ-28**に血中アルコール濃度と症状をまとめた．

 **女性の飲酒，とくに妊娠中の
飲酒は警告が必要**

　女性は，肝臓や筋肉への影響，記憶や作業など心理機能でもアルコールの感受性が強く，男性の約半量で同じ影響が出る．妊娠中の大量飲酒と胎児アルコール症候群との関係はよく知られているが，中等度や少量の飲酒でも，胎児の脳の発育に悪影

表 III-28　血中アルコール濃度（BAC）と臨床症状

BAC	区　分	臨床症状
0.02 〜 0.04%	微酔爽快期	気分さわやか 活発な態度をとる
0.05 〜 0.10%	ほろ酔い初期	ほろ酔い気分 脈拍数，呼吸数が速くなる 話はなめらかになり，抑制がとれる
0.11 〜 0.15%	ほろ酔い極期 （酩酊前期）	気が大きくなり，自己抑制がとれる 立てば少しふらつく
0.16 〜 0.30%	酩酊極期	運動障害が出現する まともに歩けない（千鳥足） 呼吸促拍，嘔気，嘔吐
0.31 〜 0.40%	泥酔期	歩行困難 転倒すると起き上がれない 意識混濁，言語支離滅裂
0.41 〜 0.50%	昏睡期	昏睡状態．尿尿失禁 呼吸麻痺をきたし死亡する危険大

（我が国のアルコール関連問題の現状より）

表 III-29　改善する行動技法の例

目標設定	反応妨害，習慣拮抗法
● 1 回に飲む量の上限を決める 　（通常の場合，機会飲酒の場合） ● 飲まない日数を決める	● 飲みたくなったらウォーキングをする ● 冷たい水やお茶を飲む ● シャワーをあびたり，入浴する

社会技術訓練	嫌悪イメージ訓練
● 人との会話に集中する ● ウーロン茶や薄い水割りを手にしておく ● 上手に言い訳できたときの達成感を思い出す ● 医者から止められていると断る ● 肝臓が悪いことにする ● 1 時間でパーティーを切り上げる	● ある程度飲んだら，気分が悪くなる（吐き気など）と 　イメージする

	セルフモニタリング
	● 飲酒の状況と飲酒量を記録する（気分も）

刺激統制法	ストレス対処法
● どうしても飲みたいとき，飲まないといけないときだ 　け飲む ● いつもの飲酒パターンを変えてみる（寝酒，晩酌など， 　酒の種類） ● 飲みたくなる状況を避ける ● アルコール類を見えないところにしまう	● 憂うつや不安，孤独に対処する ● リラックス法や他の楽しみを取り入れる

	オペラント強化
	● 飲まないで楽しめること（食事，ゲーム，友人との会話） 　を増やす ● 飲まないことでほうびを得る ● 進歩を点数にして評価する

飲酒スタイルの修正	認知再構成法
● 食事をしながら飲む．ゆっくりと飲む ● 水を飲みながら飲む，薄い酒にする	● 少しのつまづきは破綻ではないと割り切る

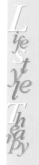

図Ⅲ-14　節酒のセルフコントロールのためのステップ

ステップ 1

準備：変わろうと積極的に決心する

1. 変わりたいとはっきりと自覚する
2. 飲酒の利点を考える
3. 得たいものを得ているかを自問する（心の平和，良い睡眠，友好的な感じ，コミュニケーションの改善など）
4. お酒の代わりにほかに何ができるかを考える．他の人はどうしているかを自問する
5. 減らしたい理由を考える（体重，睡眠，性の困難，論争，集中力の低下，二日酔い，心配，信用の失墜，費用など）
6. 飲み続けて今後起きそうなことを予測する

ステップ 2

アセスメント：飲酒の状況を正確に知る

1. いつもの飲酒量を注意深く評価する
2. 最低 1 週間（できれば 2 週間）詳しい飲酒日記をつける
3. 家でのより多量の飲酒や，飲みすぎるのはどんなときか，危険な状況を調べる
4. 努力をしている間は正確に記録をすること

ステップ 3

どうするかを考える（推奨される量の
範囲内に保つために細部まで計画する）

1. きっちりとどれだけ，いつ飲むかを決める
2. 自分のための単純な計画を作り出す（3 日間だけ飲んで，あとは 1 滴も飲まない，など）
3. 家からアルコールをなくしてしまう．見えないところにおく
4. 他の人に節酒をすると説明する
5. 会合で制限以内に限るための戦略を考え出す（1 杯だけ飲んで，ソフトドリンクに切り替える，ソフトドリンクとアルコールを混ぜる，ゆっくりと飲む）
6. 断り方を練習する

ステップ 4

飲酒の代わりにできることを考える

1. 空虚さが残らないように飲酒を他の活動で置き換える
2. 飲酒と他の活動を一緒に行う（食事，友人との会話，ゲームなど）
3. 考えたくない問題にも直面して，問題解決のスキルを使ってみる

ステップ 5

実行する，進歩を続けて追跡する

1. 1 週間単位で，日記を使って自分の行動を点検し評価する
2. うまくできたら，自分にごほうびを与える

ステップ 6

つまづきに対処する

1. つまづいたときは立ち直ることだけを考える
2. 失敗の理由を冷静に見つめる
3. 身体的か心理的な依存の可能性を理解する
4. 問題を解決するために必要なこと（依存の克服など）を考える

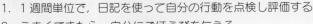

（Managing Your Mind を参考に作成，改変）

響（知能，運動機能，注意欠陥，心理的問題など）があることが明らかになりつつある．不明な点も多いが，妊娠中はもちろん禁酒が望ましい．「健康日本21（第2次）」では妊娠中の飲酒（8.7%）をゼロにすることが目標となった．女子学生や独身女性の飲酒行動は男性と差がなくなってきているので，妊娠の可能性のある若い女性には，正確な情報を早めに伝達するべきである．

飲酒コントロールにも認知行動療法を

身体的，心理的な依存がない人では，節酒は禁煙よりは簡単なはずである．

セルフコントロールのための行動技法は食事やタバコとほとんど共通している．改善する行動技法，節酒のセルフコントロールのためのステップを表Ⅲ-29，図Ⅲ-14にまとめた．

飲酒では，宴会や社交などで飲むように勧める社会的な圧力が強いため，とくに社会技術訓練が重視される．また，飲んでしまうと抑制が外れるためにコントロールがいっそう難しくなる人では，週に数日は断酒する方法が実行しやすい．また，お酒なしにストレスや不安，寂しさに対処するための方法を工夫することが，生活の質を高める．飲まずにすんだ翌日の爽快感や体調の良さを自分でフィードバックさせるとよい．問題が重篤であるほど，内心は節酒を希望する人が男女とも多いことも分かってきた．

したがって，介入に際しては健康重視の価値観を押し付けず，本人の自発性を尊重することが最大の要点となる．動機づけ面接法（p.81参照）は飲酒コントロールで開発された方法である．

飲酒による心理的な利点を多くあげる人は依存になりやすい？

ストレスが減る，気分が高揚する，社会性が増す，リラックスする，よく眠れる，など飲酒の利点を多くあげる人ほど飲酒量が多く，依存への危険も高い．また，うつ病や不安障害などがある人では，適量の飲酒でも病気を悪化させる．したがって，ス

トレス対処法として，あるいは睡眠補助としての飲酒は逆効果であることを，強調する必要がある．

実際，男性の20%以上がストレス対処法として飲酒をあげている（平成19年国民健康・栄養調査）が，飲酒のストレス低減効果には疑問が大きい．睡眠剤の代用としての飲酒も，睡眠の質を低下させることから，できれば避けたい習慣である．健診では肝臓への影響など身体影響と依存や乱用の危険が強調されやすいが，心理的効用への誤解を解くことも適正飲酒への動機づけにつながる可能性が高い．

簡単なスクリーニングと減酒支援（ブリーフインターベンション）で効果があがる

おもに欧米での研究により，問題飲酒ではあるが依存症に至っていない人たちに対しては簡単なスクリーニングと短時間の行動カウンセリングで節酒効果があることが明らかになった．それは簡易介入（ブリーフインターベンション）と呼ばれ，Brief Interventionの頭文字からBIと略されることもある．医療機関や地域などで問題飲酒の有無を簡単な質問でスクリーニングし，せいぜい10分程度の教育，助言，教材（冊子）配布を行うという実際的なものである．さまざまな形での介入が試みられ，そのほとんどで飲酒量の減少と健康度の改善が報告されている．

日本でも本格的に実用的プログラムの開発と普及啓発が始まり，2013年度から特定保健指導にも導入された．国の委託研究として職域や医療機関等でさらに短時間で行えるプログラムも開発された．久里浜病院の依存症対策全国センター https://www.ncasa-japan.jp/ のホームページにアルコール健康障害や介入用資料などの詳細が掲載されている．

簡易介入の段階（図Ⅲ-15）と飲酒問題のスクリーニングのチェックポイント（表Ⅲ-30）をまとめた．

筆者はNIHやWHOの方針をふまえて，健診等で活用するための簡素な質問票を用いた自己スクリーニング法（表Ⅲ-31 飲酒の自己チェック）と節酒希望者のための行動変容ワークシート（p.97参照）を作成した．質問票の❺は，国際的に広く用い

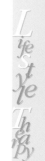

図Ⅲ-15　簡易介入の段階

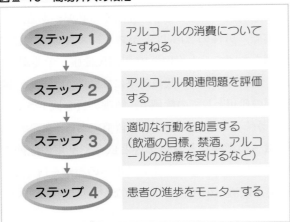

ステップ 1	アルコールの消費についてたずねる
ステップ 2	アルコール関連問題を評価する
ステップ 3	適切な行動を助言する（飲酒の目標，禁酒，アルコールの治療を受けるなど）
ステップ 4	患者の進歩をモニターする

（NIH：Helping Patients Who Drink Too Much より作成）

表Ⅲ-30　飲酒問題のスクリーニングのためのチェックポイント

- 減らさないといけないと思う
- 他人（配偶者や知人）から批判される
- 後ろめたさや罪の意識を感じる
- 朝から飲む（気をおさめるためや二日酔い）
- 何杯飲めるか（耐性）
- 昨晩のことを忘れてしまう

表Ⅲ-31　飲酒の自己チェック

❶ この1年で3合以上飲んだことは？
　①ある　　　　　　②ない　→　後は自由：ぜひリーフレットを見てください

❷ アルコール類を飲む頻度は？　　①月に1回以下　②月に2〜4回　③週に2〜3回　④週に4回以上

❸ 1日に飲む量は？（日本酒にして）①1合以下　②2合以下　③3合以下　④3〜5合　⑤5合以上

〈参考〉日本酒1合（180 mL）に相当するお酒の種類と量
- ビール（発泡酒）→中ビン1本（500 mL）・焼酎→20度（135 mL）/35度（80 mL）
- 缶チューハイ→7度（1缶=350 mL）　　・ウイスキー→ダブル（1杯=60 mL）
- ワイン→グラス2杯（240 mL）

❹ 1週間あたりの飲酒量は合計するとどれくらいになりますか？　（　　　　　）合くらい/週
　それは男性（＜64歳）では10合以上，女性あるいは65歳以上の男性では5合以上になりますか？
　①はい　　　　　②いいえ

❺ 過去1年間のチェック　*1 毎月とは月に1回はあるが毎週より少ない　*2 毎週とは週に1回はあるが毎日よりは少ない

点	0	1	2	3	4
アルコールを飲む頻度は	ない	≦1回/月	2〜4回/月	2〜3回/週	≧4回/週
1回に飲む量は（日本酒にして）	≦1合	≦2合	≦3合	3〜5合	≧5合
1回に日本酒換算で3合以上飲むことが	ない	≦1回/月	毎月*1	毎週*2	（ほぼ）毎日
飲み始めて途中でやめることができなかったことが	ない	≦1回/月	毎月	毎週	（ほぼ）毎日
飲酒のせいで普通ならできることができなかったことが	ない	≦1回/月	毎月	毎週	（ほぼ）毎日
深酒をして朝迎え酒が必要だったことが	ない	≦1回/月	毎月	毎週	（ほぼ）毎日
飲酒後に罪悪感や後悔したことが	ない	≦1回/月	毎月	毎週	（ほぼ）毎日
前夜のことを思い出せなかったことが	ない	≦1回/月	毎月	毎週	（ほぼ）毎日
飲酒のせいであなたか誰かがけがをしたことが	ない		ない（この1年で）		ある（この1年で）
家族や友人，専門家から減酒するよう言われたことが	ない		ない（この1年で）		ある（この1年で）
合計（　　　）点					

合計12点以上は「問題飲酒」，男性で≧8点，女性で≧4点は「リスク」とされています

❻ お酒を減らしたいと思いますか？
　①いつも思う　②ときどき思う　③どちらともいえない　④思わない

健康を害さず，いつまでもお酒をおいしく楽しめるように，「できそうなこと」にとりかかりませんか

飲酒による健康障害：肝臓病，心臓病，うつ病，脳卒中，胃出血，糖尿病，高血圧，
　　　　　　　　　　癌（口腔，咽頭，喉頭，食道，肝臓，大腸，乳房），
　　　　　　　　　　脳の委縮，人格変化，認知症（60歳以上のアルコール依存症の20%）

お名前＿＿＿＿＿＿　年齢（　）歳　　記載日　　年　　月　　日

表Ⅲ-32　生活改善プログラム：飲酒コース

〈飲 酒 コース〉

（社員コード）

| 被保険者番号 | 所属 | 氏名 | 男・女 | 歳 |

習慣チェック　あてはまるものを○で囲み，それを参考に目標を選びます．

外で1人で飲む	あまりない	時々ある	よくある
お酒の誘いを断われる	断われる	相手による	断われない
お酒を飲む頻度は	週3〜4回	週5〜6回	毎日
外で飲む頻度は	週1〜2回	週3〜4回	週5〜6回
自分から誘う	あまりない	時々ある	よくある
やめようと思うが意志に反してつい飲んでしまう	あまりない	時々ある	よくある
飲む時にはつまみを	適度に食べる	食べすぎる	あまり食べない
よく眠るために飲む	あまりない	時々ある	よくある
休日の前は飲みすぎる	あまりない	時々ある	よくある
翌日にお酒が残る	あまりない	時々ある	よくある
気晴らしに飲む	あまりない	時々ある	よくある
肝機能検査で	異常はない	軽度異常	節酒を指導されている

合　計（　　　）点＝3点×（　　）個＋2点×（　　）個＋1点×（　　）個

評価
★★★　29点以上…　肝機能に異常がなければ飲みかたはまあまあ．酒量を上手にコントロール．
★★　28〜23点…　少しの工夫で上手な飲みかたができます．改善ポイントをみつけましょう．
★　22点以下…　プログラムで大きな効果が期待できます．できることからスタート．

＊健康上気になることがありますか　（　　　　　　　　　　　　　　　　　　　　　　　）
＊お酒が減ればどんな効果が得られると思いますか（　　　　　　　　　　　　　　　　　　）
＊1回の平均的な飲酒量は　・ビール（大・中　　本）・日本酒（　　合）・ウイスキー（S・W　杯）
　　　　　　　　　　　　・焼酎（　　　杯）・ワイン（カップ　　杯）・その他（　　　　　　）

目標を選ぶポイント　◆3つ以内（自由作成も可）　◆少し努力して8割くらいできるもの

A　本当に飲みたい日だけ飲む　　　　　　　I　休日の予定を決めておく（休日前に飲みすぎる人）
B　誘われたら予定があるなど上手に断わる　J　12時までに帰る
C　飲まなかった日の酒代を貯金　　　　　　K　ビール，日本酒などつがれるお酒は避ける
D　自分から誘わない　　　　　　　　　　　L　適度に食べながら飲む
E　お茶や水を置いて併せて飲む　　　　　　M　はしご酒をしない
F　まず水や発泡水で乾きを癒す　　　　　　N　飲まない日に行うことを決める
G　1回の酒量を現在の8割位にする　　　　O　自由作成（　　　　　　　　　　　　　　）
H　休肝日を週（　　　）日にする

られている AUDIT（Alcohol Use Disorders Identification Test：アルコール使用障害特定テスト）をアレンジしたものである．

節酒をしたい人は意外に多い．その場合はセルフコントロールの方法を

「できれば節酒したい」と考えている人は，実際には多く存在している．筆者の経験では，某企業で飲酒習慣のある従業員の20%が節酒を希望していたし，血圧コントロールプログラム参加者の40%で，飲酒頻度が減少した．メニュー方式の生活習慣改善プログラム（p.71参照）の参加者でも飲酒量の減少と飲酒関連行動の改善が観察されている．朝日新聞社では5年間の飲酒コースの参加者180人（男性164人，46.4歳，女性16人，34.0歳）で，1カ月後に「自分から誘う」など5項目の飲酒行動が改善し，1回平均飲酒量が減少した．札幌市共済組合で半年後まで追跡できた103人では1カ月後の1日飲酒量の減少（111.3gから66.1g）と飲酒関連行動10項目の改善が半年後まで維持されていた（足達・ほか，公衆衛生，2012）．飲酒コースの例を**表Ⅲ-32**に示す．

通信による選択メニュー方式の生活習慣改善プログラム

原型となった8コースのプログラム

　自分で習慣を変えたいと思っており，そのきっかけや具体的な方法さえあれば実行できる人は多い．このプログラムは，そのような人々を対象に食事，運動，睡眠など，個々の生活習慣の改善を目的としたものである．認知行動療法がマニュアル化しやすいという特徴を生かして，多くの人が気軽に楽しく取り組めるように，短期（1ヵ月）の通信とした．その他，次のような特徴がある．

①完全なセルフコントロール法である．

②対象者が複数の習慣行動から取り組むテーマを自己選択し，行動目標も自己設定する．

③行動技法は，習慣の自己評価，行動目標選択，セルフモニタリングからなっている．

　また，多忙な職場環境で多くの人に参加してもらうために行った工夫は，次の4点である．

①手続きを極力簡単にした．

②視覚的に注目してもらうために，印象的なイラストを採用した．

③申込用紙1枚に習慣チェックと目標行動の選択を盛り込んだ．

④記録を提出した人に記念品（ごほうび）をつけた．

　当初（1998年），朝日新聞健康保険組合で「運動」「食事」「飲酒」「喫煙」「歯磨き」「休養」の6習慣で試行した後，「体重コントロール」と「睡眠」を加えた8コースが原型となり，複数の企業で本プログラムが採用された．対象は自発的な参加者ではあるが，これまで確実な習慣改善が，「体重」「睡眠」「飲酒」などで確認され，いくつか論文も発表している．

　朝日新聞健康保険組合では，1年後まで追跡し，習慣改善の長期効果を確認するとともに，本プログラムを10年以上長期にわたり実施した．

　札幌市職員共済組合では，6カ月後の習慣改善だけでなく，1年後の健診結果で検査値の改善も認められた．

　募集とその後の流れは，次のように行った．

■申込書をはさんだ案内パンフレット

　パンフレット（**図Ⅲ-16**）には，プログラムの主旨，前述した習慣コースの案内，プログラムの流れなどを盛り込み，習慣チェックと12～13項目の習慣改善の実例を記載した参加申込書を差し込んだ．終了時に贈る記念品の写真も掲載し，パンフレットだけで概要がわかるようになっている．

■プログラムの流れ

　参加者は**図Ⅲ-17**のように，①8コースからテーマを1つ選び，②習慣チェックを記入し，③習慣改善の実例の中から努力すれば実行可能な行動目標を選び（体重コースは4つ以内，他のコースは3つ以内）申し込む．目標は自由作成もできる．申込書は，社内便，郵送，ファクシミリなどを利用して提出する．

　指導者（サポーター）は，コースごとに，①1カ月間の記録シート（参加者が選んだ目標を転記），②記録のしかたと意義を説明したチラシ，③市販の教材の3点を，記録を開始する2日前くらいに届くように送付する．

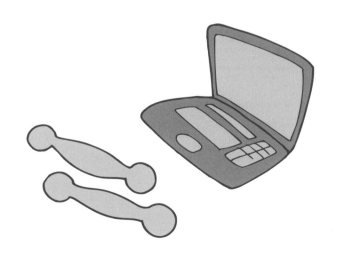

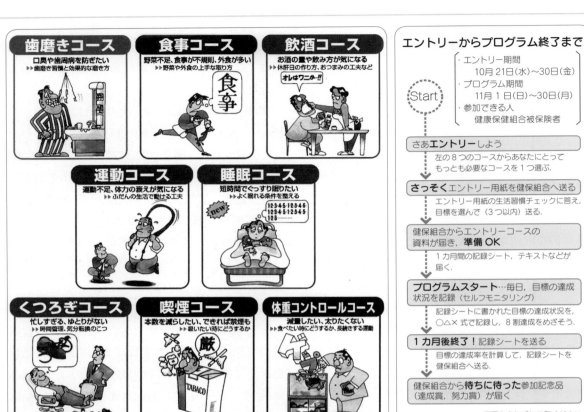
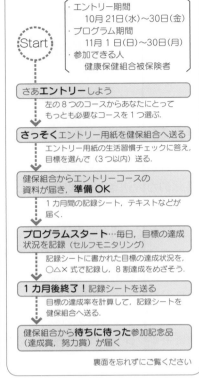
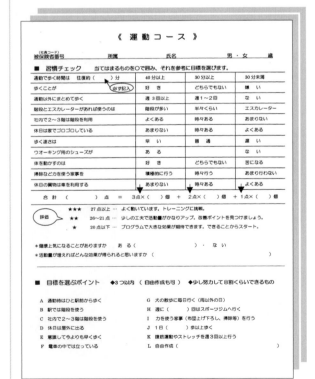
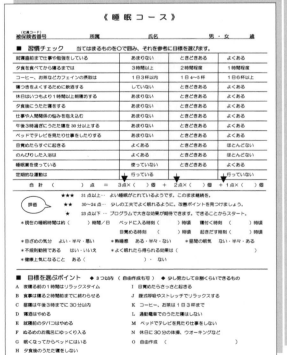

図Ⅲ-16　コースの案内とエントリー用紙の例

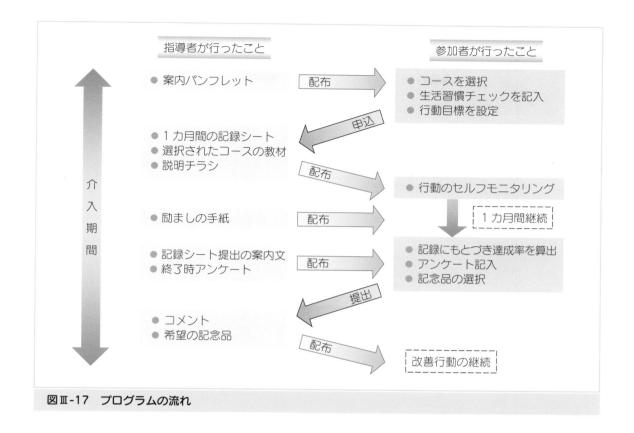

図Ⅲ-17　プログラムの流れ

　参加者は1カ月間,毎日自分で決めた行動目標が,できたら○,半分くらいできたら△,できなかったら×として記録し,歩数,タバコの本数,歯磨き回数などは数値を記録する.また,1週間ごとに目標の達成率も計算する.

　指導者は,プログラム開始2週間後に,記録を続けるように励ます手紙を送り,終了直前には記録シートの提出を促す案内と,行動の変化やプログラムに対する感想をたずねた質問票を送付する.

　参加者は終了時の達成率から記念品を選び,記録シートと質問票を提出する.

　指導者は,その結果にもとづき,数行のコメントを添えて希望の記念品を送付する.

■用いた行動技法は3種類

　認知行動療法の技法で基本にしたものは,行動目標の設定,記録をつけながらのセルフモニタリング,ごほうびによるオペラント強化法であった.

朝日新聞健康保険組合における例

　朝日新聞健保組合では,後述するように本プログラムにバリエーションをつけながら,10年以上にわたり保健事業として実施し高い応募を得た.ここでは,おもに1年後の習慣改善を追跡した結果を紹介する.これは厚生労働科学研究の一部であった.

■参加者

　対象者は,朝日新聞健康保険組合の被保険者10,896人のうちの1,277人(男性752人,女性525人)で,平均年齢は全体で39.5±11.3歳,男性が43.7±10.6歳,女性が34.6±9.9歳,応募率は11.7%であった.コース別には「運動」が391人(30.6%)ともっとも多く,「体重」295人(23.1%),「歯磨き」170人(13.3%)と続き,「睡眠」114人(8.9%),「食事」95人(7.4%),「くつろぎ」92人(7.2%),「飲酒」と「喫煙」が各60人(4.7%)であった.

表Ⅲ-33　習慣行動の変化

コース	改善が見られた項目	コース	改善が見られた項目
体重 (n＝211)	通勤時歩行時間（27.4分→33.8分）	食事 (n＝79)	コンビニ弁当の利用
	通勤以外の歩行*		ファストフードの利用
	社外の階段利用		揚げ物や脂質の摂取
	社内の階段利用		単品物の摂取
	歩く速さ		和食の摂取
	休日の不活動		緑黄色野菜の摂取
	揚げ物や脂質の摂取		乳製品の摂取
	間食の頻度	飲酒 (n＝40)	飲酒頻度
	量やバランスを考慮	喫煙 (n＝39)	喫煙本数（25.4本→16.1本）
	夜10時以降に食事をする		起床後，最初に吸うまでの時間
	満腹まで食べる		タバコの買い置き
睡眠 (n＝98)	睡眠時間（13.2分延長）		咳や痰
	睡眠効率（3.4ポイント増加）		特定の場所での喫煙
	就寝前の活動	休養 (n＝72)	不眠や眠りが浅い
	カフェイン摂取		ゆっくりとした入浴
	寝室での活動		自由時間の確保
	寝起き	歯磨き (n＝151)	歯磨きの回数
	ゆっくりとした入浴		寝る前10分以上の歯磨き
	定期的な運動		歯磨き時の出血
運動 (n＝300)	通勤時歩行時間（27.5分→35.3分）		歯肉を磨く頻度
	通勤以外の歩行		口臭
	社外の階段利用		歯磨きが面倒と思う頻度
	社内の階段利用		歯間ブラシやフロスの使用
	休日の不活動		
	歩く速さ		

*色文字は1カ月後の改善が1年後まで維持されていた行動

■参加者はよく行動を実践した

　プログラム終了者は1,072人で，記録の提出率は83.9％と高かった．「歯磨き」「睡眠」「食事」が90％前後と高いのに対し，「体重」「飲酒」「喫煙」では70％台に留まった．

■1年後にも効果．運動は良好，飲酒，喫煙，歯磨きも改善した

　1カ月後には全コースで習慣行動が改善し（**表Ⅲ-33**），「休養」を除いた7コースで1年後まで何らかの項目が改善していた．

　実数で評価できた「体重」「睡眠」については，**図Ⅲ-18**のような結果であった．体重約1kg，BMI 0.3kg/m² の減量と，睡眠効率の増加（3.4ポイント）が1年後まで維持された．

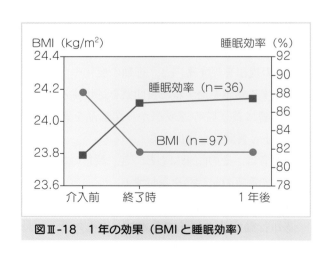

図Ⅲ-18　1年の効果（BMIと睡眠効率）

　他の5コースの1カ月後の改善行動のいずれかが1年後まで維持されていた．とくに「運動」は「通

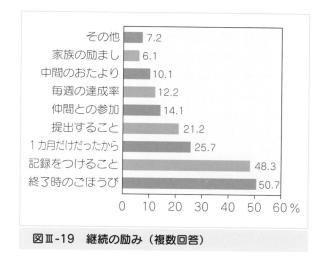

図Ⅲ-19　継続の励み（複数回答）

その他　7.2
家族の励まし　6.1
中間のおたより　10.1
毎週の達成率　12.2
仲間との参加　14.1
提出すること　21.2
1カ月だけだったから　25.7
記録をつけること　48.3
終了時のごほうび　50.7

勤歩行時間」「通勤以外の歩行」「社外の階段利用」など全6項目の終了時の改善が，1年後まで良好に維持された．

「食事」は終了時には7項目改善したが，1年後まで維持したのは「和食の頻度」だけであった．「飲酒」では「飲酒頻度」が，「喫煙」では「喫煙本数」「喫煙場所の特定」が1年後まで維持されていた．

「歯磨き」では「寝る前10分以上の歯磨き」など，3項目の改善が維持された．

■プログラムに満足した人が多かった

1カ月間のプログラム期間は「適当」が74.4%，「短い」が18.2%で，コース別では喫煙と飲酒で「短い」と感じた人が4人に1人と多かった．

継続の励みにしたことは，「終了時のごほうび」「記録すること」「1カ月間だけだったから」「記録の提出」が多かった（図Ⅲ-19）．

終了後の目標行動の継続は，「だいたいできそう」64.2%，「半分はできそう」26.3%，「元に戻りそう」5.6%で，コース別では喫煙が他に比べて継続への自信が低かった．また，プログラムが「たいへん役立った」33.7%，「まあまあ役立った」45.1%だった．

■10〜14%の高い参加率を得て，
　10年以上継続した

プログラムの新鮮さを保ち，参加意欲を高めるために，その後も毎年変化をもたせて実施した．たと

えば，新規コースを設定する，食事コースを減塩，間食などに細分化する，食事診断を加える，などである．その結果，10年以上にわたり，10〜14%の高い参加率を得ることができた．

継続的な参加者（リピーター）は，年ごとにコースを変えて参加している人が多く，メニューが多彩なため新しい習慣を試みたり，加齢にともなう体の変化などにあわせ，気になる生活習慣を選択していると思われた．

■簡単なきっかけで，習慣を改善できる
　人が多い

今回のプログラムは，病態ではなく食事や運動などの生活習慣そのものをターゲットにし，認知行動療法の必要最小限の要素を取り入れ，多くの人を対象にして行ったものである．

多数に働きかけるため，前述したようにいくつかの工夫をした．応募率や記録の提出率，そして目標行動の達成率が高かったことから，被保険者の生活習慣に対する潜在的な関心を引き起こすことができたと考える．参加者の身体の状況（病態）にまったく関係なく，生活習慣そのものに直接アプローチしたことも参加しやすさにつながったのではないだろうか．

また，8つの習慣行動すべてに改善が見られ，習慣コースによってばらつきはあるものの，1年後まで維持されていた行動も多かった．これは，自分で生活習慣を確認し，それをもとに具体的な改善目標を設定し，そしてセルフモニタリングするなど，すべてをセルフコントロールさせたことが行動変容に結びついた理由と考えられる．

一般的に習慣変容には最低数カ月が必要とされるが，この結果は1カ月間という短期の，それも簡易プログラムで，習慣変容とその長期維持ができる人がいることを示している．また，「体重」「睡眠」では，習慣改善の結果が数値の変化に反映されたと考えられる．

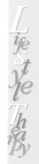

CASE リラックスタイムを増やして肩こりがとれた例 「くつろぎ」（休養）コース

Nさん，32歳，女性，事務（研修担当）

■開始時の状況

Nさんの睡眠時間は平均して5時間，ときどき眠りが浅いこともある．仕事がら休日の出勤もあり，残業も多いため自由な時間はほとんどない．ゆっくりした入浴も週に1回くらい．そのためか，肩こりがあり，心がけて自由時間をつくりたいと考え，目標を設定した（**表Ⅲ-34**）．

■1カ月間の経過

記録は自宅で行った．「週2回以上のゆっくりし

た入浴」と「休日の散歩や体操」は高い達成率だったが，「就寝前30分のリラックスタイム」はほぼ半分で，少し目標がきつかったようだ．しかし，意識して早く帰宅する日をつくる努力はしている．継続の励みになったことは，終了時のごほうび，記録をつけること，達成率を出したこと，などと答えていた（**表Ⅲ-35**）．

■終了時の状況

睡眠時間は変わらなかったが，ゆっくりした入浴回数が増え，休日に体を動かすようになるなど，リラックスすることを取り入れるようになっていた．そのためか肩こりも減っていた．また自由時間もときどきは確保できるようになっていた．プログラムがたいへん役立ったという感想で，今後も目標行動はだいたい継続できそうだと答えた．

表Ⅲ-34 CASE の目標行動と行動の変化

選んだ目標行動（達成率）	行動の変化	開始時	終了時
①寝る前30分はリラックスタイム（53.3%）	平均睡眠時間/日	5時間	5時間
②週2回はゆっくり入浴（100%）	ゆっくりした入浴	週1日	週3日
③休日は30分くらい散歩や体操（75.0%）	自由な時間	ほとんどない	時々ある
	肩こり	よくある	あまりない

表Ⅲ-35 CASE の記録

所属＿＿＿＿　氏名＿＿＿＿　Tel＿＿＿　目的　1. 睡眠時間を増やす　②自由時間を増やす　3. 楽しみを増やす

自分の休日を〇で囲む ▶	①1日	2月	③火	4水	5木	6金	⑦土	1週目 達成率	8⑧日	9月	10火	11水	12木	13金	⑭土	2週目 達成率	⑮日	16月	17火	18水	19木	20金	21土	3週目 達成率	㉒日	㉓月	24火	25水	26木	27金	㉘土	4週目 達成率	㉙日	30月
1. 寝る前30分はリラックスタイム	〇	×	〇	×	×	×	〇	57	〇	×	〇	×	×	×	〇	43	〇	×	×	×	〇	×	〇	43	〇	〇	×	×	〇	×	〇	71	〇	×
2. 2/Wはゆっくりお風呂に入る	〇	×	〇	×	×	〇	×	100	〇	×	〇	×	×	×	〇	100	×	〇	×	×	〇	×	×	100	×	〇	×	×	〇	×	〇	100	〇	×
3. 休日は30分くらい散歩や体操	〇	/	×	/	/	/	〇	67	×	/	/	/	/	/	〇	50	〇	/	/	/	/	/	〇	100	〇	△	/	/	/	/	〇	83		
睡眠時間，自由時間，楽しみに費やした時間などを記入	6h 一緒にかけた	4h	6h	4h	4h	6h	7h	75	8h	4h	4.5h	6h	4h	6h	8h	64	5h	4h	4h	4.5h	5h	5h	6h	81	5h	4h	4h	6h	7h	7h	7h	85	5h	4.5h

合宿研修／合宿研修／研修（本社）

生活メモ　気づいたこと，気持ちや体調の変化など自由に記入	合宿研修があったこともあり，余裕があまりなかった．休日はリラックスするように気をつけた．	今週も合宿があり，とくに睡眠が不足している．リラックスできなかった．	出勤が続いたので少しでもリラックスしようと思ったが，なかなかうまくいかなかった．早く帰れる日は，早く帰るように心がけた．	今週は休みが多く，また研修もなかったので，リラックスするように心がけることができた．今月はずっとかぜぎみだったが，体調に気をつけたこともあり，悪化しなくてすんだ．

◆1週ごとに達成率を計算しましょう．（〇は1，△は0.5として計算）
　　達成率（%）＝達成日数/対象日数×100

	目標1	目標2	目標3
対象日数とする日	毎日	2/W日を100とする	休日

◆目標の達成状況は？　　完璧 ・ まあまあ ・ ぼちぼち ・ いまいち

★ご希望の参加記念品に〇をつけてください
　（達成賞は4週目の達成率が80%以上の人）

達成賞 ▶ 1. ポケットナイフ　2. 手袋（サイズ M・S）
　　　　③ボディーシャンプーセット

努力賞 ▶ 1. 歯磨きセット

あなたのお楽しみ抽選No. 139

札幌市職員共済組合の例

■メタボリックシンドロームの危険群では検査値が改善

札幌市職員共済組合では 2006 年から 2011 年まで，本プログラムを「ちょいチャレ」と名付けて全職員（約 15,000 人）を対象に実施した．最初の 3 年間は原型の 8 コースを，2009 年は「脳力」「健髪」を，2010 年は「免疫力アップ」，2011 年は「腰痛」を加え，テーマに変化をつけて実施した．

効果の測定は習慣行動の変化のほか，2006 ～ 2007 年の参加者の検査値（体重，BMI，空腹時血糖，トリグリセリド，HDL-C，血圧）を 1 年後と比較した．全体ではコースごとに結果がばらついたが，メタボリックシンドロームの危険群では上記の検査値が 1 年後すべて改善しており，短い介入で望ましい身体変化が生じたことがうかがわれた．

■新プログラムで応募は 2 倍に増えた

応募率は，2006 年が 10.2 ％，2007 年が 12.2 ％，2008 年は 11.0 ％で 3 年間は安定していた．2009 年に脳を元気にするための「脳力コース」（盛り込んだ習慣行動：食事，運動，生活リズム，仕事・生活バランス，環境）（**表 III-36**）と，抜け毛予防の「健髪コース」（盛り込んだ習慣行動：洗髪，紫外線対策，食事，運動，休息）（**表 III-37**）の 2 つを新コースとして追加した（足達淑子監修）．

その結果，応募者は 2008 年の 1,547 人から 2,672 人へ約 2 倍に増加した（**図 III-20**）．

新しい 2 コースの参加が多かっただけでなく，「くつろぎ」と「禁煙」を除く他のコースへの参加も増加傾向にあった．テーマの新鮮さが刺激となって，対象者の応募する行動を推し進めたと思われた．

表 III-36　脳力コース

Step 1 習慣チェック

仕事場（机）の整理整頓やごみ捨ては	定期的	気の向くまま	できていない
メールチェックは就寝 2 時間前まで	ほぼ毎日	ときどき	直前までいじる
休日の朝寝坊，前日の夜更かしが	ほとんどない	たまに	よくある
週 3 回以上，20 分以上の運動を	している	たまに	していない
料理など手仕事・手先を使う趣味・遊び	よくある	たまに	ほとんどない
小物（鍵，財布など）の置き場所を	決めている	だいたい	決めていない
他人（同僚,友人など）との会話は	積極的なほう	なんともいえない	無口と思う

Step 2 目標行動の選択

☐ つきあって楽しい人との時間を優先
☐ 寝室では携帯電話の電源を切る
☐ 興味のある書物を探す・読む
☐ かたい食べ物をよく噛んで食べる
☐ 文字や文章を手書きする
☐ 仕事中，意識的に 5 分でも一息
☐ くよくよしたら身体を動かす
☐ 休日の朝寝坊は 1 時間まで
☐ 飲酒は楽しいうちに切り上げる

（脳力コースより一部抜粋）

表 III-37　健髪コース

Step 1 習慣チェック

酒や二日酔いで後悔することが	ほとんどない	たまに	月に 2 度以上
紫外線への対策（帽子，日傘）は	いつもしている	たまに	ほとんどない
洗髪（シャンプー）は	毎日	1 日おき	週 2 回程度
髪のゆすぎ方は	洗面器の中で十分に	シャワーだけ	洗面器でかけ湯だけ
ドライヤーの使用は	タオルドライ後	自然乾燥	濡れたまま直接
揚げ物や脂質の多い肉を食べる	あまりない	時々ある	よくある
睡眠での休養は（平均　　時間）	十分	まあまあ	不足

Step 2 目標行動の選択

☐ シャンプー前にブラッシング
☐ 湯船で体を温めてからシャンプー
☐ 指の腹で頭皮を十分にシャンプー
☐ 整髪剤は完全に落とす
☐ ゆすぎは洗面器の中で十分に
☐ 紫外線対策（帽子，日傘）
☐ 外食では和定食を選ぶ
☐ 海草類を 1 日 1 皿以上
☐ 最低 6 時間の睡眠を確保する
☐ 仕事中，疲れる前に一息入れる

（健髪コースより一部抜粋）

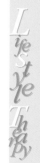

■応募状況と終了率

「運動」21.2％と「体重コントロール」20.0％の応募が多く，「歯磨き」16.0％，「くつろぎ」13.0％，「睡眠」10.2％，「食事」9.0％と続いた．「飲酒」6.2％と「禁煙」4.4％は少なかった．女性の占める比率は11～46.6％で，「くつろぎ」46.6％，「運動」44.6％が多く，「飲酒」11.8％，「禁煙」11.3％は少なかった．1カ月後の記録の提出率（終了率）は，「体重」（78.0％）と「禁煙」（70.4％）以外はすべて80％台と良好で，4週目の目標行動の達成率は全コースとも95％以上と高率であった．

■1カ月後の習慣は全コースで改善，
　1年後の検査値も改善

　図Ⅲ-21は「歯磨き」と「くつろぎ」の1年後の

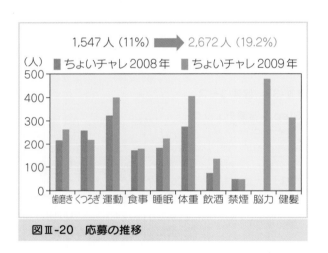

図Ⅲ-20　応募の推移

健診値の一部を示したが，全コースでほぼすべての習慣行動が改善した．「喫煙」では，1日喫煙本数が20本から14本に減少した．また，2006年参加者で，6カ月後の追跡調査を実施した結果，「歯磨き」「くつろぎ」「運動」は1カ月後の改善が全項目とも維持できており，「食事」「睡眠」「体重」では6カ月後にさらに促進するなど，ほとんどの項目の改善が維持・促進されていた．効果が6カ月後になくなったのは，「食事」1項目，「喫煙」1項目だけであった．

　1年後の検査値の変化は，2007年と2008年の参加者のうち，2年間継続した160人を除く3,250人の健診結果の比較であった．「歯磨き」で体重とBMI，「運動」でBMI，「食事」で空腹時血糖が減少した．「体重」でBMIが減り，HDL-Cが増加し，「飲酒」では収縮期血圧が低下した．

　「睡眠」と「禁煙」は変化がなく，逆に「くつろぎ」では血糖値が増加した．

　図Ⅲ-22は，それぞれの検査値がメタボリックシンドロームの基準値を外れた群（メタボリックシンドロームの危険群）の変化である．BMIでは20.6％，空腹時血糖（FPG）6.6％，トリグリセリド（TG）18.7％，HDL-C4.3％，収縮期血圧（SBP）17.3％，拡張期血圧（DBP）10.3％が該当した．その結果，全項目の改善が認められた．なお，性，年

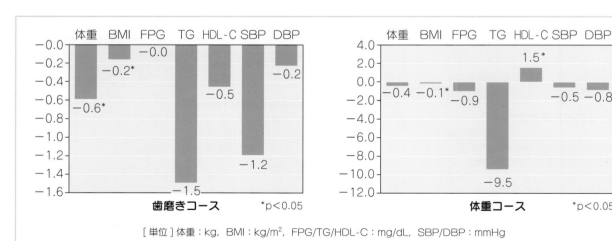

[単位] 体重：kg，BMI：kg/m²，FPG/TG/HDL-C：mg/dL，SBP/DBP：mmHg

図Ⅲ-21　1年後の健診値

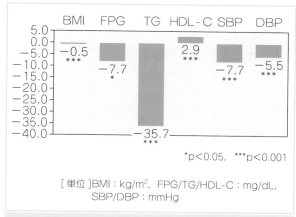

図Ⅲ-22　メタボリックシンドローム危険群

検査値ごとにメタボリックシンドローム基準値を外れた危険群を抽出し，1年後の健診値の変化を観察した

齢．検査値をマッチングさせた非参加者では，1年後に改善は認められず，悪化していたことから，これらの検査値の改善はプログラム参加の効果であると考えられた．

■**参加者には好評．簡便さと記念品が刺激になった**

　終了時のアンケートでは，コースを選んだ理由として，「取り組みやすい」47％，「変えたい習慣だった」43％が高率であった．励みになったことは，「記念品」が77.5％と飛びぬけて高く，「目標行動の記録」40.0％，「期間が4週と短かったこと」25.0％の順であった．プログラムの有用性については，「大変役に立った」が21.8％，「まあまあ役に立った」が50.3％，78.7％が次回参加の意志を示した．

■**一つの習慣改善が他の習慣改善に広がる**

　札幌市職員共済組合が本プログラムを導入した理由は，多くの職員に効果的に生活習慣改善を働き

かけたいと考えたからである．実際，初年度に1,500人以上と，全職員の1割を超える高い参加率が得られた．さらに6カ月後のアンケートでは，4週後の習慣改善が維持されていた．これらから，過去の保健事業にない手ごたえを感じた．少数の従事者（専属は1人）で多数に効率的に対応できたことも大きい．メタボリックシンドロームの危険群で検査値が改善したことから，習慣そのものの修正が特定保健指導対象者の増加予防，ひいては医療費の負担軽減につながる可能性もあり，新コースを設けて，より多数の参加を促すことができた．

　短期間の介入で，半年，1年後も改善した習慣が維持されること，一つの習慣改善（たとえば歯磨き）が他の習慣改善に広がることが驚きであった．従来の保健事業の課題である「どうしたら人は行動するか」に対して，本プログラムからヒントを得た．それは，①潜在的に習慣を変えたい人は予想外に多い，②準備性がある人では具体的な方法の提示が行動変容のきっかけになる，③多忙な業務中に「気軽にチャレンジできる」と思えることが大切，④達成グッズの楽しみや記録が励ましとして有用，などである．

　本プログラムは，習慣改善に必要な知識をさりげなく伝え，変えようとの意欲を気負わずにもたらし，変えた習慣を続けるための技法を自然と習得させる，軽やかでシンプルな働きかけであると感じた．本人が自分で気づき，行動を変えられる，もし習慣が元にもどっても，思い出して再度修正することが可能なプログラムでもある．

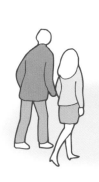
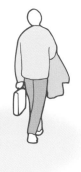

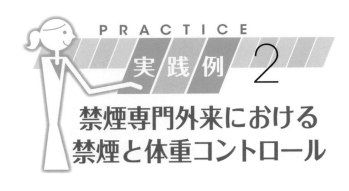

禁煙専門外来における禁煙と体重コントロール

動機づけ面接法を用いた禁煙治療

筆者が所属するトータルヘルスクリニックは，社会医療法人公徳会が経営する，精神科病院に隣接したクリニックである．内科・精神科等を標榜し，認知症のデイケア，メディカルフィットネス（プール，有酸素運動室，温泉）を利用した運動指導も行っている．外来患者には身体疾患をともなう精神病患者も多く，生活習慣病の管理も少なくない．

禁煙治療は，一般外来にて予約制で実施している．禁煙を希望して来院する人もいるが，他疾患で受診時に禁煙を勧められ，禁煙に踏み切る人が多い．ここで紹介するのは後者であり，動機づけ面接法（次ページ）を用いて禁煙に成功した2例である．

禁煙治療は「禁煙治療のための標準手順書」（図Ⅲ-23）にもとづいて行い，毎回，診察の前後で看護師もかかわる．看護師は診察の前に記載させた離脱症状や喫煙衝動に関する問診票，自己評価式抑うつ性尺度（SDS：Self-rating Depression Scale）を確認し，体重や血圧，呼気 CO 濃度（p.176 参照）を測りながら，簡単な問診とアドバイスを行う．医師は，これらの問診票と看護師からの情報を参考に，禁煙（喫煙）状況を把握し，開かれた質問を行う（図Ⅲ-24）．問題行動に対しては実践可能な具体策を探し，望ましい変化は小さなものでも見逃さずに，賞賛し，効果をフィードバックしている．

禁煙後の体重コントロール，うつ病患者の禁煙

禁煙すると体重増加をきたしやすい．最近のデータでは，日本人の禁煙成功者の治療終了 12 カ月後の平均体重増加は 1.5 kg で，欧米（2.4 kg）よりは少ないものの，約 30％は 3.5 kg 以上増加する．体重増加のせいで再喫煙してしまう例もあるので，あらかじめ禁煙後の体重コントロールと禁煙のメリットを説明し，現状でできることを具体化していくことが重要と考える．

また，精神病患者の喫煙率は高く，一般に禁煙

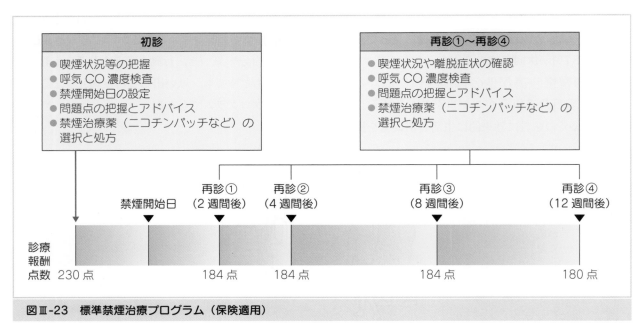

図Ⅲ-23　標準禁煙治療プログラム（保険適用）

（厚生労働省：http://www.mhlw.go.jp/topics/tobacco/houkoku/061122f.html より）

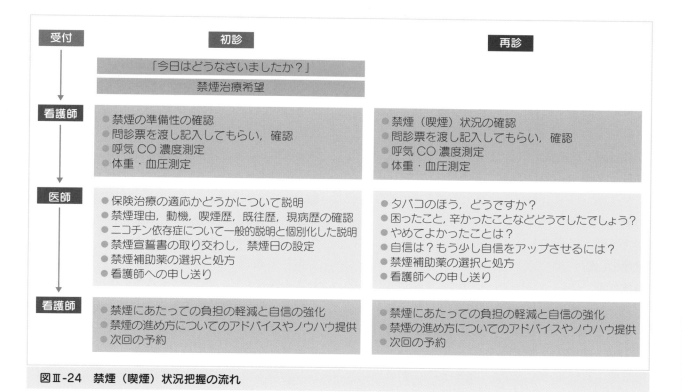

図Ⅲ-24　禁煙（喫煙）状況把握の流れ

しにくいと考えられている．たとえば，喫煙はうつ病のリスク因子であるとともに，うつ病があると禁煙がむずかしい．しかし，適切な時期に適切な治療を行うと禁煙できる例も多い．精神科では禁煙に対しては消極的になりがちであるが，当院では自験例や国内外データをもとに「精神病患者も禁煙したいし，禁煙できる」と発信し続けてきた．最近ではそのことが少しずつ理解され，敷地内禁煙の精神科病院も増加しつつある．うつ病患者では，食欲低下による体重減少をきたしやすいが，治療による食欲の回復や薬の影響などから体重増加する例もしばしばある．

p.82〜86で紹介する2例は，いずれも禁煙による体重増加が問題となった例である．

動機づけ面接法（Motivatinal Interviewing：MI）

　心理士のミラーとロルニックによって開発された来談者中心（志向）のカウンセリングスタイルで，一般的な「動機づけ」とは異なる．アルコール中毒者で成功した面接のデータの解析結果をもとに開発され，薬物依存，嗜癖行動，喫煙，過食など多くの習慣行動で効果が認められている．

　大きな特徴の一つは目標志向性で，一般的な来談者中心のカウンセリングと異なり，来談者が自らを振り返り探ろうとするときに本人の自由陳述にまかせるのではなく，変化の方向に向かいやすくなるように積極的に働きかけていく点である．そのために，来談者が抱いている両価性（アンビバレンス：変わりたい気持ちと変わりたくない気持ちの両方の中で葛藤している状態）を自ら探り解決するのを助け，自己決定を促し，変わりたいという動機を増強する．これらは認知行動療法に由来している．禁煙や体重コントロールが必要な場面において，具体的には，来談者の抵抗や否定的言動を引き出さないように共同・受容・思いやり・喚起で，開かれた質問・是認・聞き返し・要約といった技法を使い，来談者の内的動機を引き出していく．

　変化の願望・自信・理由・必要性，コミットメント（約束）といった変化の兆しとなる言葉（チェンジトーク）が出てきたら面談は望ましい方向に向かっていると考えられ，その後は動機と自信を強化していく．

CASE 1 減量目的の受診で，禁煙と体重コントロールの両方に成功した例

A さん，40 歳，女性，マッサージ師，親・兄弟・子供 2 人の 11 人暮らし

喫煙状況：喫煙開始年齢 18 歳，タバコ指数 20 本/日×20 年＝400，TDS[*1] 8 点/10 点，FTND[*2] 6 点/10 点，KTSND[*3] 11 点/30 点，呼気 CO 濃度 14 ppm

禁煙経験：1 回

禁煙の自信：50%

身体状況：身長 162.0 cm，体重 80.3 kg（初診）→79.8 kg（禁煙後 12 週）→72.0 kg（禁煙後約 3 年），BMI 30.6（初診）→30.4（禁煙後 12 週）→27.4（禁煙後約 3 年）

既往歴：脳梗塞（37 歳時）．高血圧で治療中

指導期間：2012 年 8～11 月，計 8 回．以後，高血圧治療継続

[*1] ニコチン依存度テスト（TDS：Tobacco Dependence Screener）

[*2] ニコチン依存度スコア（FTND：Fagerström Test for Nicotine Dependence）

[*3] 加濃式社会的ニコチン依存度調査票（KTSND：Kano Test for Social Nicotine Dependence）．9 点以下が規準範囲

■背景

　A さんは 40 歳の女性マッサージ師で，37 歳時に脳梗塞の既往があり，他院で高血圧治加療中であった．35 歳時に，自費でニコチンパッチを使い，禁煙に成功したが，禁煙 2 年後に酒の席でつい 1 本吸ったのがきっかけで，再喫煙となった．この間に体重が 7 kg 増え，友人に「やせたい」と話したところ，当院を紹介されて受診した．メディカルフィットネスを利用しながら体重を減らし，血圧も下げたいという希望であった．

■初診時の状態，問題点への対応

　まず，やせたい気持ちを受け止め，傾聴した．その最中に痰がらみの咳が出てきたので，喫煙と慢性閉塞性肺疾患（COPD）の関係を説明し，肺機能検査を施行した．肺活量・1 秒率の低下傾向が認められた．タバコに対する現在の気持ちを聞いたところ，禁煙したい気持ちはある，自力でやりたいとのことだったので，まず自力で禁煙してみて，次回までに禁煙できない場合は薬物治療を検討することになった．喫煙でメタボリック症候群になりやすいこと，喫煙時の血圧上昇などがあることを説明する一方で，以前の禁煙時に感じていた美肌効果と運動機能改善を思い出してもらった．さらにメディカルフィットネスの申し込みを行い，体重コントロールのサポートを約束した．

■1 週後の診察

　禁煙を開始できていなかったため，禁煙治療をすることとなった．まず禁煙開始日を設定し，禁煙宣言書を書いてもらった．当院の禁煙宣言書には，禁煙治療終了の 3 カ月後に禁煙がうまくいっていた場

表Ⅲ-38　CASE 1 の 禁煙に関連する要因と対応方法

禁煙の有利な要因	禁煙の不利な要因	それに対応する方法
● ニコチンパッチの治療効果を経験ずみ ● 2 年間の禁煙実績 ● 禁煙中に肌の調子の良さと運動機能回復を実感 ● 脳梗塞の既往（喫煙が原因の一つで継続のリスクを理解） ● 高血圧治療中（喫煙が原因の一つで継続のリスクを理解） ● 家庭内にほかに喫煙者がいない ● 子ども 2 人を大事に思っている ● 子どもにお金がかかる時期なので，着られなくなった服も，やせたらまた着られて，新しい服を買わずにすむ	● 喫煙可能な職場 ● 体重増加の懸念	● 喫煙具を処分する ● 周囲に禁煙の宣言をする ● 喫煙しそうな場面を回避する【刺激統制法】 　・喫煙場所に行かない 　・タバコを吸いに行きそうな人を見ない 　・タバコのにおいのする場所からできるだけ離れるなど ⇒表Ⅲ-39 【問題解決技術トレーニング・社会技術訓練】

表Ⅲ-39　CASE 1 の生活習慣の問題点と目標行動

生活習慣の問題点 （体重過多）	目標行動 （体重を朝晩測る）	結果 （体重減少）
● 帰宅が遅く，食事の時間が不規則 ● 1日2食のこともあり，せんべいやチョコレートなどを食事代わりにしてしまう	● 3食きちんと食べる	● 弁当持参し3食に
● 野菜，たんぱく質不足，食塩過多（朝・夕：ご飯，たらこ，漬物，昼：カップラーメンなど．丼ご飯も多い）	● 野菜，たんぱく質を十分にとる	● 実行
	● エネルギーの低いものから食べる	● 実行 ● 小さな茶碗
● 砂糖入りコーヒーを飲む	● ブラックコーヒー，麦茶，氷水にする	● ブラックコーヒー，氷水
● 運動不足	● 寝る前のストレッチ運動，スロー筋トレを習慣づける	● 実行＋● 歩く
	● プールに週1回は行く	● 実行

合のごほうびを書く欄がある．本人と支援者のサイン，そしてごほうびが大きく書かれた宣言書を，冷蔵庫の扉や自室，トイレなど目に付く場所に貼ることを勧めている．

禁煙補助薬は，体重増加抑制効果が期待されるニコチンパッチを使用した．禁煙に有利な要因と不利な要因を明確化したうえで，有利な要因は強化し，不利な要因はともに対応を考えた（**表Ⅲ-38，39**）．

初回の食事指導は「禁煙により食欲が出る，胃腸の働きが良くなる，口寂しくて何かを口にしたくなる，代謝がやや低下することなどから体重が増えやすい．前回の禁煙では体重が増えたが，今回はまず増やさない，現在の体重を維持することを目標にするのはどうか．そのためには食事はどうしたらか．試してみようと思うことはあるか」と問いかけ，本人からできそうなことをあげてもらった．一方で，「禁煙が落ち着く1～2カ月までは無理しないで禁煙を第一に考え，できるところをやっていこう」など，食事改善をプレッシャーにしないですむように促した．

■その後の経過（結果）

毎回，禁煙できているか，離脱症状はどうか，禁煙継続にあたり問題はないか，禁煙手帳や問診票を見ながら診察した．前回の成功体験もあり，禁煙は非常に順調で，体重コントロールに力点を置いて治療することができた．体重記録を見ながら，自分で頑張ったことや，ちょっとうまくいったと思われ

る行動を聞きだし，賞賛した．そのうえで目標行動はどうであったかをきいた．禁煙1カ月半後に，職場の人間関係で気分が落ち込んだが，そのときでも間食に走らずにすんだ．食事はきちんととれ，丼ご飯が小さな茶碗に，コーヒーはブラックまたは氷水に，寝る前にストレッチメニューができるようになった．友人の「本当に禁煙したのね，いいにおい」「見るからにやせてきているし，締まってきた」などの賞賛・指摘や，「寝る前にストレッチをすると，寝る頃には身体がぽかぽかする」などの肯定的な発言に対しては，聞き返して確認・強調するなど，取り組みのメリットを本人が意識できるようにした．

さらには，メディカルフィットネスの健康運動指導士からのアドバイスを受け，朝，子どもを送った後に歩くようになった．また，禁煙2カ月目に管理栄養士による栄養指導も行った．気持ちまかせに食べることはなくなり，昼は弁当持参，夜食をとる場合にもエネルギーの低いものにして，禁煙治療終了後も運動と食生活への意識は高く維持し，現在も体重は減少を続けている（**図Ⅲ-25**）．

■まとめと考察

禁煙と減量を同時にやるのはむずかしいという考えがある．しかし，体重増加が禁煙を阻害する場合もあるため，最近は，禁煙と減量の同時治療も積極的に試みられている．減量を組み込んで禁煙率が高くなったとする認知行動療法の報告もある．

Aさんの直接の受診動機は減量であったが，脳

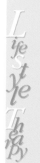

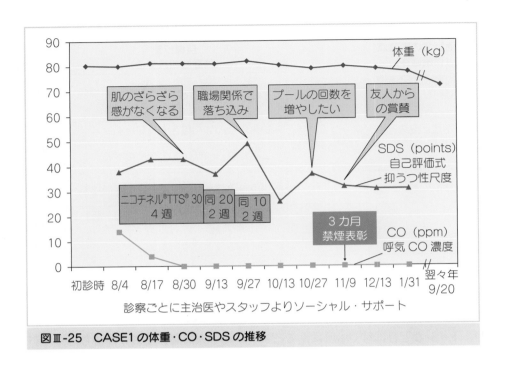

図Ⅲ-25　CASE1の体重・CO・SDSの推移

梗塞の既往があり高血圧治療中で，喫煙とこれらの疾患との関係は理解しており，前回禁煙できたという自信もそれなりにあって，行動変容のステージモデルで言えば禁煙の関心期であった．当院では「禁煙第一」「健康づくりも治療も禁煙から」をモットーに，禁煙を習慣改善の最優先課題としている．Aさんの場合は，初診時の本人のやせたいという思いを十分に聞いた後で，動機づけ面接によって，自らタバコと食行動への認知の歪みに気づいてもらうことができた．その結果，体重コントロールもしつつ禁煙にも取り組むという目標設定に至り，初回面接中に禁煙への準備性は実行期に変化した．動機づけ面接と具体的な行動技法を組み合わせることで，行動変容に結びつきやすい．

　禁煙1カ月半後に，職場で負荷がかかり軽い抑うつ状態になったが，タバコにも食べ物にも頼ることなく乗り越えた．禁煙と体重コントロールを通じて，ストレス耐性も高まったようである．ニコチン補充療法の間は，体重を増やすことなく経過した．その後も食事・運動習慣は続き，体重は徐々に減少して標準体重に近づきつつある．高血圧で通院しているので，その際に禁煙と体重について開かれた質問や聞き返し，是認をしながら長期にサポートしていることも維持に役立っている．

　Aさんは，以前は喫煙や食べることで解消を図っていたストレスに，うまく対応できるようになったようである．禁煙と体重コントロールで行ったさまざまな取り組み（反応妨害法や習慣拮抗法，認知再構成法などの認知行動療法）が，抑うつ傾向・ストレスにも良い影響を与えた可能性が高い．

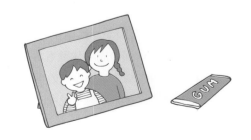

CASE 2　うつ病軽快後，体重を気にしながら禁煙と節酒に取り組んだ例

Bさん，58歳，男性，無職（早期退職），一人暮らし

喫煙状況：タバコ指数 20本/日×38年＝760，
　　　　　TDS[*1] 7点/10点，FTND[*2] 8点/10点，呼気CO
　　　　　濃度 12 ppm

禁煙経験：なし

既往歴：なし

現病歴：うつ病，服薬なし

身体状況：身長 167.5 cm，体重 69.5 kg（初診）→
　　　　　72.3 kg（禁煙後12週）．うつ病発症前は64 kg
　　　　　位．BMI 24.8（初診）→25.8（禁煙後12週）

肝機能：AST 80 IU/L，ALT 72 IU/L，γGT 159
　　　　IU/L

指導期間：2012年6～9月，計8回

*1 *2 p.82 参照.

■背景

　Bさんは58歳の元会社員の男性で，母親と二人暮らしであったが，56歳時に母親が死亡し，現在は一人暮らしである．57歳時に，会社の人事異動をきっかけにうつ病を発症し，当院を受診した．うつ病は治療（服薬したくないとのことで精神療法のみ）と早期退職（当院初診時より3カ月後）により軽快，今度は健康とうつ病のさらなる改善のために禁煙をすることになった．親しい友人はいない．日中は親の残してくれた畑を少しやっている．

■初診時の状態，問題点への対応

　うつ病発症前には体重は64 kgであった．うつ状態の軽快とともに食欲も回復し，退職後，家にいる時間が長く3食しっかり食べるようになった．飲酒量も増え，体重がうつ病治療5カ月の間に約6 kg増加していた．そこで，うつ病があること，体重を増やしたくないこと，車の運転をすることの3つの理由から，禁煙補助薬は，Bさんと相談のうえ，ニコチン代替薬であるニコチンパッチを選択した．体重増加に関しては，生活習慣の問題点を聞くと，本人から「飲酒量が多い」「大食い，早食い」「運動不足」があげられた．そして，体重コントロールのためにできそうなこととして，「飲酒量を減らす（日本酒2合）」「野菜の量を増やす」「野菜から食べる」「15分以上かけて食べる」「車を使わずに歩く」などが，自ら選択した目標行動となった（表III-40）．

■その後の経過（結果）

　禁煙治療は，うつ病があるので禁煙開始後3日目，その後1カ月は1週間ごと，2カ月目からは2週間ごとと，通常より回数を増やしてうつ病の増悪に注意しながら診察した．ニコチンパッチ貼付日より禁煙はできて順調に推移した．受診時は毎回本人から禁煙で改善した点を聞きだし，共感し賞賛した．「咳が出なくなった」「よく眠れるようになった」と語り，禁煙の重要性の認識は深まり，禁煙に対する自信は強くなっていった．「困ったこと」も毎回聞くが，その内容は体重増加が中心であった．飲酒に関しては禁煙開始3日後には「2合くらい．3合はかえって身体にきつく感じるようになってきた」と飲酒量を減らせていた．身体に関しても「残業はないので，その分，畑仕事をして身体を動かす」との発言が得られた．結果，3カ月の禁煙治療期間中の体重増加は約2 kgに抑えることができた（図III

表III-40　CASE 2の生活習慣の問題点と目標行動

生活習慣の問題点	目標行動	結果
● 飲酒量が多い 　 日本酒3合	● 飲酒量を減らす 　 日本酒2合	● 2合で満足
● 大食い　ご飯2杯 ● 早食い　10分以内	● 野菜の量を増やし，野菜から食べる ● 15分以上かけて食べる	● 自分で作った野菜をたっぷり1日分ゆでて毎食野菜から食べている．丼もの，麺類は減らした．その結果15分以上かけて食べている
● 運動不足	● 車を使わずに歩く	● 畑作業，畑と家との間をできるだけ早足で往復する

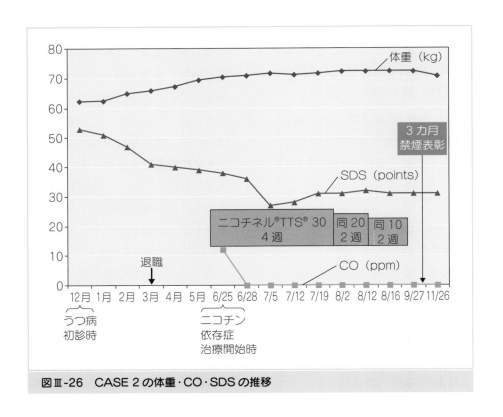

図Ⅲ-26　CASE 2 の体重・CO・SDS の推移

-26).

■まとめと考察

　Bさんは，単身の中高年男性でこれまで禁煙に取り組んだことがなかった．うつ病が軽快したところで動機づけ面接によって，本人の「健康のためにできれば禁煙したい」という気持ち（内的動機）を引き出し，禁煙するという決心と約束を得ることができた．体重増加については，結果がわかりやすく効果が出やすい節酒を目標行動としてとりあげた．「日本酒1日2〜3合を2合にする」というのは，控えめな目標かもしれないが，Bさんは自分の言った言葉に動機づけられ，節酒を実行した．診察時の飲酒の自己申告量は過少になりやすいことを考えると，実際にはもっと節酒した可能性もある．その結果，禁煙治療中は2kg近い体重増加が見られたが，これらの習慣改善を維持することで禁煙開始時の体重に戻っている．

　「適正飲酒量は日本酒1合，肝機能障害があるから断酒」と指導して，実行できる人は多くない．「タバコをやめたほうがいいのはわかるが，やめられない」「体重は減らしたいが，食事療法や運動はしたくない」といった人は多い．また，医師やスタッフの指導に「はい」「わかりました」とは言うが，まったく行動を変えようとしない人もいる．動機づけ面接法は，このような人を自己決定に導く対応法といえる．また，対応困難な人をあまり負担に思わずに，むしろ自分にとってのスキルアップの場ととらえて対応できるようになる．

　Bさんでも SDS が低下し，抑うつの度合いが改善している点が注目される．禁煙により抑うつやストレスは改善することが知られている．Bさんは，1日の生活の区切りに必ずタバコを吸っていたのがなくなり，体重コントロールにも役立つと畑仕事に精が出て，自作の野菜をたっぷり食べ，夜も以前より少ないお酒で満足でき，熟睡できるようになった．うつ病は寛解，安定している．「（ライフスタイルが変わって）今後の自分の健康にちょっと自信がもてた」とうれしそうに話す．

実践例 3

健診施設における運動・身体活動の指導・支援プログラム

健診からはじめる健康づくり

明治安田厚生事業団ウェルネス開発室では，「健診からはじめる健康づくり」を提案している．健康診断をただ受けるだけに終わらせずに，健康行動のきっかけにして，次の健診結果を良くしていくというものである．

1998年に「運動習慣を身につける講座」というプログラムを開設した．当時は「生活指導つき人間ドック」として新聞でも紹介されるなど，健診施設としては他に先駆けて運動プログラムを導入してきた．現在では，支援・測定・運動プログラムの3つの機能的分類の中で，各種のプログラムを展開している（**図Ⅲ-27**）．

健康支援室は，健診の1項目として実施する保健指導である．これは，健診を受けたそのときが，行動変容への最大のチャンスと考えるからである．特定保健指導は特定健診からすぐにはできないが，当日の支援は健診施設でできる一方策といえる．

ただし，健診当日の「健康支援室」では検査結果がまだ出ていないので，前年結果を参考に1年の振り返りで健康課題と健康づくりへの関心を確認し，その後に現状把握を目的とする「生活チェック」，さらに現状から明らかになった課題解決をする「生活改善サポート」へと，希望者には発展的プログラムを用意している（**図Ⅲ-28**）．

健康支援室での取り組み成果

前年結果をもとに健診中に支援し，翌年の結果で支援効果を評価した．年間の健診受診者は約14,000人で，そのうち約11,000人が任意の人間ドック，残りが定期健康診断等である．ここでは9カ月間の受診者を対象に，前年，翌年と3年連続受診した（服薬者除く）6,855人を解析した．

支援条件は，特定保健指導の基準該当者で単独項目該当者も含めた．①対照群（5,013人）は支援を行わなかった者，②面接群（1,361人）は支援実施者のうち「健康支援室」のみの実施者，③現状把握群（419人）は引き続いて「生活チェック」の希望実施者，そして④改善継続群（61人）はその後の「生活改善サポート」希望実施者とした．翌年の腹囲（ウエスト周囲長）の結果を見ると，肥満者では男女ともに①②③④の順に大きな減少が見られ，非肥満者では変化がなく，必要な者に望ましい効果がみられた（**図Ⅲ-29**）．

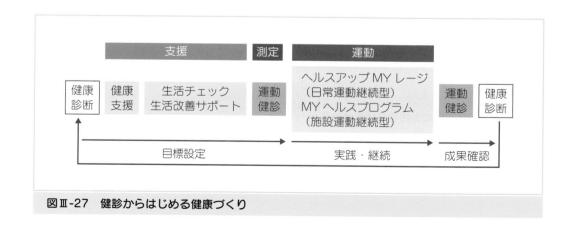

図Ⅲ-27　健診からはじめる健康づくり

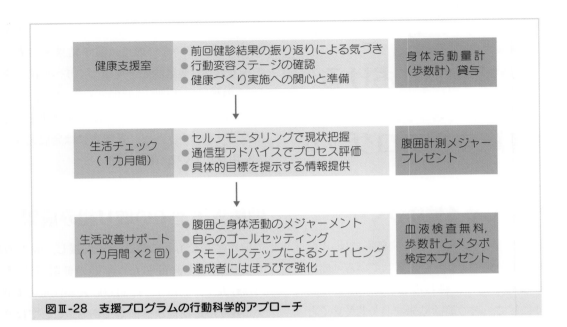

図Ⅲ-28　支援プログラムの行動科学的アプローチ

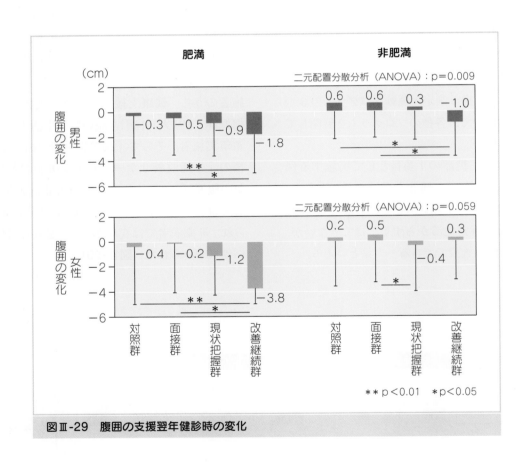

図Ⅲ-29　腹囲の支援翌年健診時の変化

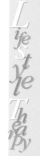

CASE 1 通勤時の一駅歩行とその場足踏みで，身体活動量を増やして減量できた例

Mさん，51歳，男性

健診受診回数：19回目

保健指導レベル：腹囲，BMI，HbA1c

要観察判定：肝機能検査，腹部超音波検査

保健指導への関心：なし

■背景（現病歴，生活歴）

　健康支援室では健診の1項目として実施するために結果がまだないので，事前に前年の結果をもとに面接した．Mさんは肥満をともなった糖代謝ならびに肝機能に健康課題が見られた．身長169.8 cm，体重78.7 kg，BMIは27.3 kg/m^2，腹囲が94 cm，HbA1cが5.8％，γGTが69 mg/dLで（**表Ⅲ-41**），喫煙習慣もあり，特定健診の階層化では積極的支援に該当した．前年の健診時に提出された問診票には運動も行っているし，保健指導には関心がないと答えていた．

■初期時の状態，問題点への対応

　「健康支援室」での面接時には，前年からの1年間を振り返り，健診結果が改善する期待がもてるかを尋ねるようにしている．そのときには，運動は週に2回の一駅歩きを行っているものの，このままでは健診結果は変わらないと思うということであっ

表Ⅲ-41　CASE 1の前年の健診結果概要

収縮期血圧 （mmHg）	114	HDL-C （mg/dL）	74
拡張期血圧 （mmHg）	76	トリグリセリド （mg/dL）	66
血糖 （mg/dL）	99	AST （mg/dL）	18
HbA1c （％）	5.8*	ALT （mg/dL）	22
T-Cho （mg/dL）	195	γGT （mg/dL）	69*
LDL-C （mg/dL）	100	クレアチニン （mg/dL）	0.9

*基準範囲外

表Ⅲ-42　CASE 1の現状把握

「健康支援室」面接結果

● 通勤時の一駅歩きを心掛けているが，さぼりがち

「生活チェック」現状把握結果

● 平均歩数 8,892 歩/日，運動量 3.8 kcal/kg/日
● 一駅歩き：週2回，10,000～15,000歩
　（ほかの日は5,000歩程度，休日は1,000歩未満と少ない）

た．後日，健診結果が出たときに確認したところ，HbA1cは5.6％，γGTは53 mg/dLでいずれも基準値を超えたままであった．

　健診時の問診票では，運動を週に3回以上実施しているとのことで，運動への関心がありそうなので，「生活チェック」を勧めた．これは日常運動量の現状把握を目的とするもので，健康の観点から身体活動量が不足していないのかを客観的に振り返るものである．

　運動量の測定は，身体活動量計（カロリーカウンター e-style）を貸与し，1カ月間の記録を郵送してもらうというものである．Mさんから送られてきた記録を解析した結果，1日の歩数の平均値は8,892歩，運動量は体重の3.8倍で，運動量は健康づくりに十分ではないと考えられた．確かに一駅歩いた日は1日15,586歩で運動量が505 kcalと多かったものの，ほかの日は運動量が少なく，休日はほとんど外出しなかったために1,598歩，46 kcalと極端に活動していない日が数日見られた．

　1カ月間の日々の運動量をグラフ化し，郵送で返却する通信型のアドバイスを行った．アドバイスでは運動量の目安として，運動不足は，体重の3.5倍（身体活動基準の23メッツ・時/週に相当する3.5 kcal/kg/日），めざしたい運動量として，体重の5倍（5 kcal/kg/日）を推奨している．

　Mさんには，アドバイスとともに運動量を増やすことのチャレンジを提案し，後日，次のステップである2カ月間の「生活改善サポート」に進む意思表示が得られた（**表Ⅲ-42**）．

■その後の経過（結果）

　「生活改善サポート」は，自分自身で設定した目

表Ⅲ-43　CASE 1の目標設定

- 目標：目標運動量　体重の5倍（5 kcal/kg/日）
- 行動目標：その場足踏み朝晩300回と休日の運動

表Ⅲ-44　CASE 1の歩行記録の変化

	歩数 （歩/日）	運動量	
		（kcal/日）	（kcal/kg/日）
現状把握	8,892	302	3.8
改善継続1カ月	10,698	395	4.8
改善継続2カ月	10,422	365	4.7

表Ⅲ-45　CASE 1の健診結果の身体組成変化

	体重 （kg）	BMI （kg/m²）	体脂肪率 （%）	腹囲 （cm）
前年	78.7	27.3	24.2	94
支援時	77.0	26.8	23.2	93
翌年	66.8	23.4	21.2	81

表Ⅲ-46　CASE 1の最終報告（一部）

- 今回のプログラムに参加して良かったと思いますか？　　　　　　　　　　　[とても良かった]
- 今回のプログラムで取り組んだことを，次の健診まで継続していく自信はありますか？　[大いにある]
- 次の健診では，健診結果の改善を期待していますか？　　　　　　　　[大いに期待している]
- 感想
[何年も前から通勤時の一駅歩きは心掛けていたが，怠りがちであった．しかし，体重の減る経過が確認できたおかげで，運動の量と質と頻度の向上に取り組めた]

標にチャレンジする段階である．最後まで実施すると，新品の「カロリーカウンター」と当施設の本『メタボ検定Q&A100』がプレゼントされる．Mさんは運動量を現状の体重の3.8倍から5倍にすることを目標とし，それを実現するための具体的な行動目標として，「その場足踏み」と「休日の運動」をすることを自分自身で決めた（表Ⅲ-43）．

目標を掲げて再び取り組んだ1カ月目の記録を郵送してもらった．行動目標の達成状況は，その記録をみると100％であり，1カ月で体重は約2kg，腹囲は約3cmの減少が見られた．記入されていた感想では，変化が見られたことが励みになったとのことであった．

運動量は目標とする体重の5倍を超える日も32％，63％，49％と増え，2カ月間のサポート終了時には，身体活動量計を装着しなくても運動量が把握できるとのことであった．全支援期間は5カ月間であった（表Ⅲ-44）．

支援終了後の翌年の健診結果では，肥満の改善が見られ（表Ⅲ-45），またHbA1cは変わらなかったが，γGT 47 mg/dLと肝機能の改善が確認できた．

■まとめと考察

Mさんは当初，保健指導への関心を示していなかった．本人の関心の度合いに応じた対応をすることは重要である．ただし，健診施設の役割としては，関心がないからといって支援をしないでよいことにはならない．健診結果が生活習慣の見直しによって改善が見込めるならば，関心のない人には関心をもってもらえる方法を提案したいものである．

Mさんは，本プログラムの計測やその記録を残して通信でやり取りするということに関心を示し，身体的変化という成果を自覚できたことによって，運動が習慣化されたものと思われる．

本プログラムは3段階で構成しており，本人の意欲が結果に結びつくことを実感してもらえるものである．「健康支援室」は気づきと動機づけ，「生活チェック」はセルフモニタリングで現状把握，「生活改善サポート」は，ゴールセッティングで課題解決，そしてプレゼントで強化といった行動科学的な手法を取り入れたものである．

最後に，Mさんの報告の一部を紹介する（表Ⅲ-46）．もっとも大切なことは，支援終了後も継続できて，健診が疾病の発見だけではなく，健康的な生活のきっかけとなり，そしてその成果を確認するものとして，期待して健診を受診できるようになることである．

MY ヘルスプログラムでの取り組み成果

運動プログラム「MY ヘルスプログラム」は，専用テキストに沿って自分に適した運動内容を，自分で決定する学習支援型プログラムである．特長は体力科学的・行動科学的特徴をあわせもち，安全で効果的な運動処方と継続性にある（**表Ⅲ-47**）．

MY ヘルスプログラムは，STEP10 と呼ぶ 10 段階の内容で構成されている．筋肉運動と有酸素運動の課題が設定され，自分で測定した客観的評価や自覚的判断を記入していく（**表Ⅲ-48**）．

運動指導者は，参加者が自立的に進められるように支援する役割を担い，支援頻度は始めが密で徐々に自主トレが続く．STEP10 と自主トレで週 2 回の運動頻度となり，3 カ月間で運動を継続する自信を高めるように工夫している（**図Ⅲ-30**）．

参加条件は 1 年以内の健診受診で，ほかでの健診でも構わない．一般募集した 75 人の継続率は，3 カ月時 92%，6 カ月時で 89% であった（6 カ月のうち MY ヘルスプログラムは 3 カ月間）．終了者 67 人のうち終了 1 年後に調査できた 32 人の運動頻度は，支援中の週 2 回が 1 年後にも維持されていた．行動変容ステージは，支援前に約 7 割が関心期・

表Ⅲ-48 MY ヘルスプログラム
- 「自分にあった運動の仕方がわからない」という人向けのセルフプログラム
- 自分自身で課題をこなしていくだけで，オーダーメイドな運動メニューができ上がる
- 運動強度と時間を段階的に増やしながら取り組んでいくため，安全で効果的な内容

ステップ	筋肉運動	有酸素運動
オリエンテーション	機器体験・シート合わせ	
1	操作に慣れる	
2	自分で操作	
3	互いにフォームチェック	心拍数のチェック
4	回数を増やす	自分に適した強度調節
5	1 RM 測定	時間を延ばす
6	25 RM 予測	心拍数・RPE のチェック
7	セットを増やす（25 RM×20 回×2 セット）	時間を延ばす
8	20 RM 予測	目標心拍数の見直し
9	自分に適した強度調節（25 RM×20 回または 20 RM×15 回）	心拍数・RPE の再チェック
10	最大筋力の効果を見る	心肺機能の効果を見る
	MY ヘルスプログラムの完成	

表Ⅲ-47 MY ヘルスプログラムの特長

- 体力科学的特徴：運動処方理論に則った「学習型プログラム」
  1. 運動健診：課題の明確化，効果測定で結果フィードバック
  2. 運動処方：至適な運動強度や時間を個別設定，実施中のチェック
  3. 段階的スキルアップ：機器慣れ，軽度試行，最適設定，再調整
  4. 身体活動量：日常生活での歩数・運動量の計測記録
- 行動科学的特徴：専用テキストに沿った「支援型プログラム」
  1. ステージ理論：関心期，準備期を対象とした運動習慣形成
  2. 目標設定：習慣化の実現因子として，具体的目標を自己決定
  3. シェイピング：支援頻度を漸減し，実施内容の段階的ステップアップ
  4. 刺激統制：日時指定で予定化，次回内容チェックで予習
  5. セルフモニタリング：自修教材に自分で記録して内容把握
  6. セルフエフィカシー：毎回運動の前後に自己効力感をセルフチェック
  7. ソーシャル・サポート：グループ行動でコミュニティ育成

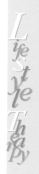

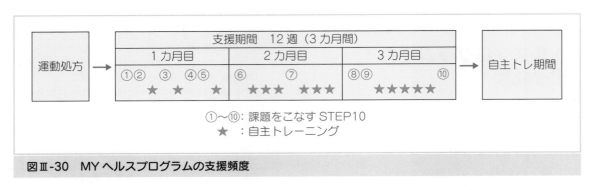

図Ⅲ-30　MYヘルスプログラムの支援頻度

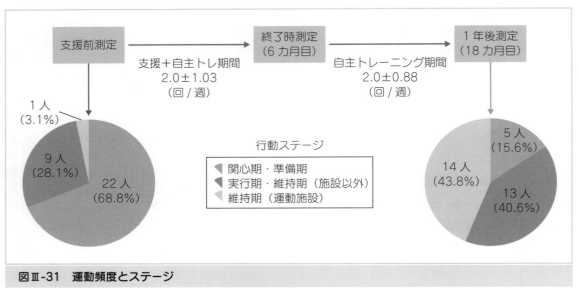

図Ⅲ-31　運動頻度とステージ

表Ⅲ-49　セルフエフィカシー各得点割合

		初回		最終	
		運動前(%)	運動後(%)	運動前(%)	運動後(%)
有酸素運動	全く自信がない(1点) やや自信がない(2点)	37.5	9.4	3.1	0.0
	何とかできる　(3点) 十分にできる　(4点)	62.5	90.6	96.9	100.0
筋肉運動	全く自信がない(1点) やや自信がない(2点)	50.0	18.7	6.2	3.1
	何とかできる　(3点) 十分にできる　(4点)	50.0	81.3	93.8	96.9

る（何とか：3点，十分に：4点）割合が増加した
ことにあると考えられる（表Ⅲ-49）.

準備期だったのに対し，1年後には85%近くが実行
期・維持期にあった（図Ⅲ-31）.

　この習慣化につながった要因は，運動前後に毎
回チェックしたセルフエフィカシー得点が，自信が
ない（全く：1点，やや：2点）から，自分ででき

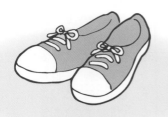

CASE 2 施設での運動教室参加をきっかけに運動習慣化できた例

Kさん，61歳，女性

保健指導レベル：腹囲, BMI, 血圧, 血糖, HbA1c, LDL-C

既往症：胃腸病（20年前），骨折（52歳時），膝・股関節痛（開始時）

保健指導への関心：あり

運動目的：体脂肪の減少，全身持久力向上

運動歴：登山，ハイキング（学生時代はワンダーフォーゲル部）

運動行動変容ステージ：準備期

■背景（現病歴，生活歴）

元教員のKさんは，職場健診で医師に10kgの減量が必要と言われていた．かつては胃が悪く，長い間やせていたが，回復したら食べられるありがたさと車通勤やストレスも加わって太ったという．定年退職後には動かなくなってさらに体重が増えたので，翌年，MYヘルスプログラムに参加した．開始時の健診結果では積極的支援に該当した（表Ⅲ-50）．

保健指導への関心はあったが，肥満の影響から

か膝・股関節に痛みがあった．運動は定期的ではなく，行動ステージは準備期とされた．MYヘルスプログラムの90分間も動けるのか，休憩があるのかと質問を寄せるほど，運動実践への自信は高くなかった．

■初期時の状態，問題点への対応

Kさんは，前半の3カ月間は，通常の運動施設利用として機器の説明を受けて，自主的に施設の機器を使用した運動を行った．後半の3カ月間は同じ施設でMYヘルスプログラムに参加した．前半の自主トレーニングは24回，後半はSTEP10と自主トレーニングが39回，6カ月間に合計73回の運動回数が記録され，頻度は週に約3回であった．STEP10は皆勤賞で，専用テキストの課題も理解し，記録も自分でできた．

また，MYヘルスプログラムでは，運動効果を得るために，運動施設利用も含めて1日の身体活動量を体重の5倍確保するようにアドバイスしている．とくに運動施設を利用しない日の過ごし方については，各自の工夫を促した．その結果，開始時の運動不足状態に比べ，前半3カ月の自主トレ期間に運動量は大幅に増えたが，後半の3～6カ月後のMYヘルスプログラム期間では，さらに歩数や運動量を増やすことができた（表Ⅲ-51）．

表Ⅲ-50　CASE 2 の開始時の健診結果概要

体重 (kg)	68.9	T-Cho (mg/dL)	210
BMI (kg/m²)	29.6	LDL-C (mg/dL)	143*
体脂肪率 (%)	41.9	HDL-C (mg/dL)	55
腹囲 (cm)	106.5	トリグリセリド (mg/dL)	102
収縮期血圧 (mmHg)	142*	AST (mg/dL)	21
拡張期血圧 (mmHg)	89*	ALT (mg/dL)	12
血糖 (mg/dL)	102*	γGT (mg/dL)	16
HbA1c (%)	6.0*	尿酸 (mg/dL)	4.8

*基準範囲外

表Ⅲ-51　CASE 2 の身体活動量と健診結果変化

	歩数 (歩/日)	運動量	
		(kcal/日)	(kcal/kg/日)
支援開始時	3,832	113	1.6
3カ月中間時	9,391	287	4.2
6カ月終了時	11,239	313	4.5

	収縮期血圧 (mmHg)	拡張期血圧 (mmHg)	LDL-C (mg/dL)
支援開始時	142*	89*	143*
3カ月中間時	141*	80	126
6カ月終了時	130	78	117

	血糖 (mg/dL)	HbA1c (%)	インスリン (mg/dL)
支援開始時	102*	6.0*	5.2
3カ月中間時	103*	6.3*	5.4
6カ月終了時	97	6.0*	3.2

*基準範囲外

表Ⅲ-52　CASE 2の健診結果の身体組成変化

	体重 (kg)		BMI (kg/m²)	体脂肪率 (%)	腹囲 (cm)	
支援開始時	68.9		29.6	41.9	106.5	
3カ月中間時	67.7	−1.2	29.0	40.3	103.9	−2.6
6カ月終了時	62.9	−4.8	26.9	38.1	100.0	−3.9
終了2年後	61.3	−1.6	26.2	40.6	98.8	−1.2
終了3年後	58.2	−3.1	24.8	37.1	94.8	−4.0
終了4年後	57.9	−0.3	24.9	37.0	95.2	0.4
終了5年後	56.4	−1.5	24.1	34.9	93.0	−2.2
終了6年後	56.7	0.3	24.2	29.0	94.0	1.0
終了7年後	53.4	−3.3	22.2	24.1	87.4	−6.6
7年間変化	−15.5		−7.4	−17.8	−19.1	

　同時期の健診結果を見ると，前半は大きな変化はあまり見られていないものの，LDL-C は基準値内へと変化した．後半3カ月の MY ヘルスプログラムでは，さらに血圧，空腹時血糖が基準値範囲内に入るなど改善効果が見られた（表Ⅲ-51）.

■その後の経過（結果）

　MY ヘルスプログラムは3カ月間のプログラムであるが，K さんは始めの3カ月は通常の施設利用で，MY ヘルスプログラムには3～6カ月の間に参加した．3カ月時に体重は−1.2 kg，腹囲は−2.6 cm の減少が見られた．その後の MY ヘルスプログラムではさらに−4.8 kg，−3.9 cm と大きな減少が見られた.

　MY ヘルスプログラム終了後は2年目以降，毎年同時期に健診を受けており，7年経過している．身体組成の変化を見ると体重は−15.5 kg，体脂肪率が−17.8%，腹囲が−19.1 cm となり，減少が継続的に続いているようで，身体組成は標準的な数値になった．前年との差を見ると3年後，7年後に多めの減少が見られているようである（表Ⅲ-52）.

　K さんは，MY ヘルスプログラムの終了時アンケートにおいて，変化を感じたポイントとして次のことを選択している.

　①体重が減った，②筋肉がついた，③日常生活が楽になった，④運動することが楽しくなった，⑤運動する習慣が身についた．そして，「今後も引き続き，同じ運動施設を利用する」と宣言していた.

表Ⅲ-53　CASE 2の最近の運動内容

有酸素運動：朝のウォーキング　毎日60～120分
筋肉運動：施設でマシントレーニング　週2回
柔軟運動：ストレッチング　毎日10分
身体活動量：毎日平均 15,000 歩

感想：運動は現在，無理なく続けられています.
　本当に，とくに努力をしているという意識はないです．友達に「どうしてやせたのか」とよく聞かれるので，運動を勧めています．これまで十数人の方が運動を始めています.
　毎日の運動は自分なりの時間があるのでそれぞれがやっていますが，月1回の市のウォーキングでは6～7 km を歩いたり，転倒防止のサークルを立ち上げたりと仲間との運動機会ももつようになりました.
　楽しみは旅行で，仲間と月に2～3回行くこともあります．今後は歴史あるところや庭園などの散策，世界遺産も見てまわるのが望みです.

実際，7年もの間，運動を継続しており，MY ヘルスプログラムをきっかけとして大きな健康効果を得ることができている.

■まとめと考察

　運動実践の大切なことは「安全で効果的」ということと「継続できる習慣化」であろう．そのために，体力科学的な運動処方や，行動科学的な理論が有効と考えられる．MY ヘルスプログラムは，運動指導者が指導するような手順を参加者自身が行うことができるように，科学的に適した運動メニューを自

分自身で作成するところに特長がある.

　Kさんは肥満にともなうメタボリックシンドロームに該当する状態であったが，長期にわたる運動の継続によって改善できた．その原動力は自分でできたという自信，すなわちセルフエフィカシーの確認を通して自覚しながら進めたことにあると考えられる．そして運動の効果・成果が客観的に得られたことが，より強固な習慣化に結びついている．効果は，

科学的な測定による客観的効果と自覚的効果をフィードバックすることが大事であろう．このことは「楽になった」「楽しくなった」という言葉に表されるのである．Kさんの感想（**表Ⅲ-53**）にあるように，今後や将来に対する期待や希望を具体的にもてることが重要で，その中に家族や仲間とのコミュニティが形成されていることが健康に生きることのポイントになるだろう．

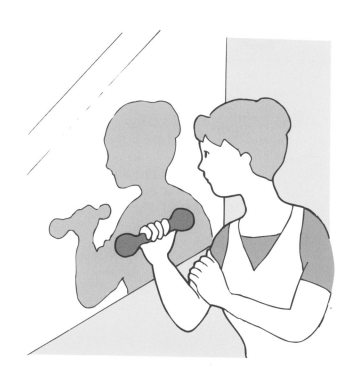

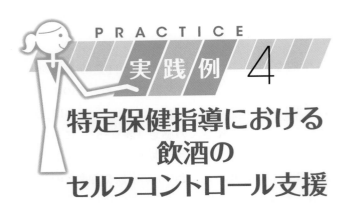

PRACTICE
実践例 4
特定保健指導における飲酒のセルフコントロール支援

飲酒のセルフコントロール教材の活用

　飲酒問題が明らかなアルコール乱用者や依存者は，飲酒者全体の一部である．一方，アルコール関連問題の一次予防はより広範な教育介入であり，**図Ⅲ-32**のような飲酒者全員に対する教育や心理的介入が望まれている．2014年度より飲酒教育が導入された特定保健指導は，その意味で恰好の機会でもある．

　「節酒のセルフコントロール教材」は，①飲酒の自己チェック（p.68 **表Ⅲ-31**参照），②知識習得用リーフレット（A5，4頁），③節酒コントロール用ワークシート（**表Ⅲ-54**），の3種類から構成されている．飲酒の行動変容教育として知られる国立病院機構肥前精神医療センターの「Happy Program」は指導者を介したより綿密なプログラムであるが，本教材は多数の人が気軽に取り組めるという特徴がある．管理栄養士が健診センターにおいて積極的支援を行う途中での対面指導が多忙でむずかしくなったことから，この方法を採用し，飲酒の行動変容が見られた事例を紹介する．

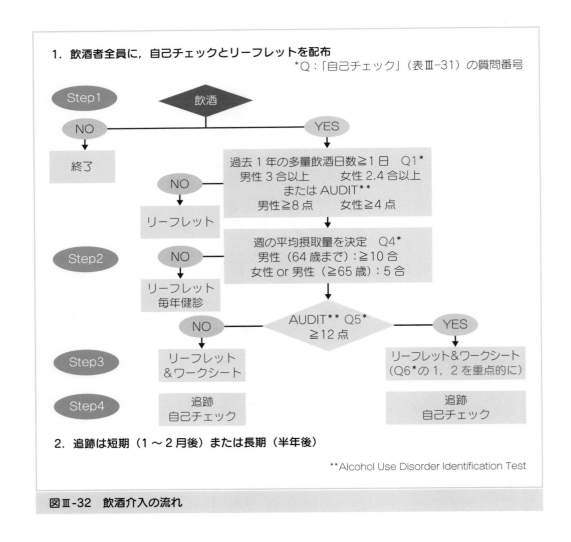

1. **飲酒者全員に，自己チェックとリーフレットを配布**

　　　　　　　　　　　　*Q：「自己チェック」（表Ⅲ-31）の質問番号

- Step1
  - 飲酒
    - NO → 終了
    - YES → 過去1年の多量飲酒日数≧1日　Q1*
      男性3合以上　　女性2.4合以上
      またはAUDIT**
      男性≧8点　　女性≧4点
- Step2
  - NO → リーフレット
  - 週の平均摂取量を決定　Q4*
    男性（64歳まで）：≧10合
    女性or男性（≧65歳）：5合
  - NO → リーフレット 毎年健診
- Step3
  - AUDIT** Q5*
    ≧12点
    - NO → リーフレット&ワークシート
    - YES → リーフレット&ワークシート
      （Q6*の1，2を重点的に）
- Step4
  - 追跡 自己チェック
  - 追跡 自己チェック

2. **追跡は短期（1～2月後）または長期（半年後）**

　　　　　　　　　　　　**Alcohol Use Disorder Identification Test

図Ⅲ-32　飲酒介入の流れ

表Ⅲ-54　飲酒コントロール用ワークシート

4週間だけ，できそうなことにチャレンジしてみましょう．この方法で半減した人たちがいます．

ステップ1　できそうなことを具体的に決める

下記の行動が「できている」か「できそう」か「できない」かを考えて，当てはまる欄に○を．
「頑張れば7～8割できそう」に○がついた項目から，実行すること（3～4つ）を決めます．

目標行動の具体例	できている	頑張れば 7～8割できそう	できそうもない
1.　飲酒の機会を減らす			
2.　飲酒量を減らす			
3.　1回に飲む量を決める			
4.　本当に飲みたい日だけ飲む			
5.　休肝日を決める			
6.　自分から誘わない			
7.　なるべく自宅で飲む			
8.　誘われたときに上手に断る			
9.　つがれるお酒は避けて，つぎ上手に			
10.　飲まなかった日の酒代を貯める			
11.　飲まない日に行うことを決める			
12.　適度に食べながら，ゆっくり飲む			
13.　水を飲みながら飲む			
14.　先に水や発泡水でのどの乾きを癒す			
15.　一部を，ノンアルコール飲料に置き換える			

ステップ2　決めた行動（番号も可）を目標欄に記入して，4週間，記録しながら実行する

記入日　　年　　月　　日

日にち								1週目							2週目
曜日								達成率							達成率
気がついたこと 気持ちや体調の変化															

日にち								3週目							4週目
曜日								達成率							達成率
気がついたこと 気持ちや体調の変化															

［記録のしかた］　　実行できた日は○，半分できた日は△，できなかった日は×を記入．
達成率は○を1点，△を0.5点，×を0点として合計得点を7点で割る．1週間の実行度の評価．

CASE ワークシートを使用し，気づきを得た困難事例

I さん，46 歳，男性，建築業，妻と子ども 2 人，義父母と同居

初回面接時：身長 170 cm，体重 67.5 kg，BMI 23.1 kg/m^2，腹囲 86.5 cm

状況：腹囲＋高血圧（139/100 mmHg）と高血糖（HbA1c 5.8％）のリスク 2 つで特定保健指導の積極的支援対象となった

指導期間：2011 年 9 月〜2012 年 6 月（面接 1 回，電話 3 回，手紙 2 回）

前年度に特定保健指導の利用あり

■背景

当院での特定保健指導の利用は 2 度目であり，前回の支援では食塩の過剰摂取（1 日平均 20 g 以上）と，問題飲酒（毎日 5 合以上），運動不足を指摘されていた．その後，熱中症の予防のためであっても過剰な食塩摂取は不要ということに気づき，減塩に取り組むことで 6 カ月後には血圧を 157/106 mmHg から 140/86 mmHg まで低下させたが，節酒や運動には消極的であり，減量は見られなかった．今回は，保険者からの利用勧奨を受けて来院した．

■初診時の状態，問題点とそれへの対応

前回と同様に健診結果や自らの健康に無関心であり，面接時の聞き取りから，以下のような生活習慣の問題点があげられた．昼食はコンビニ弁当が多く，弁当におにぎり 2 個とパンを追加するなど，炭水化物の重ね食べが見られた．帰宅後から就寝まで毎日 5 合以上の飲酒習慣があり，夕食の過食傾向と合わせると，夜の摂取エネルギーが過剰であることが一番の問題だと思われた．

それぞれの問題点に対しての考えや改善意欲を一つずつ確認し，本人が改善できそうだと感じたことには，どういった方法ならできるか，どのくらいの頻度ならできるか，どんなときに実行できなさそうかを検討し，取り組みを具体的にイメージできる

よう支援した．改善がむずかしいと感じていることには理由を聞き，飲酒や食事については適正量との比較をすることで，気づきを促した．飲酒は I さんにとって生活上の優先度が高く，毎日の晩酌と休日の宴会を楽しみにしていたため，この先も飲酒を楽しむためには節酒の必要があることを伝えたが，行動目標を設定するまでには至らなかった．家族に負担をかけたくないという気持ちがあり，取り組みは 1 人で行えることをとの希望も考慮して，①昼食のおにぎりを 1 個にする，②歩行 30 分を週 1 回，③腹筋 5 分を週 1 回，の 3 項目を行動目標に設定した．セルフモニタリングとして，毎日の体重計測と行動目標の取り組み状況を記録することとした（**表Ⅲ-55**）．

■その後の経過

約 1 カ月後の電話支援時には，週に 1 度の歩行と毎日の計測を実行していたが，腹筋はやりすぎて辛くなって，中断してしまっていた．面接時の行動目標のほかに，自発的にビール 350 mL を 1 本分減らすよう心がけているが，体重に変化がないとのことだった．そこで腹筋は回数を決めて実行することとし，摂取エネルギーと削減エネルギーの見直しが必要と考え，次回の来院時に食事記録を持参するよう提案した．

しかし，I さんの仕事が多忙になり，2 カ月後に予定していた面接による継続支援ができなくなった．面接の代わりに実施した電話支援では，多忙のために生活改善の優先度が下がり目標の実行が困難となり，体重の変化も見られなかったことがわかったため，口頭で自己コントロールの手段として飲酒コントロール用ワークシートの活用を勧め，シートを郵送した．

郵送してから約 1 カ月後にシートが返送され，自ら 4 つの行動目標を選択して飲酒習慣の改善に取り組んでいることが明らかとなった．シートの使用開始から 2〜3 週後には，ほとんどの目標において達成率が 70％を超えており，67 kg だった体重が 65 kg 台まで減少していた（**表Ⅲ-56**）．

電話支援でシートの使用によって気づいたことを

表Ⅲ-55　CASE の生活習慣の問題点と，気持ちの変化・対応

問題点	気持ち	対　応
健診結果や体型に問題を感じていない	体重は気にならないが，腹囲は夏に水着になることを考えると，減らしてもいいかなと思う	腹囲の減少でも検査値の改善が見込めることを伝える
昼食（コンビニ）の炭水化物の重ね食べ	昼食なら家族の手を煩わせず，自分で選択できるので，取り組みやすそう	【行動目標の設定】 ①昼食のおにぎりを 1 個にする
毎日，帰宅後から就寝まで 5 合以上の飲酒習慣	飲酒の優先度が高く，習慣の改善には消極的	飲酒の適量を提示し，今後も楽しく飲酒するために健康でいる必要性を伝える
夕食の過食	出されたものは食べないといけない，家族はあまり健康に関心がない	夕食と飲酒を合わせた摂取エネルギーを提示，1 日の推定エネルギー必要量と比較し，気づきを促す
運動習慣がない	平日は飲酒が優先だが，休日なら時間がとれるかもしれない	【行動目標の設定】 ②歩行 30 分を週 1 回 ③腹筋 5 分を週 1 回

表Ⅲ-56　CASE のワークシート記入例

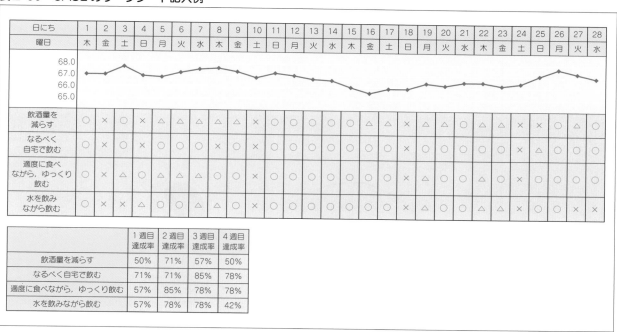

	1週目達成率	2週目達成率	3週目達成率	4週目達成率
飲酒量を減らす	50%	71%	57%	50%
なるべく自宅で飲む	71%	71%	85%	78%
適度に食べながら，ゆっくり飲む	57%	85%	78%	78%
水を飲みながら飲む	57%	78%	78%	42%

確認したところ，土曜日は外で飲酒する機会があるため×が多くなり，体重も増加しやすいこと，平日だけでも○印を増やすように少し気をつけただけで，これほどの体重減少が見られることがわかったと気づきを得ることができた．

　最終的な評価はさらに 2 カ月後に実施した．体重や腹囲の減少は見られなかったが，飲酒習慣の改善は継続できているようであった．さらに 1 年後の健診では，体重・腹囲ともにわずかではあるが減少しており，標準的な質問票の飲酒に関する問診項目も，これまで「毎日 3 合以上」と回答していたものが，「毎日 2 ～ 3 合未満」との回答に変化していた．

■まとめと考察

　I さんは健診結果や問題飲酒への自覚がなかった．そこで初回面接では，長く飲酒を楽しむためには飲酒習慣の改善が有益で，節酒は減量にも長くつながることを説明し，I さんの多量飲酒の現状に気づいてもらうことに重点をおいた．面接時の行動

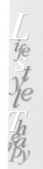

目標設定には，取り組みやすさや本人の希望，できそうなことを優先し，節酒は目標としなかったが，その後，自発的な節酒行動が認められた．しかし，それは減量には結びつかず，せっかくの取り組みの実感が得られなかった．行動目標の再検討が必要と思われたが，Ｉさんの環境が変わり多忙のため，来院や時間を要する電話支援が困難になった．

そこで前述のワークシートを紹介し，まずは4週間だけでもやってみてはどうかと勧めたところ，節飲酒と体重の関係に気づき，飲酒量の減少にもつながった．ワークシートは自らの生活習慣を振りかえり，できそうなことを自己判断して，1人でも目標に挑戦することが可能な様式になっている．A4用紙1枚と気軽に活用できる点と，4週間という短期間で効果を実感することができたのも，行動変容を後押しする形になったのではないかと思われる．

このように，面接時は問題の自覚がなさそうに見えても，内心は「できれば節酒したい」と思っている人は実際には多い．そのような場合は，飲酒のリスクの現状を短く告げ，節酒の過去の体験を尋ね，節酒の意志が認められれば，こんな方法もあるという簡単な提案に留めるのがよい．これがWHOやNIHが勧める短期行動カウンセリング（ブリーフインターベンションともいう）の内容である．動機づけ面接法（p.81 参照）にあるように，相手の心理的抵抗を招かない配慮が，依存や乱用に至らないクライアントにも重要となる．

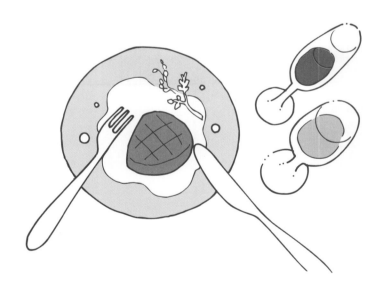

Ⅲ 文献

食行動の改善

1) 厚生労働省：21世紀における国民健康づくり運動（健康日本21・第2次），2012.
2) 足達淑子：99％成功するダイエット．法研，1995.
3) 足達淑子：ライフスタイル療法Ⅱ　肥満の行動療法．第2版，医歯薬出版，2012.
4) フードガイド（仮称）検討会：食事バランスガイド．
5) 厚生労働省：日本人の食事摂取基準．
6) 足達淑子監修：ビデオ　今より太らない．健康体力づくり事業財団，2002.

身体活動の促進

1) Dishman RK, Buckworth J：Increasing physical activity：a quantitative synthesis. Med Sci Sports Exerc 28：706-719, 1996.
2) Sallis JF, Owen NG：Physical Activity & Behavioral Medicine, p. 41-52, Sage Publications, Inc., 1999.
3) Sallis JF, Haskell WL, Wood PD, et al：Physical assessment methodology in the five-city project. Am J Epidemiol 121：91-106, 1985.
4) 山口幸生：生活習慣改善ノート．社会保険新報社，1999.
5) Sui X, LaMonte MJ, Laditka JN, et al：Cardiorespiratory fitness and adiposity as mortality predicters in older adults. JAMA 298：2507-2516, 2007.
6) Inoue M, Yamamoto S, Kurahashi N, et al：Daily total physical activity level and total cancer risk in men and woman：results from a large-scale population-based cohort study in Japan. Am J Epidemiol 168：391-403, 2008.
7) 厚生労働省：健康づくりのための身体活動基準2013，2013.

休養とストレス対処

1) 厚生労働省：労働安全法に基づくストレスチェック制度実施マニュアル2021.
2) 令和元年国民生活基礎調査.
3) Barlow, D.H., Rapee, R.M.：Mastering Stress, American Health Publishing Co., 1991.
4) マイケンバウム（上里一郎監訳）：ストレス免疫訓練-認知行動療法の手引き．岩崎学術出版，1989.
5) 足達淑子：健康日本21がめざす，ライフスタイルとしての「こころ」の健康．人間ドック20：968-974，2006.

睡眠

1) 足達淑子，山上敏子：慢性不眠の行動療法．精神神経学雑誌104：513-528，2002.
2) 厚生科学研究費補助金・障害保健福祉総合研究事業：睡眠障害対応のあり方に関する研究，13～15年度研究報告書（班長：大川匡子）.
3) 睡眠障害の診断・治療ガイドライン研究会：睡眠障害の対応と治療ガイドライン．じほう，2002.
4) Kryger, M.H., Roth, T., Dement, W.C. (Eds)：Principles and Practice of Sleep Medicine, 5th Ed., WB Saunders, 2011.
5) 足達淑子：ぐっすり眠る．不眠を克服する習慣改善法．健康行動出版，2002.
6) Hauri, P., Jarman, M., Linde, S.：No More Sleepless Nights Workbook, John Wiley & Sons Inc., 2001.
7) 足達淑子，国柄后子，谷山佳津子・他：職域の非対面の行動療法プログラムにおける目標行動設定とセルフモニタリング．産業衛誌52：276-284，2010.
8) Adachi Y, Sato C. Kunitsuka K, et al：A brief behavior therapy administered by correspondence improve sleep and sleep-related behavior in poor sleepers. Sleep and Biological Rhythms 6, 16-21, 2008.
9) National institutes of health. NIH state-of-the-science conference statement on manifestations and management of chronic insomnia in adults. NIH Consens Sci Statements 22, 1-30, 2005.
10) Morin CM, Bootzin RR., Buysse DJ, et al：Psychological and behavioural treatment of insomnia：Update of the recent evidence (1998-2004). Sleep 29：1398-1414, 2006.
11) Espie CA："Stepped Care"：A health technology solution for delivering cognitive behavioral therapy as a first line insomnia treatment.Sleep 32：1549-1558, 2009.

禁煙支援

1) 米国保健省編（小田清一訳著）：アメリカ禁煙事情—米国式禁煙法とその評価．社会保険出版社，1990.
2) 大島　明，中村正和：禁煙支援プログラムの開発とその評価．行動変容のパフォーマンス．日本保健医療行動科学会年報10：86-97，1995.
3) 中村正和：行動科学と禁煙指導．日本総合健診医学会誌26：190-192，1999.
4) 喫煙と健康問題に関する検討会：新版喫煙と健康．保健同人社，p.316-346，2002.
5) 日本循環器学会，日本肺癌学会，日本癌学会，日本呼吸器学会：禁煙治療のための標準手順書（第6版），2014.（日本循環器学会，日本肺癌学会，日本癌学会，日本呼吸器学会の各ホームページで閲覧可能）
6) 厚生労働省：禁煙支援マニュアル（第二版），2013.
7) 日本禁煙推進医師歯科医師連盟：J—STOPホームページ（http://www.j-stop.jp，2014年9月2日アクセス）.
8) U.S. Department of Health and Human Services. The health benefits of smoking cessation. A Report of the Surgeon General. Centers for Disease Control. Center for

Chronic Disease Prevention and Health Promotion. Office on Smoking and Health. DHHS Publication No.（CDC）90-8416, 1990.

9) Fiore MC, Jaén CR, Baker TB, et al：Treating tobacco use and dependence：2008 update. Clinical Practice Guideline. Rockville：US Department of Health and Human Services. Public Health Service, 2008.

10) ジェイムス・プロチャスカ・他（中村正和監訳）：チェンジング・フォー・グッド. 法研, 2005.

11) Heatherton TF, Kozlowski LT, Frecker RC, et al：The Fargerström Test for Nicotine Dependence：a revision of the Fargerstrom Tolerance Questionnaire. Br J Addict 86：1119-1127, 1991.

12) Kasza KA, Hyland AJ, Borland R, et al：Effectiveness of stop-smoking medications：findings from the International Tobacco Control（ITC）Four Country Survey. Addiction 108：193-202, 2013.

13) 厚生労働省中央社会保険医療協議会総会：診療報酬改定結果検証に係る特別調査（平成21年度調査）ニコチン依存症管理料算定保険医療機関における禁煙成功率の実態調査報告書. 平成22年6月2日.（https://www.mhlw.go.jp/shingi/2010/06/dl/s0602-3i.pdf, 2021年5月18日アクセス）

飲酒のコントロール

1) World Health Organization：Strategies to reduce the harmful use of alcohol 2010.

2) 日本アルコール関連問題学会, 日本アルコール・薬物医学会, 日本アルコール精神医学会編：簡易版アルコール白書. p.9-27, 2010.

3) National Institutes of Health：Helping Patients Who Drink Too Much：A Clinician's Guide. Updated 2005 edition.

4) 足達淑子, 上野くみ子, 永本博子・他：健診受診男性におけるAUDIT得点と節酒意向との関連, 日健教会誌 21：216-224, 2013.

5) 足達淑子：簡素な飲酒習慣改善法を取り入れた保健指導. 保健の科学 55：298-303, 2013.

6) 足達淑子, 上野くみ子, 深町尚子・他：勤労女性における飲酒の心理行動特性と節酒意向に影響する要因. 臨床栄養 124：243-248, 2014.

7) 足達淑子, 田中みのり, 高梨愛子・他：職域における通信による飲酒行動変容プログラムの長期効果. 公衆衛生 76：250-254, 2012.

8) 肥前精神医療センター：アルコール問題早期介入のストラテジー　HAPPYプログラム使用マニュアル. 第4版, 2014.

9) 日本医療研究開発機構「アルコール依存症への地域連携による早期介入と回復プログラムの開発に関する研究」（研究代表者：樋口　進）早期介入地域モデル作成研究グ

ループ　研究分担者：杠岳　文, 福田貴博. 職場のアルコール問題早期介入マニュアル. 2020.

実践例・1

1) 国柄后子, 山津幸司, 足達淑子：選択メニューによる6つの生活習慣変容プログラム, 職場における簡便な通信指導. 日公衛誌 4：525-534, 2002.

2) 足達淑子, 国柄后子：変えたいことは何ですか-8つのライフスタイルから. 健康行動出版, 2004.

3) 足達淑子, 国柄后子, 山津幸司：通信による簡便な生活習慣改善プログラム—1年後の減量と習慣変化. 肥満研究 12：19-24, 2006.

4) Adachi Y, Kunitsuka K, Yamatsu K, et al：Long-term effects of brief behavior therapy for sleep habits improvement in a work place by correspondence. Sleep and Biological Rhythms 2：69-71, 2004.

5) 厚生労働科学研究費補助金健康科学総合研究事業：行動科学に基づく簡便な生活習慣改善プログラムの開発と効果の検討（主任研究者：足達淑子）, 平成14〜16年度報告書.

実践例・2

1) 日本禁煙学会編：禁煙学 Tobacco Control Advocacy, 第2版. 南山堂, 2010.

2) Taniguchi C, Tanaka H, Oze I, et al：Factors associated with weight gain after smoking cessation therapy in Japan. Nurs Res 62：414-421, 2013.

3) ウイリアム・R・ミラー, ステファン・ロルニック（松島義博, 後藤　恵訳）：動機づけ面接法　基礎・実践編. 星和書店, 2007.

実践例・3

1) 朽木　勤, 小野寺由美子, 江夏直子・他：健診受診時に実施した行動科学的健康づくり支援の効果. 総合健診 40：146, 2013.

2) 朽木　勤, 小野寺由美子, 江夏直子・他：健診受診時に実施した非肥満者に対する運動支援の重要性. 体力科学 61：697, 2012.

3) 小野寺由美子, 朽木　勤, 江夏直子・他：運動学習支援プログラムによる運動継続と動脈硬化改善効果. 総合健診 35：176, 2008.

4) 朽木　勤, 永松俊哉, 小野寺由美子・他：MYプロジェクト研究 地域の運動支援プログラム開発-運動健診でみる効果. 体力科学 55：804, 2006.

5) 永松俊哉, 朽木　勤, 泉水宏臣・他：MYプロジェクト研究 地域の運動支援プログラム開発—中高年の生活習慣病リスクファクターに対する効果. 体力科学 55：784, 2006.

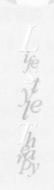

IV 病態別のアプローチ

　本章では，体重コントロール，高血圧，脂質異常症，糖尿病，食行動異常とうつ病をとりあげた．総論部分は増刷ごとに治療ガイドラインの改定を反映してきたが，今回の改訂では，より簡潔に要点を絞った記述に統一した．

　体重コントロールは，健康増進と生活習慣病の行動療法の原型である．特定保健指導の開始以降，行動療法による減量指導は普及したものの，「たった1〜2kgの減量」を達成することの困難さを実感された方も多いと思う．中川氏の企業における減量支援の実践例には「やる気」を引き出すヒントと，情報技術活用の可能性が示されている．

　高血圧については，総論には2019の最新のガイドラインを反映した．渡辺氏の内科クリニックでの実践例では，週1回の非常勤での外来指導でも，丁寧な生活支援が可能であることがわかる．

　糖尿病については，管理栄養士の幣氏に，大学病院の糖尿病センターでの実践例をまとめていただき，足達の糖尿病教室での個別面接の記録を掲載した．本項では行動療法が医師との共有指針となっていること，初診時の関係構築に重点をおいていることに注目していただきたい．大きな病院と診療所では患者の特徴や治療のパスが異なるとは思うが，大切な基本は同じである．指導（治療）者は，行動理論を学習したうえで実践を重ねることで，効果が実感できるようになるはずである．

　食行動異常については，最新の理論や強化認知行動療法を紹介した．神経性無食欲症（やせ症）の症例をお願いした米田氏は看護における認知行動療法の草分けともいえる方である．病棟における認知行動療法は，綿密な治療計画に基づいた具体的な看護方針を全員で共有する必要があり，看護師の役割の重要さがよくわかる．また治療意欲がはっきりとしない患者を治療に導入していく過程にも注目していただきたい．

　うつ病は最も多く見られるメンタル不調であり，III章の休養・ストレス対処や不眠とも関連が深い．今回は実臨床の視点から，治療上の要点を整理した．実践編は大垣氏がソーシャルワーカーの立場で行った脳卒中のリハビリで入院中の患者の処遇をめぐる問題と，うつ病の母親に子どもへの対処法を指導した2例である．1例目はソーシャルワークの典型例であり，2例目はやや変則的だが，大垣氏が認知行動療法を仕事の基本としていることから遭遇した事例であり，精神保健相談や心理療法などで参考になると思う．

　　　　　　　　　　　　　　　　　　　　　　　　　　　　（足達）

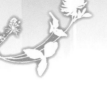

Lifestyle Therapy

1 体重コントロール

 **体重コントロールは健康増進と
生活習慣病の予防の原型**

　現在，日本人男性ではどの年代でも肥満者が増加し，一方，若い女性では不必要なやせが問題になっている．体重には社会文化的な影響も強く，先進国では細さが美と若さの象徴とされやすい．多くの健康プログラムでは参加目的の第1位に減量があげられるし，自己流ダイエットを試みる人も多い．肥満の有無にかかわらず，体重コントロールは健康増進と生活習慣病の予防の基本である．

　そして，肥満の行動療法は，糖尿病や脂質異常症，高血圧などのライフスタイル療法の原型で，メタボリックシンドローム（以下 MetS）でも同様である．「健康日本21（第2次）」では，「20〜60歳代男性肥満者を31.2%から28%以下に」を目標とし，高血圧と糖尿病の予防効果を期待している．

 内臓脂肪の減少が肥満治療の目標

　肥満の定義は BMI 25 以上だが，MetS では内臓脂肪の蓄積を重視し，ウエスト周囲長が男性で 85 cm，女性で 90 cm 以上を腹腔内脂肪蓄積の基準とした．「肥満症診断基準 2011」では BMI 25 以上で 11 種類の健康障害を合併するものを治療対象となる肥満症と定義し，内臓脂肪型肥満とウエスト周囲長を重視している（**表IV-1，図IV-1**）．

　特定健診・特定保健指導では，MetS のリスク数で対象者を階層化し，内臓脂肪減少のための行動変容教育支援を行うこととなった．

 **軽度の減量でも効果がある.
長期の維持をめざす**

　内臓脂肪は蓄積しやすいが，逆に分解もしやすい．肥満症や MetS では数 kg の体重の減少（初期体重の 3〜5%）で，血糖値，血圧値，血中脂質が大きく改善する人が少なくない．しかし，減量も，減量後の体重維持も容易ではない．そこで最近は，減量目標がより現実的な数値に設定されるようになっている．

　「肥満症診療ガイドライン 2016」では新たに BMI ≧ 35 で健康障害や内臓脂肪蓄積をともなうものを「高度肥満症」と定義し，減量目標を肥満症では現体重の 3% 以上，高度肥満症でも 5〜10% と控えめに設定し，行動療法を両者の共通治療として強調している（**図IV-2**）．

 **予防が大切. 太り気味なら,
いまより太らないこと**

　普通体重の範囲内にある人にも，体重コントロールは必要である．成人では，20 歳以降の体重変化に注目したい．以前より太った人，いまも太り続けている人は要注意である．このままの生活や習慣を続ければ，太り続ける危険が大きいからである．ライフサイクルの中でとくに太りやすい時期は，男性では就職，結婚，女性では妊娠/出産，更年期，退職時などである．いったん太ってしまうと，やせるのはむずかしいこと，予防が一番楽であることを理解させ，せめて定期的な体重測定を習慣にして太らないよう注意を促したい．

表Ⅳ-1　肥満の判定と肥満症の診断基準

肥満度分類		
BMI	判定	WHO 基準
BMI<18.5	低体重	Underweight
18.5≦BMI<25.0	普通体重	Normal range
25.0≦BMI<30.0	肥満（1 度）	Preobese
30.0≦BMI<35.0	肥満（2 度）	Obese class Ⅰ
35.0≦BMI<40.0	肥満（3 度）	Obese class Ⅱ
40.0≦BMI	肥満（4 度）	Obese class Ⅲ

肥満の定義

脂肪が過剰に蓄積した状態で体格指数（BMI）≧25

肥満症の定義

医学的に減量を必要とする病態（疾患単位）
肥満に起因 / 関連する健康障害を合併するか，その合併が予測される場合

肥満症の診断

肥満（BMI≧25）で，以下のいずれかの条件を満たすもの
1）肥満に起因 / 関連し，減量を要する（減量で改善する，または進展が防止される）健康障害を有する
2）健康障害を伴いやすい高リスク肥満
ウエスト周囲長のスクリーニングにより内臓脂肪蓄積を疑われ，腹部 CT 検査によって確定診断された内臓脂肪型肥満

Ⅰ．肥満症の診断基準に必須な健康障害
1）耐糖能障害（2 型糖尿病・耐糖能異常など）
2）脂質異常症
3）高血圧
4）高尿酸血症・痛風
5）冠動脈疾患：心筋梗塞，狭心症
6）脳梗塞：脳血栓症・一過性脳虚血発作（TIA）
7）非アルコール性脂肪性肝疾患（NAFLD）
8）月経異常・不妊
9）閉塞性睡眠時無呼吸症候群（OSAS）・肥満低換気症候群
10）運動器疾患：変形性関節症（膝，股関節）・変形性脊椎症，手指の変形性関節症
11）肥満関連腎臓病
Ⅱ．診断基準には含めないが，肥満に関連する健康障害
1）悪性疾患：大腸がん，食道がん（腺がん），子宮体がん，膵臓がん，腎臓がん，乳がん，肝臓がん
2）良性疾患：胆石症，静脈血栓症・肺塞栓症，気管支喘息，皮膚疾患，男性不妊，胃食道逆流症，精神疾患
Ⅲ．高度肥満症の注意すべき健康障害
1）心不全
2）呼吸不全
3）静脈血栓
4）閉塞性睡眠時無呼吸症候群（OSAS）
5）肥満低換気症候群
6）運動器疾患

（日本肥満学会：肥満症診療ガイドライン 2016 より改変）

減量への準備性を考え，動機を高める

減量の動機は，やせたい理由，以前の減量体験，肥満の理解，食事や運動習慣改善への意向などから推測できる．「なぜ減量が必要か」を強調するだけでなく，「どのようにしたらよいか」を具体的に示すとよい．本人が「無理なくできそう」と思えば「やってみよう」と気持ちや態度が変化することも多い．高血糖や高血圧の改善には，1 ～ 2 kg のわずかな減量で効果があることも強調したい．

運動の必要性を十分理解させる

運動による消費エネルギーは大きくはないが，減量と減少体重の維持に身体活動の増強は不可欠である．減食による基礎代謝率の低下や筋肉減少を防ぐためにも，開始時から有酸素運動や筋力運動を組み合わせて導入するのがよい．ストレス軽減，不安やうつ気分の改善，認知機能改善もあり，空腹時の過食予防も期待できる．しかし，特に高度肥満や不活動だった人では，最初は慎重に，けがややりすぎのないように注意する．筆者が経験した減量希望者の多くでは，過食よりも不活動が目立ち，

運動の実践は食事改善よりも困難な傾向にあった．ストレッチや日常生活を活発にするなどから始め，その効果が実感できるように指導する．

減量はゆっくりと，6 カ月で体重の3 ～ 10％減をめざす

肥満者での減量のゴールは，初期体重とウエスト周囲長の−3％が一応の目安で，糖尿病でも同様である．NIH（米国国立衛生研究所）も数 kg，−5％程度の減量維持による血糖・脂質低下の根拠を明示した．治療のガイドラインでも，以前より現実的な減量目標が推奨されている（表Ⅳ-2）．

非肥満者では，本人のベスト体重か BMI 24（標準体重の 110％）がさしあたりの目標になる．減量速度も月に 1 ～ 2 kg が理想的で，1 カ月に体重の 5％を超えない．また最初の 1 カ月以内に，本人が減量効果を自覚できないと努力は続きにくい．特定保健指導での筆者の経験からはその値は 1.5 kg であった．

意欲がもっとも高い指導初期に食事と運動行動の変化を生じさせ，さらにそれを強化しないと，行動は逆戻りする．

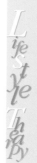

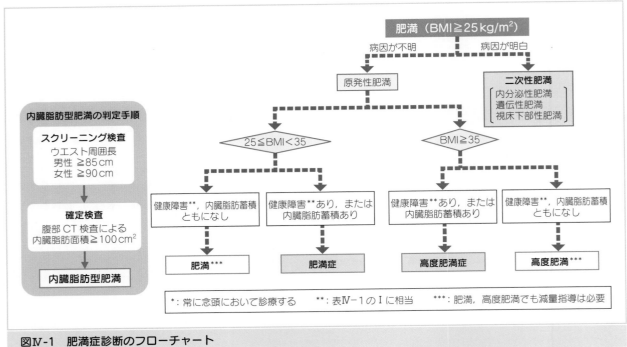

図IV-1 肥満症診断のフローチャート

（日本肥満学会：肥満症診療ガイドライン 2016 より改変）

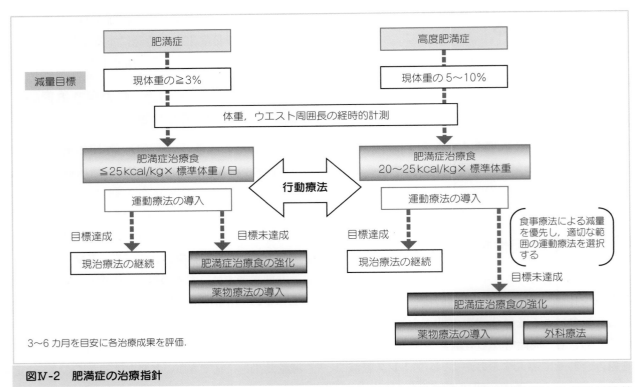

図IV-2 肥満症の治療指針

（日本肥満学会：肥満症診療ガイドライン 2016 より改変）

やせる必要のない人では，誤った減量法の害を強調する

　若い女性の美容目的の減量は極端で過激になり

やすい．筆者らの研究では，BMI 20 未満で減量を希望する人は，食事も運動も習慣がより不良な傾向にあった．正しい体重コントロールの知識教育，な

表IV-2　治療の方針

- ●準備性を重視（ステージ理論）
- ●ゆっくりとした減量（1〜2 kg/ 月）
- ●無理のない目標（半年で 5〜10％）
- ●ライフスタイルの改善
- ●維持（再発予防）療法

表IV-3　ライフスタイル介入

- ●行動療法は中等度減食（≧500 kcal/ 日）と身体活動増強（有酸素運動≧150 分 / 週）の習慣化に
- ●構造化されたプログラムでは，食事・運動の目標を達成させる行動技法を導入
- ●専門治療で 6 カ月（最低 14 セッション）で平均 8 kg（初期体重の 5〜10％）の短期効果
- ●1 年後も治療継続（最低 2 カ月に 1 度）すればさらに 1〜2 kg の減量が可能
- ●医学管理下での超低エネルギー食（＜800 kcal）や食事代替品により約 3 カ月で 14〜21 kg と他より大きく減量し，その後介入しないと 21〜38 週で 3.1〜3.7 kg 体重増加する

エビデンスレベルが高と判断された項目を抜粋
〔Managing Overweight and Obesity in Adults.
Systematic evidence review from the obesity expert panel 2013（NHLBI）〕

かでも極端な減量はリバウンドと太りやすい体質につながること，および食行動異常への危険があることを警告し，習慣改善を促すのがよい．

肥満の行動療法は過食の治療から始まった

1960 年代初期の肥満の行動療法は代表的な 2 つの仮説にもとづいていた．それは，肥満者は生理的な空腹感（内因）よりも食べ物の好みや時間などの外的刺激（外因）に影響されやすいという外的要因説と，早食い，大食いなど肥満者に特有な食べ方があるという考えであった．

そこで，食べたくなる刺激を制御（刺激統制）し，ゆっくりと食べさせ（食べ方の修正），食べずにがまんさせ（反応妨害），それを自分で記録する（セルフモニタリング）などの方法が最初に用いられた．

これが肥満の行動療法の基本技法である．この方法が劇的に有効であったことから研究が一気に進んだ．

現在の行動療法は，より総合的に包括的に

その後の研究で，行動療法は動機づけに優れ，安全であること，他の治療に比べて維持が 1 年は

良い（4 倍）ことなどが示された．

米国 NIH は，包括的ライフスタイル介入（comprehensive lifestyle intervention）として食事・運動療法を実践させるために行動療法が必須であり，半年で 8 kg（5〜10％）までの体重減少をもたらし，1 年後以降も続けることでさらに減量が可能であるとのエビデンスを示した（表IV-3）．最近は，高度肥満，超低エネルギー食との併用，外科治療における適用など，適用の対象がより広範に研究されてきている．

また，社会技術訓練や認知再構成法も取り入れられるようになり，運動や社会的サポートが加わるなど，ますます包括的なプログラムになっている（図IV-3）．

肥満の行動技法は，生活習慣病に共通

行動療法の利点は，意欲を高め，実行させるための具体的な方法があることで，アドヒアランスを良好に保つことにある．これにはオペラント強化（p.10 参照）をよく理解することが大前提である．

具体的な行動技法は，糖尿病や脂質異常症，禁煙，適正飲酒などに共通であるし，過食症にも用いられている（p.14 表I-6 参照）．

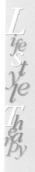

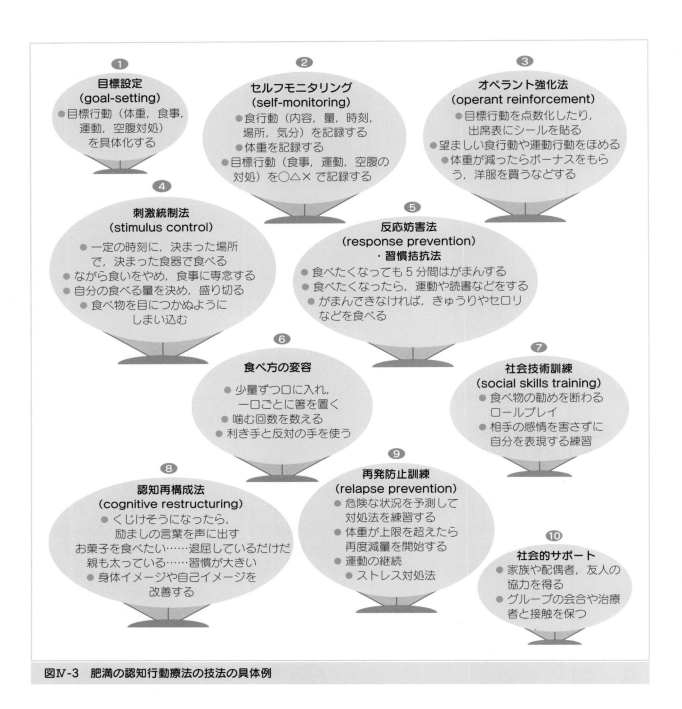

図Ⅳ-3　肥満の認知行動療法の技法の具体例

①
目標設定
(goal-setting)
● 目標行動（体重，食事，運動，空腹対処）を具体化する

②
セルフモニタリング
(self-monitoring)
● 食行動（内容，量，時刻，場所，気分）を記録する
● 体重を記録する
● 目標行動（食事，運動，空腹の対処）を○△×で記録する

③
オペラント強化法
(operant reinforcement)
● 目標行動を点数化したり，出席表にシールを貼る
● 望ましい食行動や運動行動をほめる
● 体重が減ったらボーナスをもらう，洋服を買うなどする

④
刺激統制法
(stimulus control)
● 一定の時刻に，決まった場所で，決まった食器で食べる
● ながら食いをやめ，食事に専念する
● 自分の食べる量を決め，盛り切る
● 食べ物を目につかぬようにしまい込む

⑤
反応妨害法
(response prevention)
・習慣拮抗法
● 食べたくなっても5分間はがまんする
● 食べたくなったら，運動や読書などをする
● がまんできなければ，きゅうりやセロリなどを食べる

⑥
食べ方の変容
● 少量ずつ口に入れ，一口ごとに箸を置く
● 噛む回数を数える
● 利き手と反対の手を使う

⑦
社会技術訓練
(social skills training)
● 食べ物の勧めを断わるロールプレイ
● 相手の感情を害さずに自分を表現する練習

⑧
認知再構成法
(cognitive restructuring)
● くじけそうになったら，励ましの言葉を声に出す
お菓子を食べたい……退屈しているだけだ
親も太っている……習慣が大きい
● 身体イメージや自己イメージを改善する

⑨
再発防止訓練
(relapse prevention)
● 危険な状況を予測して対処法を練習する
● 体重が上限を超えたら再度減量を開始する
● 運動の継続
● ストレス対処法

⑩
社会的サポート
● 家族や配偶者，友人の協力を得る
● グループの会合や治療者と接触を保つ

 ## セルフマニュアルや非対面指導でも効果がある

これまでの経験から，最低，目標行動の設定とセルフモニタリングだけでも着実に実行できれば，それなりの減量効果が期待できることがわかった．たとえば，体重と目標行動の記録用紙を毎月提出させる通信指導の場合は1年間で平均3kg，1ヵ月間だけのより簡便な方法の場合は平均1kg（1年後まで維持），個別助言をコンピュータで自動出力するプログラムでは6カ月後に平均2.2kgの減量，などである．最近は，webプログラムの開発も進んでいる．これらの方法を対面指導のツールとして使いこなせば，より効率的な指導が可能である．

肥満者への質問票の例を**表Ⅳ-4**に示す．

```
                            ⟨ おたずね ⟩
```

❶ 太りだした経過をおたずねします

　1）いつ頃から太りだしましたか　　　　子どもの頃から　　　　　　（　　　）歳頃から

　2）そのきっかけは何ですか
　　　　ア）結婚　　　イ）妊娠・出産　　　ウ）病気・手術　　　エ）運動をやめた　　　オ）勤めをやめた
　　　　カ）子どもや年寄りに手がかからなくなった　　　キ）タバコをやめた
　　　　ク）酒の量が増えた　　　ケ）食べる量が増えた　　　コ）閉経　　　サ）とくに思い当たらない
　　　　シ）その他（　　　　　　　　　　　　　　　　）

　3）いちばん太っていたのは　　　　　　（　　　）歳頃（　　　）kg　　　　現在（　　　）kg

❷ どのくらい太っていますか

　1）自分ではどう思いますか
　　　　　　ア）かなり太っている　　　イ）太っているほう　　　ウ）やや太め　　　エ）普通
　　　　20歳頃の体重は何kgでしたか　（　　　）kg

　2）あなたの標準体重は何kgですか　　（　　　）kg　　　知らない

　3）定期的に体重を測っていますか　　　いる（毎日，週1回，月1回）　いない

　4）いまは1年前と比べて　　　　　　太った（　　　）kg　　やせた（　　　）kg　　同じ

❸ いままでやせるための努力をしたことがある方におたずねします

　1）どんなことをしましたか　　　　　（　　　　　　　　　　　　　　　　　　　　　　　　）

　2）それはいつ頃ですか　　　　　　　（　　　）歳頃　　　（　　　）歳頃　　　（　　　）歳頃

　3）いままで何回くらい試しましたか　（　　　）回

　4）どの程度効果がありましたか　　　（　　　）kg　　　　　やせた　　　　　　やせなかった

　5）その後，体重は　　　　　　　　　維持している　　　　元に戻った　　　　さらに太った

❹ 現在，太らないために気をつけていることがありますか

❺ あなたの肉親や家族に太った方はいませんか

　　いる（　　　　　　　　　　　）　いない

　　ご主人（奥さん）の身長は（　　　）cm，体重は（　　　）kg

❻ 以下の質問にお答えください

　1）何kg減らしたいと思いますか　　　（　　　）kg

　2）実際には何kg減らせると思いますか（　　　）kg

　3）太っていることをご家族は何か言いますか
　　　　ア）やせたほうがよい　イ）いまのままでよい　ウ）何もなし　エ）そのほか（　　　　　　　　）

　4）やせるために自分でできそうなことは何ですか

　5）どうしてもむずかしいことは何ですか

減量したらどんなことが良くなりそうですか．また，減量のために犠牲にしなくてはいけないことがどれだけありますか．思いつくだけ書いてください．

　　　　　　　減量の利点　　　　　　　　　　　　　　　　　犠牲にすること
　　──────────────────　　　　　　──────────────────
　　──────────────────　　　　　　──────────────────
　　──────────────────　　　　　　──────────────────
　　──────────────────　　　　　　──────────────────

減量プログラム（オプション）では習慣を変えるために，目標を立てたり記録をとったりします．参加する意志はありますか．
　　　　するつもりはない　　　　　　始めてみないとわからない　　　　　がんばって参加したい

2 高血圧

 高血圧は最大の生活習慣病.
血圧コントロールの対象者が倍増

　高血圧は心血管病（脳卒中や心疾患）の最大の危険因子である．その有病率は加齢とともに上昇し，男性では50歳，女性では60歳を超えると半数以上となる．日本では脳卒中予防を目的に，1960年代から早期発見・早期治療（二次予防対策）と減塩運動（一次予防対策）が組織的に行われてきた．その結果，脳卒中死亡率は大きく減少したものの，なお4,300万人の高血圧者のうち管理不能の者が3,100万人と70％を超えている．日本人では食塩摂取量の影響が大きいが，近年は男性において肥満に伴う高血圧も増加している．「高血圧治療ガイドライン2019」（以下，ガイドライン）では，正常血圧の基準を2014年のガイドラインからさらに下げ，以前の正常を正常高値に，正常高値を高値血圧と分類した．血圧管理の対象を高血圧患者だけでなく，高値血圧者や正常高値者に広げ，血圧の全てに拡大するなど，予防的視点を重視している（表Ⅳ-5）．

表Ⅳ-5　成人における血圧値の分類

分類	診察室血圧（家庭血圧）mmHg		
	収縮期血圧		拡張期血圧
正常血圧	<120（115）	and/or	<80（75）
正常高値血圧	120～129（115～124）	and/or	<80（75）
高値血圧	130～139（125～134）	and/or	80～89（75～84）
Ⅰ度高血圧	140～159（135～144）	and/or	90～99（85～89）
Ⅱ度高血圧	160～179（145～159）	and/or	100～109（90～99）
Ⅲ度高血圧	≧180（160）	and/or	≧110（100）

（日本高血圧学会高血圧治療ガイドライン作成委員会：高血圧治療ガイドライン2019より作成）

 血圧の自己測定は，血圧管理の
第一歩

　家庭血圧値の継続的な計測は，診療所や健診などでの測定値よりも信頼できる血圧管理の指標である．血圧値は状況によって刻々と変化するので，自宅での一定条件下の測定が望ましい．最近は15～30分間隔で自動的に測定する24時間自由行動下血圧測定も実用化され，白衣高血圧や診察室で低くなる仮面高血圧の診断に用いられている．家庭血圧測定は一種のセルフモニタリングであり，患者手帳もかなり普及している．自動血圧計のなかでは，上腕式のほうが精度は高いが，手首式でも心臓の位置に固定するなど正しく用いれば，その測定値は参考になる．

　家庭血圧値の研究は日本が世界をリードしており，家庭血圧計の普及率は4,000万台以上と推定されている．血圧が気になる人には，生活習慣改善とともに，血圧の自己測定法を勧めたい．その際，①実際の血圧計を使い，正しい測定法を実地でマスターさせる．そして，②一喜一憂せず，値を観察できるように血圧の変動を理解させる，この2つが肝要である（表Ⅳ-6）．

表Ⅳ-6　血圧の自己測定法

- 朝晩2回測定する
　朝は起床後1時間以内，排尿後・朝食前で服薬前に，夜は就床前に
- 座位で1～2分安静にした後に測定する
　背筋を伸ばし，利き腕の反対側に腕帯を
- 上腕式の血圧計を用い，心臓の高さで水平に腕帯が心臓の高さになるように前腕を伸ばす
- 原則2回測定した平均値

表Ⅳ-7　診察室血圧にもとづいた脳心血管病リスク層別化

血圧分類 リスク層	高値血圧 130～139/80～89 mmHg	Ⅰ度高血圧 140～159/90～99 mmHg	Ⅱ度高血圧 160～179/100～109 mmHg	Ⅲ度高血圧 ≧180/≧110 mmHg
リスク第一層 予後影響因子*がない	低リスク	低リスク	中等リスク	高リスク
リスク第二層 年齢（65歳以上），男性，脂質異常症， 喫煙のいずれかがある	中等リスク	中等リスク	高リスク	高リスク
リスク第三層**	高リスク	高リスク	高リスク	高リスク

*予後影響因子
　A　脳心血管病の危険因子（65歳以上，男性，喫煙，脂質異常症，糖尿病）
　B　臓器障害/脳心血管病（脳出血，脳梗塞，心筋梗塞，非弁膜性心房細動，蛋白尿）
**リスク第三層
　脳心血管病既往，非弁膜症性心房細動，糖尿病，蛋白尿のあるCKDのいずれか，または，リスク第二層の危険因子が3つ以上ある
（日本高血圧学会高血圧治療ガイドライン作成委員会：高血圧治療ガイドライン2019より作成）

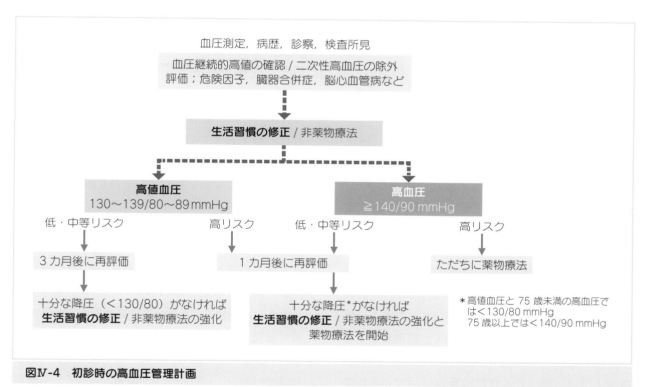

図Ⅳ-4　初診時の高血圧管理計画

（日本高血圧学会高血圧治療ガイドライン作成委員会：高血圧治療ガイドライン2019より作成）

 ## 高血圧におけるライフスタイル改善は総合的に

　高血圧治療は，危険因子および高血圧による臓器障害の有無でのリスク評価（**表Ⅳ-7**）にもとづいて計画するが，リスクがどのレベルにあっても，生活習慣修正が第一段階の治療となる（**図Ⅳ-4**）．**表Ⅳ-7**の高値血圧の低・中等リスクでは3カ月後，高リスクの高血圧以外は1カ月後に降圧効果を評価し，不十分であればさらに習慣修正などを強化したり，薬物療法を開始したりする．生活習慣改善により1カ月後という比較的短期に降圧効果が得られることを，筆者も非対面プログラムで経験した．

　薬物療法の効果を高めるためにも，生活習慣改善は重要である．生活習慣のうち，減塩，減量，運動，節酒は降圧効果が明らかで，強く勧められている．しかし最近の研究は，ライフスタイルへの複合

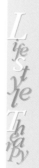

表IV-8　高血圧におけるライフスタイル改善

1.　食塩制限 6 g/ 日未満	4.　運動療法：心血管病のない者が対象
2.　野菜・果物の積極的摂取*	有酸素運動を中心に定期的に（毎日 30
飽和脂肪酸，コレステロールの摂取を控える	分または 180 分 / 週以上）行う
多価不飽和脂肪酸，低脂肪乳製品の積極的摂取	5.　節酒：エタノールで，男性 20 〜 30 mL/ 日以下，
3.　適正体重の維持：BMI が 25 未満	女性 10 〜 20 mL/ 日以下
	6.　禁煙　（受動喫煙の防止も含む）

*腎障害あるものでは除く，肥満者・糖尿病患者では適正エネルギー摂取の範囲内とする
（日本高血圧学会高血圧治療ガイドライン作成委員会：高血圧治療ガイドライン 2019 より作成）

的介入法が盛んになってきており，90％近くを占める本態性高血圧では，血圧上昇のメカニズムや要因に個人差が大きいので，**表IV-8** に示すような食事，運動，飲酒，禁煙などの複合的な生活習慣修正がより効果的とされている.

食事は減塩と積極的な野菜摂取を中心に

「高血圧には減塩」をスローガンに日本では減塩指導が推進され，実際，食塩摂取は明らかに減少した．しかし 1980 年代半ば以降は減少率が鈍り，令和元年国民健康・栄養調査では，成人の摂取量は平均で 10.1 g（男性 10.9 g，女性 9.3 g）であった．どの年代も男性が女性より平均 1 〜 2 g 多く，男女とも 60 歳代（男性 11.5 g，女性 10.0 g）の摂取量がもっとも多い．「健康日本 21（第 2 次）」の目標値は 8 g であり，ガイドラインでは 6 g 未満が目標である．食塩摂取の個人差は大きく，摂取量を正しく評価するには尿検査や食事調査が用いられる．指導上では，調味料，食塩の多い食品などの知識教育と，個々の食事内容に応じた改善点の具体化が必要である.

とくに外食や外での飲酒機会の多い男性では，**図IV-5** のように麺類や丼物，酒のつまみに含まれる食塩量を具体的に示し注意を喚起したい．また味覚は一種の習慣で，1 〜 2 週間程度で薄味に慣れることを強調するとよい．さらに食品には栄養表示のナトリウム量の 2.54 倍の食塩が含まれることを周知したい．野菜摂取ではカリウムを多く含む食品を例示し，実際の料理で望ましい摂取量を把握さ

せる．果物も 1 日に適量（りんご半個程度）の摂取を勧める．炭水化物やたんぱく質について適量のバランス良い摂取を指導することはいうまでもない.

一般的な優先順位は運動，体重コントロール，適正飲酒の順？

明らかな肥満や多量飲酒の場合を除き，一般的な日本人では，減塩の次に重視すべき生活習慣改善は有酸素運動の促進であろう．毎日 30 〜 45 分の早歩きを 10 週間続けると平均−11/−6 mmHg 降圧する．高齢者や心臓病などがある場合，180/110 mmHg 以上のⅢ度高血圧の場合は医師の判断に従うよう指導する．有酸素運動の効果は大きいが，これまで不活動であった者では，軽度の歩行であっても疲労やけがの危険がないよう，最初は 10 分程度から数週間単位で徐々に増やすように注意する.

もちろん肥満をともなう場合は減量が，多量飲酒者では節酒が望ましく，それぞれの有効性は明らかである．しかし，誰もがそれに取り組み実行できるわけではない．したがって，減量できなくても減塩と運動促進，節酒が無理でも酒のつまみに野菜を増やし適正体重を維持するなど，本人の意向を尊重して，実行可能な習慣から具体的に改善をサポートするのがよい．特定保健用食品などにも関心の高い人が増えているので，指導者はサプリメントや健康食品などについても学習しておきたい.

睡眠，休養，ストレス管理も

過労やストレス，睡眠障害も血圧コントロールで配慮したい習慣である．睡眠時無呼吸症では半数

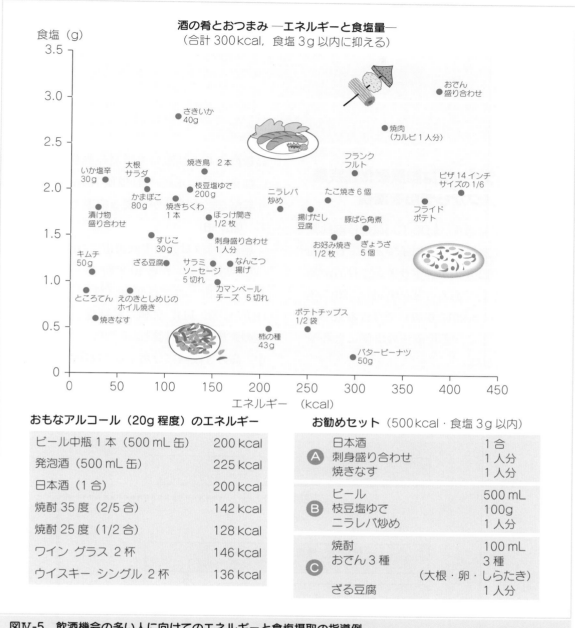

酒の肴とおつまみ ―エネルギーと食塩量―
（合計 300kcal，食塩 3g 以内に抑える）

おもなアルコール（20g 程度）のエネルギー	
ビール中瓶 1 本（500 mL 缶）	200 kcal
発泡酒（500 mL 缶）	225 kcal
日本酒（1 合）	200 kcal
焼酎 35 度（2/5 合）	142 kcal
焼酎 25 度（1/2 合）	128 kcal
ワイン グラス 2 杯	146 kcal
ウイスキー シングル 2 杯	136 kcal

お勧めセット（500kcal・食塩 3g 以内）

A	日本酒	1 合
	刺身盛り合わせ	1 人分
	焼きなす	1 人分
B	ビール	500 mL
	枝豆塩ゆで	100g
	ニラレバ炒め	1 人分
C	焼酎	100 mL
	おでん 3 種	3 種
		（大根・卵・しらたき）
	ざる豆腐	1 人分

図Ⅳ-5 飲酒機会の多い人に向けてのエネルギーと食塩摂取の指導例

（日本食品標準成分表 2010（文部科学省），「新毎日の食事のカロリーブック」（女子栄養大学出版部）より作成）

が高血圧を合併する．ガイドラインでは，寒冷や情動ストレス管理，入浴，便秘予防についても言及された．

ストレスと高血圧との関係については古くから多くの研究がなされており，ストレス状況下での血圧上昇が高血圧者でより大きい，あるいは日常のストレスに筋弛緩法などのリラックス法で降圧効果が得られるなどの報告がある．血圧が緊張で上昇する

のは誰でも理解しやすいので，90 分ごとのこまめな休息，メリハリのある生活リズム，良好な睡眠，自己のストレス状況を理解して過度な緊張を避けることなどを血圧コントロール指導に組み込むことが望ましい．また，冬の外出，トイレや入浴時の急激な気温変化を避けるような生活上の具体的な注意も受け入れられやすい．

113

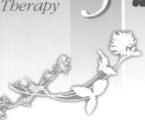

3 脂質異常症（高脂血症）

 新ガイドラインでは動脈硬化性疾患の発症リスクから予防を重視

高 LDL コレステロール（LDL-C）血症は冠動脈疾患（CHD）の，重要な危険因子である．日本動脈硬化学会は，2012 年のガイドラインで目的が動脈硬化性疾患の予防にあることを明記し，2017 年版ガイドライン（以下 2017 年版）では日本人でのエビデンスを重視して，薬物療法の実態に合わせて管理目標を設定した．

おもな改訂は，①個人のリスクを 10 年間の冠動脈疾患での死亡リスクから発症リスクに変更し，②

高尿酸血症と睡眠時無呼吸症候群を高リスク病態に加え，③ LDL-C の目標値 70 mg/dL 未満と，より厳格な二次予防が必要な病態を特定した点である（**図Ⅳ-6**）．

絶対リスクは大阪府吹田市におけるコホート研究（以下吹田研究）から 10 年間での発症リスクを算出した．吹田スコアは年齢，性別，喫煙，血圧値，HDL-C 値，LDL-C 値，耐糖能異常，早発性冠動脈の家族歴から計算し，その値によってリスクを低，中，高の 3 段階に分類する．危険因子から絶対リスクを計算する簡易版を**表Ⅳ-9**に示した．

一次予防における LDL-C，HDL-C，TG の目標

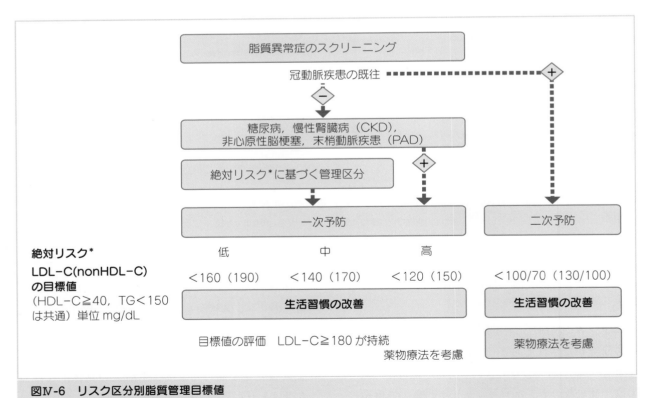

図Ⅳ-6 リスク区分別脂質管理目標値

*絶対リスク：10 年間の冠動脈疾患発症確率．年齢，性，喫煙，血圧，HDL-C，LDL-C，耐糖能異常，早発性冠動脈疾患家族歴から算出 （吹田研究）
（日本動脈硬化学会：動脈硬化性疾患予防ガイドライン 2017 年版より）

表IV-9　危険因子を用いた簡易版（リスク判定）

危険因子数のカウント

① 喫煙
② 高血圧
③ 低 HDL-C 血症
④ 耐糖能異常
⑤ 早発性冠動脈疾患家族歴

年齢	危険因子数	男性	女性
40 ～ 59	0	低	低
	1	中	低
	≧ 2	高	中
60 ～ 74	0	中	中
	1	高	中
	≧ 2	高	高

（日本動脈硬化学会：日本動脈硬化性疾患予防ガイドライン 2017 年版より作成）

表IV-10　動脈硬化性疾患予防のための生活習慣の改善

1. 禁煙し，受動喫煙を回避する
2. 過食と身体活動不足に注意し，適正な体重を維持する
3. 肉の脂身，動物脂，鶏卵，果糖を含む加工食品の大量摂取を控える
4. 魚，緑黄色野菜を含めた野菜，海藻，大豆製品，未精製穀類の摂取を増やす
5. 糖質含有量の少ない果物を適度に摂取する
6. アルコールの過剰摂取を控える
7. 中等度以上の有酸素運動を，毎日合計 30 分以上を目標に実施する

1 ～ 7 の多くはガイドラインで推奨レベル A（強い推奨），エビデンスレベル 1 ～ 2 と総括されている

（日本動脈硬化学会：動脈硬化性疾患予防ガイドライン 2017 年版より）

表IV-11　動脈硬化性疾患予防のための食事

栄養素	摂取量
エネルギー摂取	標準体重（BMI 22）×身体活動量*
脂質エネルギー比	20 ～ 25%/総エネルギー
飽和脂肪酸エネルギー比	≧4.5%～<7%
コレステロール摂取量	<200 mg/日
n-3 系多価不飽和脂肪酸	増やす
工業由来のトランス脂肪酸**	減らす
炭水化物エネルギー比	50 ～ 60%/総エネルギー
食物繊維	増やす
食塩	<6 g/日
アルコール	<25 g/日

＊：身体活動量（労作；軽い 25 ～ 30，普通 30 ～ 35，重い 35 ～）
＊＊：トランス脂肪酸；マーガリン，ショートニングに多く含まれる．摂取はゼロが望ましい．
（日本動脈硬化学会：動脈硬化性疾患予防ガイドライン 2017 年版，動脈硬化性疾患予防のための脂質異常症診療ガイド 2018 年版より改変）

値は 2012 年版と変わらないが，一次予防における LDL-C の低下率（低・中リスクで 20 ～ 30％，高リスクで 50％ 以上）も設けられた．より厳格な LDL-C70 mg/dL 未満を目標とする病態は，家族性高コレステロール血症，急性冠症候群，糖尿病で他のリスクをともなう場合とされている．

基本治療としての生活習慣改善（**表IV-10**）では，摂取を控える食品と増やす食品が整理され，果物は糖質含有量の少ないものを適度にと特記された．食事療法（**表IV-11**）の方針は変わらないが，総摂取エネルギーの計算が労作別に示された．

 ## 米国では教育プログラムが効果をあげた

心臓病が死因の第 1 位を占める米国では，1985 年より国策として教育プログラム（National Cholesterol Education Program：NCEP）が大規模に展開されてきた．このプログラムは，患者の発見・教育・治療（成人編と子ども/青年編）と集団アプローチがある．最初の報告から行動変容の重要さが強調され，明解な指針のもとに具体的な指導法が，医師からコメディカルスタッフまでを対象に，わかりやすく解説されている．

1998 年の報告によれば，米国ではこのキャンペーンの結果，血液検査を行う人が増加し（35％→75％），飽和脂肪酸の摂取が減少した．そして平均 TC 値の低下（213 mg/dL → 203 mg/dL），240 mg/dL 以上の高値群の減少（26％→ 19％）が認められ，医学的助言や食事療法の必要な人も減少し（36％→ 26％），CHD の死亡が減少した．さらに 2001 年には第三次報告が発表されている．

 ## 新ガイドラインは NCEP により近づいた

筆者も 1989 年よりこの方針に肥満の行動療法を

応用し，これまでさまざまな形で教育を行って，使いやすく有効であることを確認してきた．

　日本動脈硬化学会のガイドラインは，版を重ねるごとに，より NECP に近づいてきた．2012 年版での LDL-C の計算法，食事療法の一本化，2017 年版での CHD 発症リスクの考慮，日本人での治療成績重視などがその例である．そこで，本項では NECP 三次報告をふまえながら「動脈硬化疾患予防ガイドライン 2017 年版」と「脂質異常症診療ガイド 2018 年版」（以下ガイド 2018 年版）を中心に，LDL-C 低減をめざしたライフスタイル療法の実際を述べる．

脂質異常症の指導（治療）の要点と特徴

個々のリスク評価を正確に行い，LDL-C 目標値を決める

　CHD の既往があれば，二次予防目的に LDL-C 管理目標値を 100 mg/dL 以下に下げる．これは NCEP も 2017 年版も同じで，厳格な管理が必須である．一次予防であっても，糖尿病，慢性腎臓病（CKD），非心原性脳梗塞，末梢動脈疾患（PAD）の既往があれば絶対リスク高に分類され LDL-C 目標値 120 mg/dL 以下となる．TG が 400 mg/dL 以上で Friedewald 式が使えない場合は，目標値には nonHDL-C を用いる．これらを達成するには薬物療法が必要となる場合が多い．しかし，低リスクの一次予防では次に述べる生活習慣改善が中心となる．

禁煙，体重管理，食事，運動は基本治療

　LDL-C 低減には食事療法が中心となるが，2012 年版からはより包括的な動脈硬化疾患予防を目的に，禁煙，運動を含む生活習慣改善が基本治療として位置づけられた．ガイド 2018 年版は 2017 年版にそって個々の生活習慣改善と脂質異常症，高血圧，糖尿病，肥満，慢性腎臓病との関係を解説している．心筋梗塞後や家族性脂質異常症を除き，

一次予防では原則として生活習慣改善を十分行ってその効果を確認する．

検査値は条件を整えて，正確に測定する必要がある

　TC と HDL-C 値は随時の検査でよいが，LDL-C の算出（TC−HDL-C−TG/5）には正確な TG 値が必要になる．血液検査は 10 〜 12 時間空腹にして，坐位で 5 分安静後に採血するのが正式である．

教育の方法は，原則を簡潔に，具体的な食品で単純に行う

　食事と運動療法は，健康的な食事と運動に共通で特殊なものではない．バランスのとれた食事，脂肪（とくに飽和脂肪酸）のとり方，コレステロールを多く含む食品の制限などで十分に対応できる．

血中コレステロールへの食事の関与は 20%，食事療法には限界がある

　食事を改善し，運動を増やすことで，誰もが改善するわけではない．個人差（体質の差）が大きいことも知っておきたい．

NCEP の治療指針

　NCEP の治療指針を**表Ⅳ-12** に示す．随時の血液検査で TC 値が 200 mg/dL 未満を望ましい値，240 mg/dL 以上を高値とし，HDL-C 値（40 mg/dL を基準）と危険因子（2 要因を基準）の条件を加えて，治療のアルゴリズムを**図Ⅳ-7，8** のように決めている．

　LDL-C は TC 高値の人に，空腹 10 〜 12 時間で採血し，簡便式（TC−HDL-C−TG/5）で計算し，130 mg/dL 未満を望ましい値，160 mg/dL 以上を高値としている．食事療法は LDL-C が 160 mg/dL 以上，または 130 〜 159 mg/dL で危険因子が 2 つ以上ある人に開始する．なお，NCEP の三次報告は，それまで 2 段階に分けていた食事療法を一つにまとめ，身体活動もともに「治療的ライフスタイル改善」として包括した．

表IV-12　NCEP の治療指針

	LDL-C 治療目標値	治療開始基準	
		ライフスタイル改善	服　薬
CHD（−）危険因子≦1	<160 mg/dL	≧160 mg/dL	≧190 mg/dL
CHD（−）危険因子≧2	<130 mg/dL	≧130 mg/dL	10 年以内のリスク[2] <100%≧160 mg/dL 10 年以内のリスク[2] 10 〜 20%≧130 mg/dL
CHD（＋）もしくは CHD 高危険者[1]	<100 mg/dL	≧100 mg/dL	≧130 mg/dL

[1] CHD 高危険者とは，糖尿病，他の動脈硬化性疾患，10 年以内の CHD リスクが≧20%
[2] 10 年以内の CHD リスクは，ATPⅢより LDL-C 値，危険因子の有無などから計算する

（NCEP：ATPⅢより改変作成）

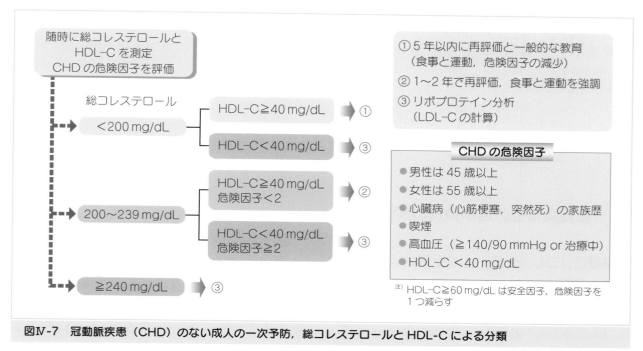

図IV-7　冠動脈疾患（CHD）のない成人の一次予防，総コレステロールと HDL-C による分類

（NCEP：ATPⅢより改変作成）

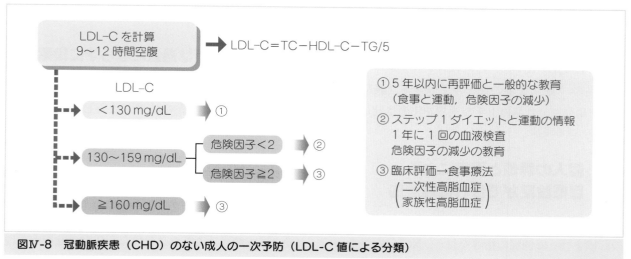

図IV-8　冠動脈疾患（CHD）のない成人の一次予防（LDL-C 値による分類）

（NCEP：ATPⅢより改変作成）

表IV-13　コレステロールを下げる食事

5つの原則	実際の工夫
1. 標準体重に見合うエネルギー量 ● 標準体重 1 kg あたり 30～35 kcal ● 生活強度との関係を考慮，適度な運動 2. バランス良く必要な栄養を ● 6つの基礎食品 ● 1日 30 品目 3. 油脂のとり方（不飽和脂肪酸/飽和脂肪酸） ● 動物性の脂肪を植物油に ● 全体で 10～20 g まで，新鮮な油 4. コレステロールは 200 mg/日まで ● コレステロールの多い食品に注意（表IV-13 参照） 5. 食物繊維を十分に ● 水溶性の繊維：アルギン酸，ラミナリン，マンナン，ペクチン，βグルカン こんぶ，わかめ，こんにゃく，やまいも，さといも，果物，麦，豆	● バター，ラードは植物油に ● 肉は赤味を，脂を除く ● レバー，モツは高コレステロール ● 鶏肉は皮と脂を取り除く ● 調理の方法：ゆでる，網焼き，ロースト ● 天ぷら，フライの衣は除く ● 低脂肪乳，低脂肪ヨーグルト ● カッテージチーズ ● ひき肉，ハム，ソーセージは高脂肪 ● 加工食品に注意：表示を確認 ● 魚と肉を交互に食べる

 ## 脂質異常症の食事療法の実際

食事療法はコレステロールを上昇させる要因の是正

血中のコレステロールを上昇させる食事の要因は，「飽和脂肪酸の過剰摂取」「コレステロールの過剰摂取」「摂取エネルギーの相対的な過剰」の3つに集約できる．

筆者は数十年前より，NCEP のステップ1ダイエットの要点をまとめて，表IV-13 を実際の教育に教材として用いている．これにコレステロールの多い食品の一覧，食事のチェックリスト（表IV-14）などを用いて，食品の上手な選択を実習させると理解が早い．

 ### 個人の評価と面接による目標設定ができれば理想的

集中的な治療効果を望むなら，食事記録や習慣の評価を行って個別の指導を行う．NCEP のステップ1ダイエットは上手な食品選択の方法を中心にした情報提供だけを行って，3カ月後に再度評価することになっている．これで TC が 30 mg/dL 程度は低下して，多くの人が目標値に達する．

保健指導としては次のステップで個別の評価と指導を行うことが望まれる．この段階では行動療法の具体的アプローチが必要になる．たとえば，無意識の食事習慣を明らかにする，減量の必要性や強迫的な食行動や過食などの問題の検討と，それへの対処などである．

 ### 行動変容は過激にならずに段階的に

急激な習慣の変化は，長続きしにくい．コレステロール値が血液検査の結果で改善していることがわかると，その後は大きくリバウンドする人がいる．食事や運動を改善させるには，無理なくできることから始めて段階的に進むのがよい．そのためには3カ月ごとの血液検査でモニターできることが望ましい．その結果をフィードバックし，改善した習慣をそのまま続けることの必要性を，体験させながら理解させる．

表IV-14　食事のチェックリスト

1日に食べた食品をチェックしましょう　　　　　　　　　　　　（　　）は目安量

赤よりは黄色，黄色よりは緑信号の食品を選びましょう．1日のうちに各食品群が含まれるように食べましょう
- ●：食塩が多い　　○：砂糖が多い　　▲：コレステロールが多い
- △：飽和脂肪酸が多い　　■：トランス不飽和脂肪酸が多い

信号別 食品群	緑信号 （たくさん食べられる）	黄信号 （量に注意して食べる）	赤信号 （控えめに食べる）	実際に 食べたもの
控えめに 油脂（植物油 　　　大さじ1〜2） 砂糖（小さじ2） 塩（小さじ2以下）		ほとんどの植物油 （コーンオイル， 　オリーブ油， 　ひまわり油など） くるみ，ごま ドレッシング マヨネーズ▲	バター，ラード，ヘット△ マーガリン■ ショートニング■ ピーナッツバター△ アーモンド△ ピーナッツ，くるみ△ スナック菓子○▲ 菓子，ジャム○ 甘い清涼飲料○ 缶詰の果物○ ドライフルーツ○ 漬物・佃煮●	
◆A　表 牛乳・乳製品 　　（牛乳200mL）	脱脂乳，低脂肪牛乳 低脂肪ヨーグルト カッテージチーズ	牛乳（3.5%脂肪） ヨーグルト（砂糖なし） プロセスチーズ	濃厚牛乳△ 甘いヨーグルト○ ナチュラルチーズ△	
◆B　表 　（4〜5つ分を） 卵　　　　　（1個） 肉　　（40〜60g） 魚介 　（1切60〜90g） 大豆製品 　　（絹ごし半丁）	卵白，牛・豚の赤身 皮なしの鶏肉 ささ身 脂の少ない魚 豆腐 はんぺん	卵黄▲，ひき肉▲△ 皮つき鶏肉▲△ ハム，ソーセージ●▲△ いわし，さば，さんま かまぼこ，ちくわ● 貝，えび▲ 納豆，油揚げ	霜降り肉▲△ モツ，バラ肉▲△ ベーコン，サラミ●▲△ いわし味付缶詰●▲ うなぎ，とろ▲ たらこ，いくら●▲	
◆C　表 野菜（緑黄色150g， 　淡色200g以上） きのこ，海藻類 　　　　（多めに）	ほとんどの野菜 きのこ類 こんにゃく 海藻類（のり，わかめ， こぶなど）	かぼちゃ，れんこん 煮豆 缶入り野菜ジュース● 浅漬けの野菜●		
◆D　表 果物	いちご（250g 15粒） グレープフルーツ 　　　　（200g 1個） スイカ（200g 1/10切）	りんご（150g中1/2個） バナナ1本 みかん2個 もも1個		
◆E　表 穀類 いも類	かゆ さといも	ご飯，パン，うどん， そば，スパゲティ クラッカー コーンフレーク（砂糖なし） じゃがいも，さつまいも くり	クロワッサン△ デニッシュパン△ インスタントめん●	
合計	（　　）つ×1点	（　　）つ×2点	（　　）つ×4点	点

（グラム数は「糖尿病食事療法のための食品交換表　第7版」より作成）

（臨床栄養別冊・栄養指導のための行動療法入門，医歯薬出版，1998より）

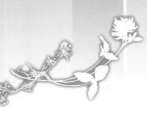

4 糖尿病

糖尿病は自己管理の病気

糖尿病は，習慣改善が中心となる初期から，網膜症，腎症などの重篤な合併症まで病態の幅が広く複雑である．そして，どの時期においても糖尿病では99％が自己管理といわれるほど，本人のセルフケアが鍵をにぎっている．糖尿病診療ガイドライン2019では，行動療法による自己管理教育が血糖コントロールだけでなく，糖尿病療養に関する不安や抑うつ，生活の質など精神面に対しても有効であると明記している．

「糖尿病が強く疑われる者」の割合は20歳以上の男性18.7％，女性9.3％であり，50歳以上の男性，60歳以上の女性で急増する（2019年国民健康栄養調査）．「糖尿病の可能性を否定できない者」も約1,000万人と推定されている．発症予防（一次予防）から早期発見，適正な治療継続による合併症予防とどのステージにおいても予防の視点からのライフスタイル療法が重要となる．

血糖値による高血糖の判定基準を表Ⅳ-15に示す．糖尿病の臨床診断は血糖値「糖尿病型」とHbA1c ≧ 6.5％，糖尿病の典型的症状，糖尿病性網膜症の有無により医師が行う．高齢化にともない日本糖尿病学会と日本老年医学会は合同で，2018年から「高齢者糖尿病治療ガイド」を作成し，血糖目標値や食事・運動・薬物療法も65歳以上の高齢者においては認知機能やフレイル予防を考慮し，若年者とは異なる注意・留意点を特記した．

糖尿病アプローチは生活習慣病の集大成，個別対応が重要

糖尿病では肥満，高血圧，脂質異常症の合併も多く，食事と運動でコントロールできる初期から，合併症のある人まで，病態や症状の個人差が大きい．患者自身の疾病理解と長期の自己管理を促すために，学んでほしい知識も実行してほしい行動も格段に複雑で多い．チーム医療の一員として指導

表Ⅳ-15　空腹時血糖値および75 gOGTTにおける判定区分と判定基準

血糖測定時間	空腹時		負荷後2時間	判定区分
血糖値注1)（静脈血漿値）	≧126 mg/dL	または	≧200 mg/dL	糖尿病型
	糖尿病型にも正常型にも属さないもの			境界型
	<110 mg/dL	および	<140 mg/dL	正常型注2)

注1）血糖値は，とくに記載のない場合には静脈血漿値を示す
注2）正常型であっても1時間値が180 mg/dL以上の場合は180 mg/dL未満のものに比べて糖尿病に悪化する危険が高いので，境界型に準じた取り扱い（経過観察など）が必要である．また，空腹時血糖値が100〜109 mg/dLは正常域ではあるが正常高値とする
（日本糖尿病学会糖尿病診断基準に関する調査検討委員会：糖尿病の分類と診断基準に関する委員会報告，糖尿病 55：492，2012より一部改変）

糖代謝異常の判定区分と判定基準

①早朝空腹時血糖値 126 mg/dL 以上
②75 gOGTT で2時間値 200 mg/dL 以上
③随時血糖値 200 mg/dL 以上
④HbA1c が 6.5％以上
　　　　①〜④のいずれかが確認された場合は「**糖尿病型**」と判定する．

⑤早朝空腹時血糖値 110 mg/dL 未満
⑥75 gOGTT で2時間値 140 mg/dL 未満
　　　　⑤および⑥の血糖値が確認された場合には「**正常型**」と判定する

※上記の「糖尿病型」「正常型」いずれにも属さない場合は「**境界型**」と判定する
（日本糖尿病学会編・著：糖尿病治療ガイド 2020-2021，文光堂，2020より）

者が糖尿病だけでなく他の生活習慣病の指導にも習熟しておくこと，一人ずつ病歴をふまえて個別の評価を行うこと，が基本になる．

どの段階でも予防が可能，普通の生活ができると希望をもたせる

糖尿病の診断を重病の宣告のように感じる人もいる．「おいしいものが食べられない」「旅行にいけない」「出世に差し支える」「恥ずかしい病気にかかった」「目が見えなくなる」など，過剰な反応を起こす人もいる．心理的にうつ状態になる人も珍しくない．糖尿病は，① 40歳以上の10%以上がかかるありふれた病気で，②生活を大きく変えずにコントロールでき，③どんな段階でも予防法があり，できることがたくさんあることを，最初の診断時に強調しておく．治療の進歩にも触れるとよい．うつ状態では生活のセルフケアはむずかしくなるので，指導者はつねに患者の心理状態に気を配る必要がある．

まず定期的な医療機関受診を促す

病状の正確な評価には医学的検査が不可欠であることをわからせる．最近の調査では，診断後の治療者は増加傾向にあるが，放置あるいは中断する人も依然として多い．治療中断者では「詳しい説明がない」「たいしたことはないといわれた」「やせればよい」「薬がないから受診しない」「おどかされた」など，医療に否定的な印象をもっていたり，誤解していることも少なくない．現実には，医師が教育に費やせる時間は短いことを理解してもらい，自己学習の手段（教材や教育プログラムなど）を紹介する．しかし医学的評価は不可欠で，定期受診が自己管理の基本であることを強調したい．「空腹時血糖とHbA1cの値をたずねて記録する」「食事の摂取エネルギーを質問する」など，医療機関とのかかわりかたを具体的に示すとよい．

診断直後の初期の教育が効果的なので，健診で発見したときは中途半端なかかわりで安心させないように注意する．健康診断を病状観察の代用にしている人では，健診と病気の検査とは異なることを強調して受診を粘り強く促したい．

目標は血糖値コントロールと合併症予防（知識は最小限簡潔に）

食事療法，運動療法，薬物療法，インスリン療法のいずれも，血糖値のコントロールが目標である．血糖値のコントロールが合併症の予防につながること，合併症の種類と早期発見のための受診方法など，基本的な知識にしぼってわかりやすく説明する

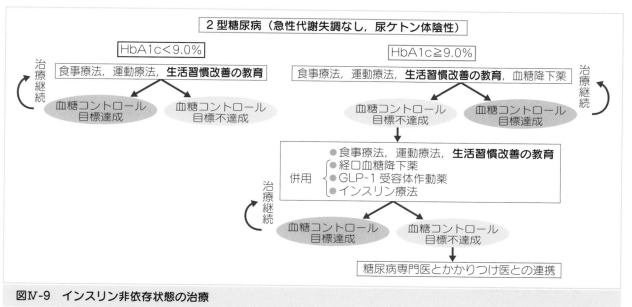

図Ⅳ-9　インスリン非依存状態の治療

（日本糖尿病学会編・著：糖尿病治療ガイド 2020-2021，文光堂，2020より改変）

表Ⅳ-16　血糖コントロール目標

目標	血糖正常化を目指す際の目標[注1]	合併症予防のための目標[注2]	治療強化が困難な際の目標[注3]
HbA1c（%）[注4]	6.0 未満	7.0 未満	8.0 未満

治療目標は年齢，罹病期間，臓器障害，低血糖の危険性，サポート体制などを考慮して個別に設定する

注1）適切な食事療法や運動療法だけで達成可能な場合，または薬物療法中でも低血糖などの副作用なく達成可能な場合の目標とする
注2）合併症予防の観点からHbA1cの目標値を7%未満とする．対応する血糖値としては，空腹時血糖値 130 mg/dL 未満，食後 2 時間血糖値
　　180 mg/dL 未満をおおよその目安とする
注3）低血糖などの副作用，その他の理由で治療の強化がむずかしい場合の目標とする
注4）いずれも成人に対しての目標値であり，また妊娠例は除くものとする

（日本糖尿病学会編・著：糖尿病治療ガイド 2020-2021，文光堂，2020 より）

（図Ⅳ-9，表Ⅳ-16）．なお高齢者では認知機能と ADL の程度により HbA1c の目標値が 7.0 ～ 8.5% 未満までと高めに設定されている．

　知識は，継続的な自己管理の必要性を納得させるために必要な最小限に，簡潔に絞りたい．糖尿病と合併症の発症機序の説明が詳しくなりすぎないよう注意する．表Ⅳ-17 に，糖尿病についての質問票の例を示した．

 ## 生活全体の自己管理を

　患者自身の自己管理に必要な知識，病気に立ち向かおうという意欲，そして実践するための技術の 3 要素を意識する．自己管理に必要な知識は複雑で多い．しかし，一度に多くを欲張らず的をしぼって教育する．相手の理解度にあわせて，健康の原則など，概要から細部に進むのがよい．意欲は行動を起こすことで高まるので，まずできそうなことを提案する．

　セルフモニタリングなどの技術は生活上で体得させる．指導では職場や家庭の環境やストレス対処など生活全般を視野に入れる．また，長期の定期的受診では指導内容がマンネリになりがちである．それを避けるために，その時々の本人の具体的な疑問や関心をとりあげ，それを話題の中心にしてメリハリをつけるなど，変化をもたせるとよい．

　Web で知ることのできる一般的な知識ではなく，「あなたの場合はどうか」という個別化した助言が効果的である．

 ## 境界型は習慣改善を行いながらのフォロー体制を

　境界型には，血糖値の再検査（3 ～ 6 カ月後）と生活習慣改善を指導する．境界型のなかには，糖尿病が治療で改善した患者，糖尿病に進む途中の人，一時的に血糖値が高くなった人などが含まれる．これらの人では糖尿病予防や動脈硬化予防をとくに積極的に行う必要のあることをわからせる．

　「糖尿病ではなかった」と安心してしまう人も多いので，診断のタイミングを逃さず教育し，さらに次の検査予約をとるくらいの働きかけがほしい．地域などでこれらの人たちを教室に募集しても参加する人は多くないので，健診の結果説明時を活用するなどの機会教育をしっかりと行うのがよい．

 ## 糖尿病の行動療法は肥満が原型

　過剰体重で合併症のない 2 型糖尿病では，肥満の行動療法がそのまま応用できる．また，インスリン療法を行う人では血糖値のセルフモニタリングが必須になる．これらが代表的な糖尿病の認知行動療法であるが，治療指示を守るという行動をオペラント強化する方法も古くから研究されてきた．

　筆者が行った保健所の糖尿病教室では，面接で目標を個別に設定し，体重，血圧，簡易血糖検査，尿検査の自己測定と記録（セルフモニタリング），目標行動と食事記録のセルフモニタリングを行わせる体験学習型であった．食事や運動の改善も，できるところから少しずつ行うのが確実である．長期の自己管理が必要となるので，教室終了後も努力が長続きするように，患者の自助グループや友の会など社会的サポートにつなげるように配慮したい．

表Ⅳ-17　糖尿病についての質問票

お名前　　　　　　（　　　）歳　男／女

❶ 初めて糖尿病といわれた，あるいは血糖値が高いと指摘されたのはいつですか　　　　　（　　　）歳のとき
　　・検診　　・ほかの病気で　　・生命保険に加入時に　　・ドックで　　・その他（　　　　　　　）

❷ そのときどんな指導を受けましたか
　　・精密検査の勧め　　・食事指導　　・食事に注意して定期観察　　・その他（　　　　　　　　　　）　・とくになし

❸ その後どうされましたか　　　　　　　　　　　　　・定期的に受診　　　　　・時々受診　　　　・なにもしていない

❹ 現在，気にかかる症状がありますか
　　・のどの乾き　　・疲れやすい　　・体重が減った　　・目がかすむ　　・尿の量が多い（1日に　　　回くらい）

❺ いままで糖尿病がどんな病気か，どうすべきかをどこかで勉強しましたか
　　・診断されたとき　　　　　・受診時に主治医から　　　　・自分で本を読んだ　　　　・知人から聞いた
　　・新聞や雑誌で読んだ　　　・テレビやラジオで　　　　　・糖尿病の教育入院をした
　　・糖尿病教室に参加した　　・講演会で　　　　　　　　　・その他（　　　　　　　）　　・とくになし

❻ 食事療法について知っていますか
　　・現在実行している　　・聞いたが忘れた　　・わかっているが実行がむずかしい　　　・よくわからない

❼ 持っているものに○をつけてください
　　・体重計　　　　　・卓上はかり　　　・計量カップ　　　・計量スプーン　　　・糖尿病治療の手引き
　　・食品交換表　　　・患者手帳　　　　・尿検査用紙

❽ 糖尿病があることでなにか実際の生活で変化がありましたか
　　・生活が規則的になった　　　　・病人のようで気持ちが沈む　　　・思い切って活動ができなくなった
　　・交際のしかたが変わった　　　・病気を人に知られたくない　　　・その他（　　　　　　　　　　）

❾ あなたが糖尿病になった理由はどんなことだと思いますか．あてはまるものに○をつけてください
　　・食べすぎ　　・遺伝か体質　　・運動不足　　・不規則な生活　　・ストレス　　・その他（　　　　）

❿ 現在注意していることは何ですか　　　　　　　　　　　（　　　　　　　　　　　　　　　　　　　）

⓫ 糖尿病があることでどんな心配がありますか
　　・合併症が怖い　　　　　　　　　　　　　　・子どもに遺伝するのではないかと不安
　　・そのうちに薬や注射が必要になるかもしれない　　・その他（　　　　　　　　　　　　　　　　）

⓬ いままでもっとも太っていたときは（妊娠中を除く）　　　　　（　　　）歳頃　（　　　）kg くらい

⓭ 体重を減らす努力をしたことがありますか．ある方はその結果どのくらいやせましたか
　　ない　　　　　　　　ある　（　　　）歳頃　　（　　　）kg

⓮ 定期的に受診をしていない方はなにか理由がありますか
　　・とくに指示がなかった　　　　　　・症状がないので必要ないと思った　　・たいしたことはない
　　・食事だけなら自分でするしかない　　・通院しても変化がない　　　　　・いわれることが守れない
　　・その他（　　　　　　　　　　　）

⓯ これから自分でできそうなことはなんですか
　　・運動を心がける　　　・甘い物を控える　　　・アルコールをやめる　　　・間食をやめる
　　・規則正しく食べる　　・バランスよく食べる　　・食事の量を減らす
　　・30分よけいに歩く　　・定期的に受診する　　・その他（　　　　　　　）

⓰ 自分だけではどうしてもむずかしいのはどんなことですか
　　・甘い物を減らす　　・アルコールをやめる　　・定期的に運動をとりいれる　　・栄養の計算
　　・間食をやめる　　　・タバコをやめる　　　・きちんと受診する　　　　　・その他（　　　　）

⓱ 糖尿病の合併症として理解している疾患をあげてください　　　（　　　　　　　　　　　　　　　）

⓲ 主治医のある方へ，先生からどうするようにいわれていますか　　（　　　　　　　　　　　　　　）

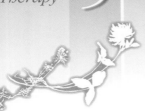

5 食行動異常

 増え続ける食行動異常

　食行動異常は神経性過食（大食）症（ブリミア）と神経性無食欲症（やせ症）の2つに大別される．これらは圧倒的に若い女性に多く，やせ願望や誤ったダイエットをきっかけに発症する場合が多い．日本では30歳代までの女性のやせ傾向が問題視されており，これらの疾患も増加していると考えられる．実際に臨床での患者数は増加している．

 **食行動異常の本質は認知の障害
　　　―強化認知行動療法に期待**

　神経性過食症も神経性無食欲症も，軽症から重症までその個人差が大きい．治療への条件も一人ずつ異なる．発病から治療までの時間が短いほど治療の効果は良いので，早期の治療を勧めたい．

　わが国では2018年度から新たに摂食障害の認知行動療法が診療報酬化され，そこで用いる「摂食障害に対する認知行動療法CBT-E簡易マニュアル（以下，CBT-E簡易版）」も公表された．また2017年に摂食障害情報ポータルサイト（www.edportal.jp/pro, www.edportal.jp）が整備され，小学生から大学生まで学校と医療機関との連携のための対応指針も作られ，知識の普及啓発が急速に進んでいる．

　食行動異常では細かな診断基準（後述）が設けられているが，すべての食行動異常には共通する精神病理があるという概念が優勢となっている．それは「体型，体重とそのコントロールに関する認知の障害（**図Ⅳ-10**）」であり，これを超診断的

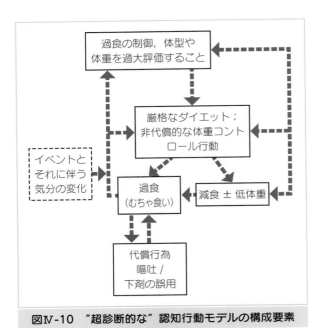

図Ⅳ-10　"超診断的な"認知行動モデルの構成要素

〔Fairburn CG. Eating disorders（2008）より作成〕

（transdiagnostic）理論という．そしてこの理論に基づいた強化認知行動療法（enhanced cognitive behavior therapy：CBT-E）の効果検証が進み，細かな診断の差を超えて推奨されるようになった．前述のCBT-E簡易版はこの考えに基づき作成されている．

　しかしわが国の摂食障害治療支援センターは全国で4カ所と少なく，認知行動療法に詳しい医師や看護師が，1回に30分以上，軽症例は20セッション，重症例は40セッション行うなど保険診療の条件も厳しいために，必要な人が治療を受けるためのハードルは依然として高い．

表Ⅳ-18 米国精神医学会（DSM-Ⅴ）による神経性過食症（BN）と過食性障害（BED）の診断基準

神経性過食症 bulimia nervosa	過食性障害 binge-eating disorder
A 反復する過食エピソード．症状は下記の2つによって特徴づけられる 　1. 他とはっきり区別される時間帯（たとえば2時間の中で）に，ほとんどの人が同様の状況で食べる量より明らかに多い食物を食べること 　2. エピソードの間は，食べることを制御できないという感覚（たとえば，食べるのをやめることができない，食べ物の種類や量を制御できないという感覚）	
B 体重増加を防ぐために不適切な代償行為を繰り返す．たとえば，自己誘発性嘔吐，下剤，利尿薬，またはその他の薬剤の乱用，絶食，過剰な運動など	B 下記の≧3に関連している 　1. ふだんよりもずっと速く食べる 　2. 気持ちが悪くなるほど満腹になるまで食べる 　3. 生理的な空腹を感じていない時に大量に食べる 　4. 大量に食べることが恥ずかしくて，ひとりで食べる 　5. あとで自己嫌悪，落ちこみや強い罪悪感を抱く
C 過食や不適切な代償行為は，3カ月間以上，平均して少なくとも週1回以上起きている	C 過食していることへの非常に強い苦痛
D 自己評価は体型と体重の影響を過剰に受けている	D 平均して週に1回以上，3カ月間以上起きている
E その問題が神経性やせ症の発症期間中にのみ起こるものではない	E 過食は反復する不適切な代償行為と関連しておらず，神経性無食欲症や神経性過食症の発症中のみに起きるものではない

重症度：BNは不適切な代償行為の，BEDは過食エピソードの週当たりの平均頻度で以下のように判定する
　①軽度：≧1～3回　　②中等度：≧4～7回　　③重度：≧8～13回　　④極度：≧14回以上

* DSM：Diagnostic and Statistical Manual of Mental Disorder（DSM*-Ⅴ〈2013〉より改変・訳）

神経性過食症（BN）

　神経性過食症（bulimia nervosa：BN）は，1979年に神経性無食欲症（anorexia nervosa：AN）の中の特殊な群としてラッセル（Russel）によって名づけられた．その後，ANとは別な疾患群として注目され，多くの研究や調査が行われた．

　診断に関しては，2013年のDSM-Ⅴでは過食性障害（binge-eating disorder：BED）の診断基準も明確になった（**表Ⅳ-18**）．

　このように，疾病概念についてはまだ確定していない面もある．しかし，臨床像と治療に関しては一応の結論が出ている．それは次のようなものである．

 病気の特徴と治療

① BNの特徴は，過食の衝動と体重コントロールのための極端な方法，体型と体重への異常な関心の強さの3つである．

② ANのないものが2/3あり，体重はふつう正常範囲である．

③ 95％は女性で先進国に認められ，16～40歳の

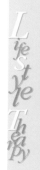

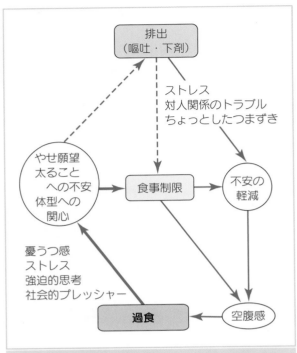

図Ⅳ-11　神経性過食症（BN）の行動モデル

(足達, 2000)

表Ⅳ-19　治療の目的

- 過食と排出行動をなくす
  （正常な食事パターンの確立）
- 体重や体型，食べ物へのこだわりを減らす
- 関連するストレス，対人技術などの心理行動的問題の軽減

数%に発症し，見過ごされることが多い.

④ BED はもっと多く，減量治療を求める人の30%程度に見られる.

⑤うつ病，強迫性障害，不安障害，物質乱用などの併発例が多い.

⑥ BN と BED の50%には認知行動療法が有効である.

⑦薬物（おもに抗うつ薬）と心理療法（認知行動療法，対人関係療法など）の治療終了時の成功率は50〜70%であるが，再発も30〜50%見られる. 自然回復も20〜30%ある.

⑧早期治療が効果的であり，早期に頻回に治療すると予後が良い.

体重の変動が大きいときは注意する

　減量を希望する者で体重変動が大きいときには，BN や BED を疑うべきである. そのような人に単純に減量指導を行うと症状が悪化する場合がある. 最近は一般向けの情報も多いため，自分で問題を自覚して相談にくる人も増えている. 軽症の場合は，栄養カウンセリングや心理的な問題への助言で軽快する場合もあるが，原則として専門的な治療を勧めるのが安全である. うつ病など治療を要する病気を併発している場合も多い. また，過食欲求に対する有効な薬物があることを知らせるとよい.

BN の強化認知行動療法（CBT-E）

　BN の CBT-E は1981年にフェアバーンが用いた原型から発展した. 彼は BN の成り立ちを図Ⅳ-11のように，「太ることの不安から嘔吐などの回避的行動をとる」とみなす行動モデルに基づき，過食・嘔吐の悪循環を断ち切り，体重・体型，食べ物のこだわりを減らすことを治療目的とした（表Ⅳ-19）. 具体的には，

- 治療の方法を説明し，食行動をセルフモニタリングする
- 刺激統制法や習慣拮抗法を用いて，3回の食事だけにする
- どんな状況で過食が生じるかを調べて，引き金になるできごとや気分を取り出す
- 不適切な考えの置き換え，太るという不安のもとで吐いたりせずに，がまんする

というもので，彼は18週間に19回の定式化した集団治療を確立した.

　英国の国立衛生研究所（National Institute for Health and Clinical Exellence：NICE）を始め BN の CBT は優れた治療と総括しているが，治癒率は半数程度に留まっていた. CBT-E も外来治療を基本とする点は同じだが，個人の精神病理や症状の程度を重視し，完全主義，低い自己評価，対人関係上の困難などを特定して修正対象としている.

なお，重症の抑うつ状態，明らかな物質乱用，人生の重要な出来事や危機にある場合はCBTの適用とはならない．

セルフヘルプアプローチと 段階的治療

CBTの標準化しやすい特徴を活かして自己マニュアルやITを用いた治療が，多くの領域で積極的に行われている．1990年代からBNでもその動きが活発となり，治療期間の短縮，非専門家による治療の可能性などで利点が多い．NICEによるガイドライン（2017）は成人のBNと過食性障害では治療者がガイドするセルフヘルプを中心治療と位置づけるなど，ますますその重要性は増している．まず自助教材と自助プログラムを提供し，16週間に4〜9回の20分程度のセッションで患者のプログラム実践を援助する．4週間試みてそれが無理な場合はBNでは20回/20週の個人治療を，過食性障害では集団のCBT（毎週90分を16回），集団療法が合わない場合は個別のCBT（16〜20回）を考慮するなど，重症度と個人適性により自助法から専門的個人治療までの段階的な治療が提唱されている．

先のフェアバーンが2013年に改訂したセルフマニュアル（2版）では，冒頭に述べた強化認知行動療法（CBT-E）により，自分の変化や進歩を随所で振り返らせ，プログラムの後半で，さらに食事と身体イメージで積み残した課題をさらにハードルを小さくしながら，ステップ1〜4に再挑戦させている（図IV-12）．

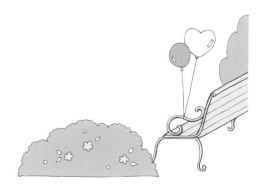

神経性無食欲症（AN）

神経性無食欲症（anorexia nervosa：AN）は，古くは17世紀から記述があり，1868年にガルによって命名された疾病である．思春前期の女性に圧倒的に多く，前述したようにその精神病理の本質は「体型，体重とそのコントロールに関する認知の障害」でBNやBENと共通している．しかし，BNに比べて，重篤で確実な治療法もなく，慢性の経過をたどり，飢餓，心停止，自殺などによる死亡率も10〜20%と高い．

多くは周囲が無理に治療につれてくるので，正確な有病率はわかりにくいが，米国では若い女性の1%程度とされている．

病気の特徴と治療

ANの診断基準を表IV-20に示す．

①極端なやせ，体重が増えることへの恐怖，身体イメージの歪みと無月経がある．

②飢餓による深刻な身体への悪影響がある．

③半数にうつ病を併発する．そのほかに，不安，人格障害，物質依存，強迫性障害などの精神的な問題をもつものが多い．

④30〜50%はBNの症状（過食と嘔吐など）をもつ．

⑤95%は12〜25歳の女性．思春期の女性の1%程度に発症する．見逃されている例が多い．

⑥有効な治療法は確立していないが，治療は早いほど予後が良い．治療の進歩で成績は少しずつ向上．20〜40%程度が良好，20%程度は不良で，最近は早期の死亡率は5%以下に改善した．

⑦入院治療が一般的だが，条件（身体状況，治療意欲や自己管理能力，家庭環境など）がよければ外来で治療できる例もある．

なお，DSM-Vでは体格が診断基準ではなく，重症度分類に用いられるよう変化している．

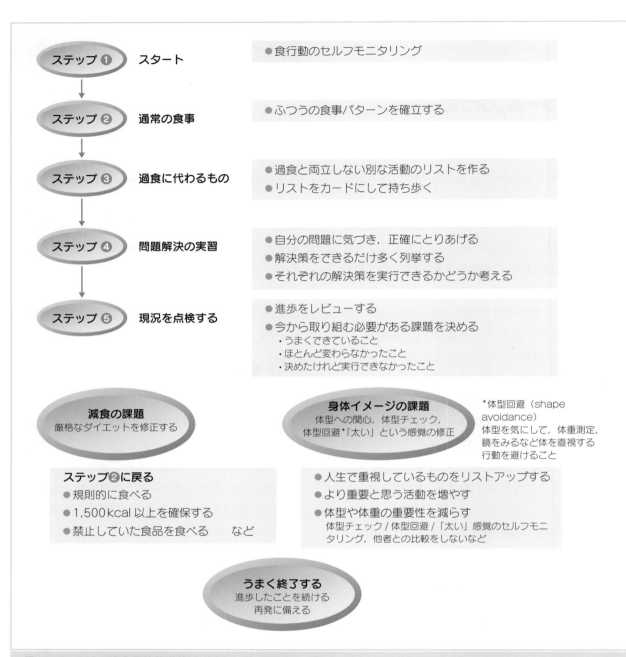

ステップ❶　スタート
● 食行動のセルフモニタリング

ステップ❷　通常の食事
● ふつうの食事パターンを確立する

ステップ❸　過食に代わるもの
● 過食と両立しない別な活動のリストを作る
● リストをカードにして持ち歩く

ステップ❹　問題解決の実習
● 自分の問題に気づき，正確にとりあげる
● 解決策をできるだけ多く列挙する
● それぞれの解決策を実行できるかどうか考える

ステップ❺　現況を点検する
● 進歩をレビューする
● 今から取り組む必要がある課題を決める
　・うまくできていること
　・ほとんど変わらなかったこと
　・決めたけれど実行できなかったこと

減食の課題
厳格なダイエットを修正する

身体イメージの課題
体型への関心，体型チェック，
体型回避*「太い」という感覚の修正

*体型回避（shape avoidance）
体型を気にして，体重測定，鏡をみるなど体を直視する行動を避けること

ステップ❷に戻る
● 規則的に食べる
● 1,500kcal 以上を確保する
● 禁止していた食品を食べる　　など

● 人生で重視しているものをリストアップする
● より重要と思う活動を増やす
● 体型や体重の重要性を減らす
体型チェック / 体型回避 /「太い」感覚のセルフモニタリング，他者との比較をしないなど

うまく終了する
進歩したことを続ける
再発に備える

図IV-12　BN の強化認知行動療法（CBT-E）のステップ

(Fairburn CG：Overcoming Binge Eating (2nd Eds)　2013 より作成)

 ## AN の認知行動療法（CBT）

ANの認知行動療法は，1982年にガーナーが詳細に記述したことから活発に行われるようになった．その後，経験的には有効であると認められ，臨床では多くの専門家がこの方法を選択している．しかし，BNではCBTが早くから有効性を確立した

のに対し，ANでは脱落率の高さなどから治療研究は遅れ，効果的な治療法は未確立であった．しかし最近になって，CBT-Eを外来患者に用いた大規模な比較対象試験の成績が報告されるようになった．CBT-Eと力動的治療，エキスパートによる通常治療を比較した研究では3者の効果に大差はな

表IV-20 神経性やせ性/神経性無食欲症（AN）の診断基準

		病型の特定
A	年齢・性別・成長曲線・身体的健康状態に対して明らかな低体重が生じるような，必要量に比較して抑制されたエネルギー摂取．著しい低体重は，正常の下限を下回る．または，子どもや青年では，期待される下限よりも少ないことで定義される	**摂食制限型**：最近3カ月間に，再発する症状の中で，過食や排出行動（自己誘発性嘔吐，下痢，利尿剤，浣腸の乱用）を行ったことがない．この下位分類は，体重減少がおもに食事制限，絶食，または過剰な運動でなされた病態を表している
B	明らかな低体重にもかかわらず，体重増加または肥満に対する強い恐怖あるいは体重増加を妨げる持続的な行為	**過食・排出型**：最近3カ月間に，過食や排出行動（自己誘発性嘔吐，下痢，利尿剤，浣腸の乱用）の反復的なエピソードがある
C	自分の体重または体型の感じ方の障害，または自己評価に対する体重や体型の不相応な影響，または現在の低体重の重大さに対する認識の持続的な欠如	**重症度の特定** 重症度の最低の水準は，成人では現在のBMIにもとづき（下記），子どもと青年ではBMI-パーセンタイルにもとづく．下記の各範囲は成人のやせの分類をWHOから引用している．子どもと青年では対応するBMI-パーセンタイルが用いられるべきである．重症度の水準は，臨床症状や機能障害の程度，そして管理の必要性を反映して強められることもある 軽　度：BMI≧17 kg/m² 中等度：BMI　16〜16.99 kg/m² 重　度：BMI　15〜15.99 kg/m² 最重症：BMI＜15 kg/m²

(DSM*-V〈2013〉より改変・訳) * DSM：Diagnostic and Statistical Manual of Mental Disorder

く，外来治療の可能性の高さを示唆している．ANにおけるCBT-Eの優位性は未確立ではあるが，力動的治療やエキスパートの治療に比べ，標準化により非専門家の治療可能性が高いという利点は大きい．ANの心理/行動モデル（**図IV-13**）でも中核となる精神病理は体重・体型と過食制御の過大評価であり，BNよりもさらに強迫的で極端な恐怖や減食が悪循環になっているとみなすことができる．

治療の目的は体重の回復と食行動の改善，身体イメージの是正

ANの治療の直接の目的は，きちんと食事を食べることによって異常なやせから回復することである．
米国のガイドラインではこれを「栄養リハビリテーション」と位置づけ，30〜40 kcal/kg（1,000〜1,600 kcal）から開始して，体重増加を確認しながら70〜100 kcal/kgまで増やすとしている．体

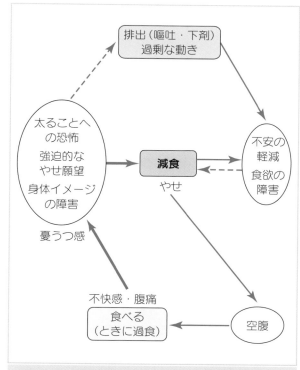

図IV-13 神経性無食欲症（AN）の行動モデル

(足達, 2000)

重の増加は入院患者で1〜1.5kg/週，外来患者では0.2〜0.5kg/週をめざす．心理的な問題はその後の課題にする．

やせ過ぎから生じる二次的な問題は，体重の回復とともに解決する場合も多い．また，身体的な問題は飢餓が原因なので，食べることで解決する．

目標とする体重は個人差はあるが，目安としては，生殖機能が正常化することである．たとえば，女性では月経と排卵の再開，男性では精巣機能の回復がそれにあたる．

 ## 患者との信頼関係が治療の成功の鍵

患者は食べることにも体重を増やすことにも抵抗するが，治療の目的と治療の方法を説明して，同意させ，治療に積極的に参加させることが不可欠である．体重増加の速度（0.5〜1kg/週の増加など）や食事の計画もあらかじめきっちりと決めておく．

何が望ましい行動で，何が望ましくない行動であるかを明確にする．取り決めや制約は，決して罰ではなく患者の健康のために必要な手段であることを理解させる．

最近はANでも外来治療が主流となりつつあり，

表Ⅳ-21　入院の目的

- 医学的に危険な状態にある患者での体重の回復
- 過食や嘔吐，下剤や利尿剤の使用をやめさせる
- 身体的な合併症を評価して治療する
- うつ病，自殺の危険などのケア

表Ⅳ-22　経過で明らかにすること

- いままでの治療歴
- 体重の経過（詳しく）
- 減量の経験
  食事の制限，断食，嘔吐，
  下剤，利尿剤，運動
- 過食と食行動，そのときの気分
- 体重と体型についての考えや態度
- 身体症状
- 心理的な問題，対人関係，家族状況など

NICEのガイドラインは，成人のANの治療としてCBT-E，モーズレイ治療（MANTRA）と支持的な専門家の治療のいずれかを選ぶように推奨している．この場合のCBT-Eは図Ⅳ-12に準じるものである．

- 典型的には40週で40回，最初の2〜3週は週に2回ずつ行う
- 身体的健康のリスクを減らし，食行動異常の他の症状を減らすことをめざす
- 健康的に食べることと，健康的な体重に達することを励ます
- 栄養の確保，認知の再構成，気分の安定，社会的スキル，身体イメージ，自己評価，再発予防
- 食行動異常を維持していそうな問題に基づいて，個別の治療計画を立てる
- 栄養不良と低体重の危険を説明する
- 自己効力感（自信）を高めるように働きかける
- 食事摂取とそれにともなう考えや感情のセルフモニタリングを行わせる
- 本人が，学んだことを日常生活で実行することを助けるために宿題を出す．

冒頭で述べた日本のCBT-E簡易版での治療の概要は以下のとおりである．

 ## 入院ではさらに治療の導入を念入りに，途中は臨機応変に柔軟に

入院では危険を伴うような状態からの回復を直接の目的とすることが多い（表Ⅳ-21）が，これまでの経過，医学的評価/行動観察と教育などで治療関係を確実にしながら，患者を納得させて治療に導入していく（表Ⅳ-22）．身体的管理を理由にしながら，治療の必要性をしっかりと教育する．ここで治療への信頼と動機づけの関係がつくれるかどうかで，その後の経過が異なる．

体重が増加するにつれて，最初は潜んでいた身体イメージの歪みや他の心理的な問題が明らかになってきたら，それを次の治療の対象にする．

実践例5の18歳女性（p.158）は精神科病棟への自発的な意志による自由入院であり，医師，患者，

表Ⅳ-23　AN の医学的な問題

体重減少によるもの	栄養失調	寒さに弱くなる，低体温
	心臓	心筋の萎縮，不整脈，徐脈，心室性頻脈，突然死
	消化器	便秘，腹痛，胃の運動が鈍くなる
	内分泌	無月経，女性ホルモンの低下，甲状腺機能低下
	皮膚	産毛，浮腫，乾燥，色素沈着，髪が抜ける
	血液	白血球の減少，貧血
	精神神経	脳の仮性萎縮，無気力，知能低下，味覚障害
	骨格	骨粗鬆症
嘔吐や下剤使用によるもの	電解質異常	低カリウム，低クロール，低マグネシウム血症
	消化器	唾液腺と膵臓の炎症/肥大，食道炎，胃炎
	歯	歯のエナメル質のう食
	精神神経系	痙攣発作，神経炎，認知障害

（カプラン：臨床精神医学テキストより改変）

家族との間で決められた治療方針に基づき，看護師が治療者に加わった．これは理想的な環境といえる．一方，栄養障害の身体管理（表Ⅳ-23）を目的に内科病棟に入院するケースの多くは，治療への動機づけが不十分かつ受動的で病棟の教育体制も整っていない．それでも，治療歴，体重経過などの経過（表Ⅳ-22），医学的評価や行動観察で，治療関係を築きながら，治療の必要性と可能性を納得できるように教育し，専門治療につなげたい．

 ## 入院治療では看護師のケアが重要

良い看護とは，明確な目標のもとに，一貫した態度で，患者への温かい理解を示すことである．「食べたからといって，食欲が制御できなくなるわけではない」と説明し，安心して食べるように励まし，吐いたり下剤を使ったりしないように食後もしばらく同席する．

後述のオペラント治療では，とくに決められた行動ができたときに積極的にほめたり点数をつけたり，強化の手続きを実行することになる．

 ## 食べることと体重増加には
オペラント治療が有効

決められた食事摂取と体重増加を確実なものに

するために，ひとつひとつの行動が起きた後に正の強化子（ごほうび）を与える方法である．

「食事を全部食べたら○○」「体重が1kg増えたら△△」などとあらかじめ取り決めておく．○○や△△が患者にとって有効な強化子になるように，入院当初は安静の確保もかねて個室で行動の制限を行う．面会や入浴，電話，デイルームでの活動などを強化子として用いる．この方法も患者との取り決めとして納得のうえで行う．体重は変動するので測定は週1回として，そこで強化するのが望ましい．

 ## 体型・体重への態度の修正には
認知の再構成を

体重が回復すると，体重と食事へのこだわりも自然に薄らいでくる場合もあるが，頑固で強情な考えが残ることも多い．その頑固な考えを明確な根拠のある反論で置き換えていく必要がある．

具体的には，その考えが起きたら，別な考えを声に出して言わせるなどで，繰り返し，がまん強く治療する．考えも気分に影響されやすく，状態が悪いときにこだわりが強くなることを体験させる．

体重が回復しても，このこだわりが改善しないといつでも再発の危険がある．

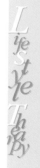

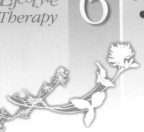

6 うつ病

うつ病は脳の不調，エネルギー欠乏

　うつ病は現在もっとも多い精神疾患（感情障害）である．原因は遺伝から心理・環境要因まで人によって複雑である．女性が男性より多く，若年層と中高年に高率などの特徴はあるが，子どもから高齢者まで誰にでも起きうる脳の不調である．発病すると日常生活や仕事への影響が大きく，自殺の危険も高まる．自殺予防を目的にうつ病の知識普及が健康日本21（第一次）で具体的課題となってから，一般への知識は急速に普及した．しかし，症状や経過の個人差が大きく，身体不調が最初の症状であることも多く，身体疾患との併存も少なくない．そのため，本人も気づかず，医師が見逃すことも多い．こじれて難治となる例，再発例も少なくないので，早めの対処と初回での十分な治療が重要となる．

　治療はおもに休養，薬物療法，精神療法が用いられ，いずれも患者自身の自然治癒力を高める作用がある（**図Ⅳ-14**）．薬物療法は欠乏している脳の神経伝達物質を補うが全能ではなく，十分な睡眠や栄養による養生はうつ病でも基本となるし，ストレス耐性を高めるための心理教育（精神療法）は必須となる．うつ病は日本における認知行動療法（CBT）の保険診療適用の先駆けとなった疾患であり，うつ病の認知療法・認知行動療法マニュアルがホームページで公開されている（厚生労働省：心の健康）．

軽いうつ病を見逃さないように

　普及啓発活動により，一般人のうつ病理解は深まったが，軽症では本人，周囲も気づきにくい（**表Ⅳ-24**）．身体疾患の併発も多いし（糖尿病では15〜20%），うつ病があると身体の病気も治りにくい．米国の国立精神保健研究所（National Institutes of Mental Health：NIMH）によれば，一般外来患者の5〜10%，内科入院患者では10〜14%がうつ病であったという．専門家は診断基準（**表Ⅳ-25**）や質問票を念頭において，すべてのクライアントで表情や声の調子の観察と，気分や睡眠，食欲などのチェックを行うようにしたい．

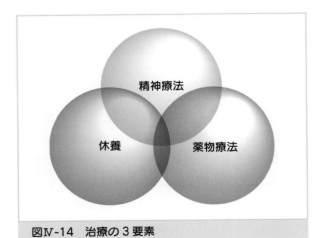

図Ⅳ-14　治療の3要素

〔厚生労働省：こころの耳（https://kokoro.mhlw.go.jp/）より作成〕

表Ⅳ-24　うつ病の症状・特徴

1. 自分で感じる症状
憂うつ，気分が重い，気分が沈む，悲しい，不安である，イライラする，元気がない，集中力がない，好きなこともやりたくない，細かいことが気になる，悪いことをしたように感じて自分を責める，物事を悪い方へ考える，死にたくなる，眠れない
2. 周囲から見てわかる症状
表情が暗い，涙もろい，反応が遅い，落ち着かない，飲酒量が増える
3. 体に出る症状
食欲がない，体がだるい，疲れやすい，性欲がない，頭痛，肩こり，動悸，胃の不快感，便秘がち，めまい，口が渇く

〔厚生労働省：こころの耳（https://kokoro.mhlw.go.jp/）より〕

よくある誤解と偏見を理解しておく

米国や英国での疫学調査から，一般の人は「うつ病は努力で改善する，カウンセリングを受けるべき」と社会心理的な面を重視しすぎており，「治療（薬）が有効な病気」との認識が乏しく，薬に習慣性があると誤解していて，薬物療法には消極的であることがわかった．最近の研究から，うつ病には再発や再燃も多く，症状が消えても一定期間の治療や生活上の注意が必要ということが明らかとなっている．適切な治療につなげるためにも，このような患者の心理を理解しておきたい．患者に理解してもらいたい事柄を表Ⅳ-26 にまとめた．

 ## 認知行動療法は，再発予防に効果がある

「うつ病者では，自分の行為や活動が報われることが少なく，感情や考えの自己表現が乏しく，自分を否定的に受け止める傾向が強い」という仮説にもとづいて認知行動療法が始まった（表Ⅳ-27）．

1970 年代に，楽しい活動を増やす方法（行動活性化），対人スキルを改善させるための社会技術訓練，無気力や否定的な思考を修正する認知療法などが次々に開発された．なかでもベックの認知療法が有名である．

1980 年代に入り薬物療法や他の心理療法との比較研究が行われた結果，患者のおよそ 2/3 に有効と評価されている．とくに最近は，薬物療法に加えることで再発を予防することができると期待されている．実際のうつ病の診療は，薬物療法で症状が一段落したら，薬物療法と併用しながら，ストレスを受けやすい生活のしかたや考え方を見直すという形で導入することが多い．

 ## 行動と感情と認知は相互関係にある

うつ病の病気の本質は感情障害である．しかし，そこでは感情も思考や物事の受け止め方，実際の行動や身体症状（行為）と相互に関係しあっていると考えると症状を理解しやすい（図Ⅳ-15）．

表Ⅳ-25 軽症うつ病エピソード（mild depressive episode）の診断基準

次の A，B，C をすべてみたすこと
A
● うつ病のエピソードが 2 週間以上続く
● 薬物や器質性の精神障害がない
B 以下の少なくとも 2 項がある
● 本人にとって明らかに異常で著明な抑うつ気分（ほぼ毎日，1 日の大部分）
● 通常は楽しい活動での興味や喜びの喪失
● 活力の減退または疲労感の増加
C B と次の項の合計が最低 4 項ある
● 自信喪失，自尊心の喪失
● 自責感，過度で不適切な罪悪感などの不合理な感情
● 死や自殺についての繰り返し起こる考えや自殺的行為
● 思考力や集中力の低下の訴えや証拠
● 焦燥あるいは遅滞をともなう精神運動性の変化
● いろいろなタイプの睡眠障害
● 体重変化をともなう食欲の変化（減退または増進）

(ICD10 より改変)

表Ⅳ-26 うつ病患者への教育（患者＆周囲の人）

1. 自分自身でできること
治療が始まれば気分はしだいに良くなる．この時期は気楽に過ごそう． 以前楽しんでいたことをまた始めてみよう（気が向かなくても気分が良くなる） その他
● 体を動かしてみる．1 日 30 分の歩行で気分が上向く
● 就床時刻と起床時刻を規則的にする
● 健康的な食事を規則正しく食べる
● できることを行う．しなければいけないことと待っても良いことを区別する
● 他者と接触し，信頼できる人に自分の気持ちを話してみる
● 重要な人生上の決定は，良くなるまで棚上げする
● アルコール，ニコチン，薬（処方されていない治療薬も含む）は避ける
2. 愛する人が落ち込んでいたら，できること
知っている人が落ち込んでいたら，専門家に相談（受診）することを援助する その他
● 支持と理解を示し優しく励ます
● 散歩や外出，活動に誘う
● 処方薬を忘れないで飲むなど，治療をきちんと守れるように助ける
● 予約日に必ず通院するように確認する
● 治療すればそのうち憂うつは改善することを思い出させる

(National Institute of Mental Health : Depression より抜粋作成)

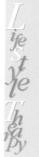

表IV-27　うつ病の認知行動療法の具体例

技法と仮説	目　標	具体的方法
1.　活動性を高める訓練（行動活性化） 　　正の強化子を得ることが少ない 　　失敗の体験が多い	楽しい活動を増やす 確実にできる行動を行う	楽しい活動を調べる スケジュール表を作る 記録して，点数で評価する 現実的な目標を立てる
2.　社会技術の訓練 　　対人関係で強化が少ない 　　社会技術が未熟 　　上手な自己主張が下手 　　会話が下手	無理な要求を断る 不賛成であると告げる 賛意・愛情・賞賛・礼を言う 話しかける・質問する 話しを促す・打ち切る	お手本を示す（モデリング） ロールプレイで練習する ビデオでフィードバック 実際の場面で練習する
3.　認知の修正 　　自己についての否定的概念 　　（自分はだめ，何をしてもだめ， 　　　　よいことは起きない） 　　根拠のない劣等感，極端な一般化，片寄った 　　決めつけなど	現実的・合理的思考にする 積極的な思考を増やす 否定的な思考を減らす	破壊的な思考に気づく セルフモニタリング 合理的な思考に置き換える 思考を中断する できていることに注目する
4.　リラックス法 　　不安や緊張が高い	不安と緊張を軽減する	筋弛緩訓練／呼吸法／瞑想法／ 軽度なエクササイズ
5.　ストレス対処法 　　ストレス負荷が発症の契機	ストレス対処を学習する	何がストレスかに気づく セルフモニタリング 仕事のしかた，時間の管理 対人関係のとり方 リラックスなど

（足達）

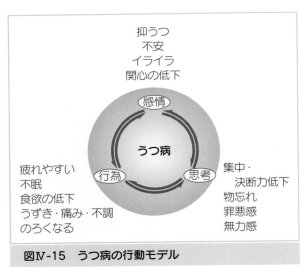

図IV-15　うつ病の行動モデル

（足達，2000）

筆者は「否定的な考えは病気のせい」と，いったん棚上げして，気分が良くなったら必ず考えは変わることを強調している．病気が悪化するときはたいていの場合，この関係が悪循環に陥っているし，回復するときは良い循環になる．

病気以外にも応用できるし，セルフマニュアルもある

病的ではない憂うつやイライラなど日常の感情コントロールにも，これらの関係と具体的な方法は有効である．ストレス時に増加するアルコールやタバコは薬の代用のようなものである．これらに頼らずに自分で改善しようとするときは，行動を変えるのがもっとも実際的である．軽いうつ病では治療を受けずに自然治癒を待つ人も多い．このような人や専門家にも，うつ病の認知行動療法のセルフマニュアルは有益である．

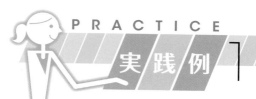

忙しい働き盛りに向けた減量支援プログラム

「はらすま*ダイエット」にインターネットを使ったプログラム

特定健康診査・特定保健指導が2008年より開始され，職域でも減量支援を積極的に実施するようになった．働き盛りの多忙な勤労者に対する減量支援の困難さは，当施設でもこれまでの経験により十分認識していたので，従来の行動療法「はらすまダイエット」に，インターネットを介して実施する方法を新たに導入した．

それは携帯電話やパソコンから朝晩の体重測定の結果を入力し，減量開始時の朝の体重の5%を前半の90日間（減量実行期）で達成（標準的には1日50gずつで4.5kgの減量）し，後半の90日間で，得られた減量を維持することをめざす，半年間の減量支援プログラムである．

「100kcalカード」の活用

行動変容のための工夫に「100kcalカード」があり，これが本法の特徴のひとつになっている．50g分の脂肪は350kcalのエネルギーに相当するが，これを歩行だけで消費しようとすると，体重80kgの男性の場合1時間30分もかかるため，勤労者には実際的ではない．そこで身体活動で増加が期待できる消費エネルギーと，食事からの摂取エネルギーをそれぞれ100kcal単位の運動行動や食品に小分けして実行する方法を提案している．

＊「はらすま」とは，Hitachi Associates Lifestyle Modification & Action を略したもの「HALSMA」で，日立（Hitachi）の仲間（Associates）が集まって，内臓脂肪を撃退するために，これまでの習慣（Lifestyle）を見直し（Modification），実際に行動（Action）を起こそうというものである．

具体的には，20分の早歩きが100kcalに相当するなど，小分けした100kcalカードの内容は，無理のない実行可能性の高いものである．その他，主食や惣菜，お菓子，アルコール，清涼飲料水，運動のどれくらいが100kcalに相当するかを示した「100kcalカード」を200枚程度用意して，そのなかから本人が3つほど選び，それを行動目標として実行する．そして，翌日の体重が50g減少することを体重計測で確認するという方法である．

ちなみに2008年11月〜2012年9月までに特定健診で積極的支援対象者となった35〜59歳の従業員のうち，本人希望により当施設での体重減量プログラムを受けた男性1,575人の結果では，1人あたりの平均減量は4.68kg，初期体重に占める減量率は5.9%と良好な成績であった．

本稿では，その中からインターネット導入をはさんで印象的であった事例を2例紹介する．

CASE 1 家族の支援，とくに娘の一言でリバウンドしなかった例

Hさん，43歳，会社員，車通勤，デスクワークが多い，妻・小学生の男女の子どもと4人暮らし，毎晩の晩酌が生きがい

初回面接時：体重71.3kg，BMI 23.8，体脂肪率17.3%，トリグリセリド114mg/dL，空腹時血糖120mg/dL，内臓脂肪面積140cm²，皮下脂肪面積135cm²，ウエスト周囲長88cm

既往歴・服薬：なし

指導期間：2006年4月3日〜7月3日

■背景

Hさんは，「はらすまダイエット」を開始した比較的早い時期に，プログラムの効果を実感した事例である．入社時には体重が50kg台であったが，結婚を契機に体重が増加に転じ，30歳頃から毎年1kgずつ体重が増えて，40歳過ぎには20歳代と比べて14kg太っていた．

減量に関しては，いつかは試みようとは思ってい

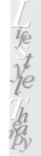

たが，具体的な取り組みには至っていなかった．毎晩の晩酌を「生きがい」と感じており，決してやめるつもりはないという．車通勤で，座位でのデスクワークのため活動量が少ないことは自覚しているが，あらためてスポーツクラブに行く気もなかった．

今回，職場の産業保健スタッフが「はらすまダイエット」を勧めてくれたので，何気なく参加した．保健師が対面で初回導入を行い，減量目標と，実行可能な「100 kcal カード」を選択するように指導した結果，Hさんが選んだ行動目標は，①昼食を食堂で食べた後，昼休みに会社の敷地を30分程度散歩すること（通常歩行100 kcal カード），②週末は子どもとサッカーをする（子どもと遊ぶ100 kcal カード）の2つであった．

本プログラムは，こだわっていて抵抗が予想される行動変化は要求しない方針であり，Hさんが「生きがい」としている飲酒については，あえて言及しなかった．

面接時に朝晩の体重記録を記入するための用紙を渡し，毎日朝晩の体重および目標達成のチェックを記入して，面談後は10日おきに9回ファックスで指導者へ送付するよう求めた．送られた記録に対しては，成果に関してのコメントを記入後，ファックスで返送しながら，連絡をとることとした．

■その後の経過

90日後の血液検査と腹部CT検査の結果を，**表Ⅳ-28**，**図Ⅳ-16**に示す．

当初の減量目標は初期体重71 kgの約5%減の3.5 kgであった．ところが実際には7 kgと2倍の減量を達成したので，大きく減量した理由を本人に尋ねてみた．すると妻と相談して，プログラム開始当初からいつも箱買いしているビールの銘柄を「カロリーハーフ」に変更したとのことであった．飲酒習慣については関知していなかったので少し戸惑ったが，詳しく聴取すると次のような事情であった．毎日，晩酌としてビール500 mL 缶を2本飲んでいるため，ビールの摂取エネルギー約400 kcalが，カロリーハーフにより200 kcalの減少になっていた．プログラム後半ではノンアルコールビールも試みら

表Ⅳ-28　CASE1 の検査結果

	4月3日	7月3日
体重（kg）	71.3	64.0（目標達成！）
BMI	23.8	21.7
体脂肪率（%）	17.3	11.4
血圧（mmHg）（130/85 未満）	130/80	130/84
トリグリセリド（mg/dL）（35～130）	114	41
HDL-C（mg/dL）（35～82）	72	62
LDL-C（mg/dL）（70～140）	101	60
空腹時血糖（mg/dL）（110 未満）	120	88
HbA1c（%）（4.3～5.8）	5.2	4.8

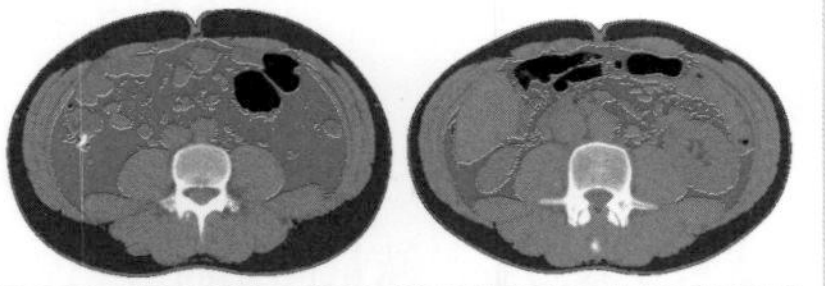

	4月3日	7月3日
内臓脂肪面積	140 cm²	53 cm²
皮下脂肪面積	135 cm²	67 cm²
ウエスト周囲長	88 cm	78 cm

図Ⅳ-16　CASE1 の腹部 CT 検査結果

れ，さらに，妻が夕食に野菜を多めにするという工夫もしていた．

行動目標は，散歩などの軽い運動であった．途中経過からは，その結果として順調に減量が進んでいると解釈していたが，実際には当初の目標とした350 kalではなく，毎日500 kcalがマイナスとなる行動を実行していたことになる．その結果，ウエスト周囲長は10 cm，CT検査では内臓脂肪面積が62%，皮下脂肪面積が50%と大幅に減少した．90日後には，以前のズボンが手を放すと足首まで落ちたそうである．

■まとめと考察

Hさんはその後も継続して健康診断を受けている．2013年の結果は，体重63.7 kg，BMI 21.5，血

圧 126/80 mmHg，トリグリセリド 44 mg/dL，HDL-C 86 mg/dL，LDL-C 90 mg/dL，空腹時血糖 98 mg/dL，HbA1c 5.3% と 7 年間リバウンドなく過ごしている．

朝 1 回の体重計測はずっと継続し，生活が乱れて体重が一時的に増加しても，運動量を増やすなどで大きなリバウンドに至らないように注意しているとのことであった．

しかし，体重が維持された一番の大きな要因は，90 日後の面談で嬉しそうに次のように述べていたことから，家族の応援にあるのではないかと思われる．

・小学生の娘に「パパかっこいい」「プール一緒に行こう」と，抱きつかれたことが非常にうれしかった．

・家内は，野菜中心の食事を別メニューで準備してくれ，感謝している．

人との関係性は，行動を左右する重要な刺激（強化子）となる．とくに H さんの妻は当初から，ビールの銘柄変更や料理の工夫など，参加意識も高く協力的であった．面談は H さんの減量への「やる気」を促すきっかけとなったが，その後の行動の開始や努力の継続には，家族の応援（社会的サポート）が大きく影響したに違いない．

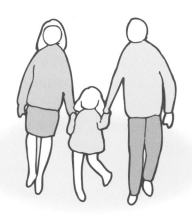

CASE 2 毎日1行日記をつけることで危機的状況をも突破した例

N さん，55 歳，営業職で宴席が多く，酒量のコントロールはむずかしいという．間食を気にしている．特定健診で積極的支援と判定

初回面接時：体重 84.8 kg，BMI 27.6，ウエスト周囲長 97 cm

既往歴・服薬：なし

指導期間：2013 年 7 月 8 日〜10 月 6 日

■背景

健診の結果，この 1 年間で体重が 4.7 kg 増加していた．職場の同僚が減量プログラムで成功した体験談を聞いたことから，自分もできるかなと思い，今回参加した．営業職で仕事上の宴席が多くあり，飲酒については調整がむずかしいのではないかと考えていた．

■初回の状態

特定健康診査では積極的支援と判定され，当施設でインターネットを介した減量支援プログラム「はらすまダイエット」を受けることになった．

初回面接時は，間食が気になるということから，間食を減らす「100 kcal カード」行動変容カードを中心に選択し，180 日間の挑戦が始まった．選んだ「100 kcal カード」の内訳は，間食 5 枚，調味料 2 枚，飲酒 2 枚，嗜好飲料 2 枚，身体活動 3 枚であり（表IV-29），本人はその中から，その日の気分で 3 枚ほど選択し，間食の減少や活動量の増加を実行し，携帯電話を用いて通信を行うことになった．

■その後の経過

図IV-17 に 90 日間の体重と歩数記録を示す．

表IV-29　CASE 2 の初回面談時選択行動変容カード

バニラアイスクリーム，アメリカンドッグ，あめ玉，柿の種，サラダせんべい，マヨネーズ，ドレッシング，焼き餃子，おかず，生ビール，焼酎，缶コーヒー，スポーツドリンク，体操，普通歩行，速歩

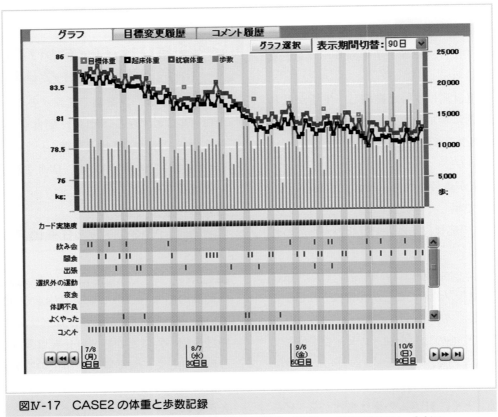

図Ⅳ-17　CASE2の体重と歩数記録

開始体重：84.8kg，現在体重 78.6kg（BMI：25.7），目標体重：80.6kg，目標体重まで：－2.0kg
目標：カード1日3枚使う
ごほうび：スーツを新調．散歩用軽量靴購入（2足）

インターネット経由でサーバーに記録されたデータは，きれいに「見える化」されている．グラフ中には10日おきの目標体重が表示されるので，達成の度合いが概観できる．表欄外ではカードの実施状況が色分けされ，さまざまな減量を阻害するイベントも記録できるようになっている．最下段にコメントの有無が表示されているが，Nさんは毎日コメントを「1行日記」のように残していた（表Ⅳ-30）．

7月10日開始より順調に減量が成功していたが，連休（お盆）に突入し，さらに連日の熱帯夜でやる気もダウンした．結局40日目の目標に届かず，「まずいな」とつぶやいている．しかし，5日後「一気に行くか，本気モードにギアを入れよう！」と入力し，気持ちを本気モードにもっていっている．

さらにラストスパートの9，10月には，当初には考えてもいなかった酒断ちに挑戦して，ズボンが容易に入るようになったと大満足し，90日目の目標達成に自分をほめている．

■まとめと考察

普通に日記を続けようと思っても，「三日坊主」で終わる人も多いのではないだろうか．しかし，本プログラムの参加者は，感想や泣き言，負け惜しみ，自分を鼓舞する言葉など，多くの言葉を残しており，サーバーに入力するというセルフモニタリング行動によって，さまざまな気づきがもたらされたようである．減量という具体的な課題を通じて，セルフコントロールのスキル向上が得られる可能性も高い．

本プログラムは，前半90日減量実行期・後半90日維持期，合わせて6カ月という比較的長期のプログラムである．その間には生活条件も異なり，思うようには減量が進まない時期も含まれる．減量はいわば一種のマラソンレースであり，途中の困難を乗り越えての完走だからこそ，Nさんの達成感も強かったと思われる．

表IV-30　CASE 2 の 1 日 1 行日記（抜粋）

7月10日	飲みすぎた．滑り出し悪し（反省）
7月12日	仕出し弁当ご飯の量を2/3にしてみた→できる！
7月14日	1週間ドレッシング未使用！　どれだけ続けられるかな？
7月16日	脂ものは控えた．無理はしていない！
7月18日	出張，車での移動で歩きたくても目標歩数に届かない．残念！
8月 1日	散歩後400g減るようだ．でも食べると，その「倍返し」だ！
8月 8日	わんこに散歩拒否された．たぶん距離延長と速歩が原因か？
8月 9日	散歩の友の機嫌をとり，同伴散歩へ．当然ペースはお犬様！
8月12日	暑い！　暑い！　とにかく暑い！　がんばれない！
8月13日	ビール飲みすぎ！　体重い！　お盆は減量もお休みだろう！
8月17日	40日目．まずいな
8月18日	お盆でペースが崩れたか？→明日からがんばろう！
8月21日	やる気にならないとダメな時期にきたか！
8月22日	一気に行くか！　本気モードにギアを入れよう！
9月 2日	歩行の効果は確認できた！→来週は別のことを考えるか？
9月 6日	60日目．なだらかなグラフだ！　まだ維持するには早すぎる
9月17日	飲み会．脂ものは避けたが飲みすぎた！
9月18日	連日の飲み会（言い訳：仕事だから仕方ないかな…）
9月21日	毎日10,000歩をノルマにしよう！
9月24日	維持モードに突入？　どうする！　切り札使うか？
9月26日	不本意ながら「お酒断ち」カードを使う！
10月 3日	衣替え！　きつめのズボンがすんなりと入る！！
10月 6日	90日目．目標達成！　無理なく継続できた→よくできました！
10月 7日	折り返して復路．ここからの維持がむずかしい！

■忙しい人には通信のセルフヘルプが最適

　職域で本プログラムが効果的に続いている理由としては，次のような点があげられるだろう．

　1）生活習慣病の予防と改善には，減量がもっとも近道であるという認識が浸透してきたこと，2）

身近に行動変容によって実際に効果をあげた仲間が数多く存在していること，3）スマートフォン，携帯電話やパソコンのメール活用によって，多数の従業員がいつでも，どこにいても支援を受けられるようになった，という3点である．

　とりわけ多忙な働き盛りの職員には，面談は1回のみで，その後はマイペースで取り組める本プログラムは負担が少なく受け入れられやすいと思う．自己決定理論によれば，やる気を引き出すためには，①人に支配されたくない，自由でありたい，②有能でありたい，③人とかかわっていたい，という心理的欲求を尊重する必要がある．本プログラムの目標設定は，本人の自由意思による自己選択方式であって，上記①の自由欲求に沿っている．行動達成の有無や減量結果が可視化されてフィードバックされることは，②の有能感を，そして面接とメールによる支援者との交流は，③の人とのかかわりの欲求を満足させているのではないだろうか．

　生活習慣病コントロールには，禁煙，内臓脂肪減量，減塩，適度な食事と運動などで，望ましい変化を生じさせ，繰り返し実行させることで意識しなくてもできる自動行動（習慣）にまで慣らしていく必要がある．このような「習慣化」には，最低でも3カ月は意識化しながら，型どおりに努力してもらうことが有用であろう．「自己記録型体重減量プログラム」のセルフモニタリングは，自分の行動と生活を改めて観察することで反省や気づきを促すとともに，自分自身を励ます自己強化や，生じた問題を自問自答するセルフコーチング法の学習機会にもなる．

　行動療法の目的であるセルフコントロール能力は，小さな成功体験を重ねる過程で「首尾一貫感覚」や「自己効力感」が得られることで強まり，自身の健康は自分自身で守っていくというヘルスケア信念が醸成されることを期待している．

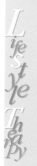

IV

病態別のアプローチ

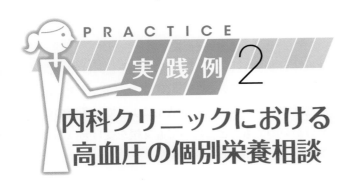

内科クリニックにおける高血圧の個別栄養相談

患者の変化に着目した行動変容支援

有床の循環器内科クリニックにおける，高血圧患者の個別の栄養相談例を紹介する．

筆者は管理栄養士（非常勤）として週に1回勤務し，約5時間で10人程度の外来および入院患者の栄養相談を行っている．対象疾患は，糖尿病，脂質異常症に次いで高血圧症が多い．患者が栄養相談を受けるきっかけは，「受診の際に医師から勧められて」がほとんどである．1回の相談時間は約30分であり，原則月1回の頻度で，患者の変化に着目した行動変容支援を行っている．初回相談終了時，その後の予定を口頭で説明し，希望があれば継続する．約半年間（6回程度）の継続例がもっとも多く，1回のみは約3割である．医師には書面で，必要な場合は直接会って指導内容を報告している．相談の終結は，生活習慣や検査値の変化を参考に，本人および医師と相談して決めている．

面接では，とくに初回を重視し，医師の言葉を患者がどう受け止めているか，また疾病の理解度や行動変容への準備性について把握するように努めている．栄養摂取と生活習慣は，おもに初回面接時の聞き取りで把握しているが，必要に応じて食事記録を提案し，それにもとづき栄養計算を行うこともある．その他，患者の不安や緊張を和らげるため，相談室の空調や日差しの方向，テーブルや椅子の高さや位置など，相談室の環境にも配慮している．

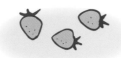

CASE 1 危険なときを行動記録で自ら予知して対処できた例

Nさん，72歳，女性，無職，夫と2人暮らし，子どもなし

初回面接時：身長148.6 cm，体重55.0 kg，BMI 24.9，血圧156/88 mmHg，T-Cho 235 mg/dL，LDL-C 144 mg/dL

病名：高血圧症，脂質異常症

服薬：なし

既往歴：なし

家族歴：実母が高血圧症

指導期間：2011年7〜11月，計4回

■背景（現病歴，生活歴など）

3年前に現住所に転居してきた．1年前に当院で特定健診を受け，高血圧と脂質異常を指摘されていたが，そのまま放置．今回（7月）の健診で再度指摘され，医師から栄養相談を勧められた．

本人によると，医師の「食べ方にくせがあるかも知れないから，栄養士に尋ねてみたら」という言葉で，相談する気持ちになったとのこと．更年期を過ぎたあたりから，コレステロール値がやや上昇傾向にあった．

また，近くに生花店を営む姉が住んでおり，店の仕事を定期的に一定期間，手伝っているということであった．

■初診時の状態，問題点と対応

これまで栄養相談の経験はなく，初回面接時はやや緊張気味だった．50歳頃までは51 kg前後を維持していたが，その後，太り始めた．知人からの情報をもとに"たまねぎダイエット"や"キャベツダイエット"を試して一時は減量したこともあるが，徐々に体重が増え50歳代後半には55 kg前後となった．現在は体重が増えないよう肉類を控えているとのことだった．

食べ方についての聞き取りからわかったのは，以下のことであった．

表IV-31　CASE 1 において特定された問題行動（習慣）とその対応（目標行動など）

	生活習慣の問題点	行動目標	行動の変化や本人の様子
初回	● 肉は控えるべきと考えている ● 炭水化物中心の食事 ● かけじょうゆが多い ● 野菜を毎食食べていない ● 朝食後に食パンを食べる ● 体重測定は不定期	● 特定の食品に偏らない ● 肉類は 1 日 60 g を目安にする ● 主食の量を決める（1 食 140 g） ● 調味料をかえる 　（ポン酢・酢・ソース・ケチャップ） ● 野菜を毎食食べる ● 食パンはやめ，果物に替える ● 毎朝，体重をはかる	● 最近の食事が偏っているようだ ● それならできそう
2回目	● 目標記録からわかったこと→姉の家に行くと食べすぎになる ● 定期的に家業の生花店の手伝い ● 甘い物の間食が多くなる	● 甘い物は 1 個まで ● 果物を適量とる	● 主食（ご飯）量を減らした ● ご飯は小分けにして冷凍 　（食べすぎないし，便利である） ● かけじょうゆはポン酢に替えた
終了時	● 体重・血圧・コレステロール値ともに初回より改善	● この調子で続ける ● 定期的な体重測定	● 体重だけでなく血圧値も下がってうれしい ● これからも食べ方に気をつけたい
約 1 年後	● 血圧・体重ともにほぼ維持	● この調子で続ける ● 定期的な体重測定	● 主食量は守られている ● ポン酢や酢をよく使うようになった ● 姉の家で食べる間食が減った ● 体重が維持できていてうれしい

　朝食ではご飯（約 160 g）のほかに，必ずといっていいほど食パン 1 枚にジャムをたっぷりぬって食べていた．甘い菓子も好きだということから，炭水化物食品の多食がうかがわれた．また味付けも濃いほうが好みで，かけじょうゆや麺類のつゆはたっぷり使っていた．これらの聞き取りをしていくなかで，本人も自分の食事が偏っていることに気づき始めた様子がうかがわれた．そこで，本人が気にしている肉類と主食の適量を示し，野菜を毎食とること，食後のパンを果物に替える提案を行ってみた．「それならできる」との返事がかえってきたので，目標記録用紙にそれらの目標を書き込み，体重を毎朝測って記録することと，間食をした場合も種類と個数を同じ用紙に記録するよう伝え，次回の予約を確認して，初回の面接を終えた．血圧の自己測定は，血圧計がないために目標設定としなかった．

■その後の経過（結果）

　2 回目の面接は行動記録を 2 人で確認しながら行った．まず本人から「ご飯の量を減らしました．余ったご飯を 1 回分ずつ小分けにして冷凍しておくと食べすぎないし，さっと食べられるから気に入り

ました」とうれしそうな報告があった．

　体重が若干減り，ウエストがしまってきたなど減量の実感もあったようだ．かけじょうゆはポン酢に替えても，とくに支障はないとのことだった．さらに記録をつけるなかで，本人が気づいたことがあった．「姉の店の手伝いに行くと，必ず甘い物が出るので食べてしまい，体重が増える」ということ．そこで，その気づきを大いにほめて対策を一緒に考え，「甘いものは 1 個まで，あるいは果物に替える」を次の目標行動とした．

　血圧値も徐々に下がり始め，面接終了時には体重減少は 1.6 kg とわずかであったが，問題であった血圧（134/82 mmHg），コレステロール値（LDL-C 121 mg/dL）はともに基準域に改善した．当初，本人はおもに減量を気にしていたが，食事を変えることで血圧やコレステロール値も下がってきたことに気づき，うれしい様子だった．「これからは体重だけでなく，血圧にも注意していきたい」との感想が聞かれた（**表IV-31**，**図IV-18**）．

　約 1 年後の 2012 年 10 月の健診でも，血圧・体重ともにほぼ維持ができていた．本人によると，主

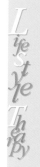

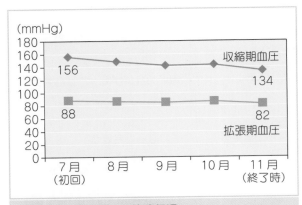

(mmHg)

図Ⅳ-18　CASE1の治療経過

食量はその後，守られている，ポン酢や酢をよく使う，姉の家での間食量が減った，とのことだった．

■まとめと考察

　本人は過去に減量を試みたがリバウンドで結局うまくいかず，一時的に野菜だけ食べてやせるというような自己流のダイエットに疑問をもっていた．食事のバランスを整え，かけじょうゆなどによる食塩を減らすことにより，体重・血圧値が改善された．記録をつけることにより，食行動と体重の関係に注目するようになった．

　姉の店の手伝いに行った後，体重が増えやすいことに気づき，栄養相談時に対策を話し合ったことは印象的だった．手伝いをやめるわけにはいかないが，甘い物の量の調整，他の物（果物）に置き換えるなど，現実的な対処ができるようになった．

　この事例は高血圧症が問題ではあったが，「食塩を減らす」ことからではなく，本人が望んでいる体重コントロールを切り口に食事改善を行ったことで問題が解決した例である．

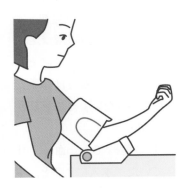

CASE
2
食事の改善がむずかしいため，
活動量の増加をめざした例

Aさん，59歳，女性，パート，一人暮らし

初回面接時：身長150.5 cm，体重55.2 kg，BMI 24.4，血圧159/85 mmHg，T-Cho 241 mg/dL，LDL-C 145 mg/dL，HDL-C 76 mg/dL

病名：高血圧症，脂質異常症

服薬：なし

既往歴：なし

家族歴：実父が軽度の高血圧症

指導期間：2012年3〜8月，計6回

■背景（現病歴，生活歴など）

　約半年前，身体がだるい，頭痛などの体調不良のため受診．脂質異常症を指摘され，医師より「まずは生活習慣の見直しをして様子を見よう」と言われ，栄養相談を受けることになった．その際の血圧は137/81 mmHgの正常高値だったが，その後，年末年始にかけて太った（約2.5 kg）こともあり，血圧は上昇気味であった．閉経は53歳．

　現在は，近くの設計事務所で受付事務のパートとして，週に3回勤務している．

　約1年前に夫（当時63歳）が他界し，その後，一人暮らしで，近くには娘と息子が住んでいる．

　若い頃から編み物が趣味で，仕事のない日は家にいることが多い．

■初診時の状態，問題点と対応

　初回面接時には穏やかな笑顔で相談室に入ってきたものの，「先生（主治医）からお酒を減らすように言われて，わかってはいるけれど，お酒を減らすのはなかなかむずかしいですね」と，始めからあきらめたような様子．そこで，飲酒についての話題から始めた．

　友人が多く，旅行や野球観戦につきあうため，外食が週に1〜2回あり，最低でも週に1回以上は外で飲酒している．その際はビール中ジョッキ2〜3杯を飲み，加えて日本酒などを飲むことも多い．

自宅では，若い頃から週に1〜2回，ビール1本（350 mL）を飲んでいたが，夫が亡くなってから若干増えた，とのことであった．

食事については2日分の聞き取りから，3食は規則的で，1食あたりのご飯の量は小1杯（約100 g）であった．自宅での2日間の平均摂取エネルギーは1,390 kcal，食塩相当量は9.5 gと節制している様子がうかがわれた．

若い頃からの目立った運動歴はなく，現在の仕事はデスクワーク中心で，身体活動レベルは「ふつう」に該当．30分以上歩くと膝が痛くなるため，長時間は歩かないようにしているとのことであった．そのため外で歩くことが億劫になり，好きな編み物で時間を過ごすことも多くなっていた．膝痛は運動不足と相互に関係し，悪循環になっているのでは，と考えた．そこでまず，少しでも家の外で歩く時間を増やすことを最初の目標にした．時間は体調により調整し，30分以下でもよいことを説明し，歩けないときはストレッチ体操などを行うことを促した．短時間でも歩けば，活動量をいまより増やすことができるということに納得した様子だった．

同時に，外食時のビールの量は，小ジョッキ2杯または中1杯にすることも目標とした．血圧計は持っておらず，血圧の自己測定は目標としなかった．

■その後の経過（結果）

その後も，友人との旅行や外食は相変わらず続いていた．Aさんの行動変化がはっきりしたのは，3回目の面接時であった．それまでは，誘われればうれしいので，考えずに出かけていたが，最近は外食が週1回以上に増えないよう注意しているとのことであった．血圧値（受診時測定）も，159/85 mmHgから152/83 mmHgへ若干低下していた．そこで，外食についての努力をほめ，そのまま継続するよう促した．一方，ビールと食事量を減らすことはなかなかむずかしいこと，自宅の近辺を歩いてみたが，天候によりなかなか長続きしないこともわかった．しかし，本人から「プールはどうですか．友達が行っていて，誘ってくれました」と提案があったので，週1回のプールを新たな目標とすること

にした．同時に，歩く際は歩数計を使い，歩数を計ることも目標に加えた．

4回目頃から，血圧低下の程度も本人が自覚できるほどとなり，喜んでいた．プールは思いのほか相性が良かったようで，5回目の面接時には，「週に2回プールに行くようにしました」と元気に話してくれた．歩数については，編み物に没頭してしまうと，1日平均1,500〜2,500歩だったが，短時間でも歩くようにしたため，最低でも5,000歩を超えるようになった．また膝の痛みも軽減しているとのことであった．

6回目（5カ月後）に，血圧値（142/80 mmHg），総コレステロール211（mg/dL），LDL-C（128 mg/dL）が改善したことを確認し，今後もこの調子で継続するようにと伝えて，面接を終えた．約1年後の2013年10月現在，血圧値（144/80 mmHg）に変化はなく，週に1〜2回のプールも継続できていた．外食の頻度（週1回までが目標）やビールの量は，ときどき守れないこともあるが，以前に比べたら確実に減ったとのことである（**表IV-32**，**図IV-19**）．

■まとめと考察

友達が多く，編み物を趣味として一人暮らしでも生活を楽しんでいることが伝わってくるケースであった．交際を兼ねた外食時の飲食の調整がむずかしく，定期的な運動も行っていなかった．膝が痛くならない程度の短時間の歩行は，Aさんの身体活動を増強させるきっかけになった．外歩きは続きにくかったが，友人から誘われたプールでの水中歩行という別な運動行動の習慣化につながった．おそらく，友人と一緒に行ったことが，プールに通うという行動を楽しくさせ，また水中では膝痛が少なく，早く歩けるように進歩したことも，頻度を増やすという意欲的な結果につながった要因だと思う．

血圧値は途中いったん上がったが，6カ月の終了時には基準範囲になり，脂質異常も改善された．

■行動療法についての感想など

行動変容を意識しながら面接を行っていると，時として感じるのは，患者に向かうというより，同じ

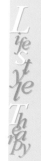

表Ⅳ-32　CASE 2において特定された問題行動（習慣）とその対応（目標行動など）

	生活習慣の問題点	行動目標	行動の変化や本人の様子
初回	● 家にいることが多い ● 30分くらい歩くと膝が痛くなる ● 外食（飲み会）が週に1〜2回以上 ● ビールをつい飲みすぎる（中ジョッキ2杯以上）	● 1日1回は外に出る ● 歩行は10〜20分でもOK ● 起床時にストレッチを ● 会話を楽しむ ● ビールは量を決めて（小ジョッキ2杯，または中ジョッキ1杯）	● 30分以上歩かなくてもいいならできそうです ● お酒を減らすのはなかなかむずかしいですね
3回目	● ビールや食事量にあまり変化はない ● 天候等により歩くことが長続きしない	● ビールの量を目標に近づける ● プールに週に1回行ってみる ● 歩数を計る（携帯電話機能）	● 外食（飲み会）が週に1回以上にならないように意識している ● 友人が誘ってくれたのでプールを試してみよう
4・5回目	● 編み物に没頭すると，歩数が1日平均1,500〜2,500歩	● 歩数を増やす ● プールの回数を週に2回に	● 膝の痛みが軽減 ● 血圧が下がってきている．うれしい ● 最低5,000歩くようになった（5回面接時） ● プールはなかなか良い
終了時	● 血圧値・血中脂質ともに改善	● この調子で継続する	
約1年後	● 血圧値変化なし ● 外食の頻度やビールの量は，ときどき守れない	● この調子で継続する ● 外食の頻度やビールの量を今より多くしない	● プールも週に1〜2回継続できていた ● 以前に比べたら，外食・飲酒量ともに確実に減った

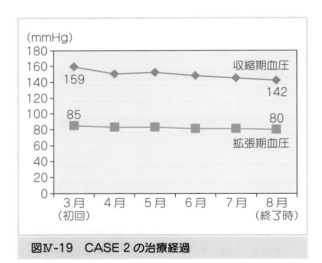

図Ⅳ-19　CASE 2の治療経過

方向を見据えて寄り添っているという感覚である．患者自身も，初回は緊張して，こちらの様子をうかがっているのがよくわかる．その気持ちを汲みながら，患者が困っていること，生活習慣や相談したいことを少しずつ聞いていくと，表情が和らぎ，打ち解けてくることが多い．このような1回の面接の間だけでなく，面接回数を追うごとに患者の行動（思考・感情・行為）に生じている変化をとらえられるようになったのも，認知行動療法を知ってからのことである．

　最後に，筆者がふだんの栄養相談で心がけていることを以下にまとめた．

①初回の面接をもっとも重視し，ていねいに行動（思考・感情・行為）を聞き取り記録する．

②本人がもっとも変えたいと思っている問題行動に焦点をあて，複数の具体的な提案の中から変えられそうなことを選んでもらい，実生活で試してもらう．

③できたこと，できなかったことを参考に，次のステップを考える．

④食事記録・エネルギーや単位計算などは強要しない．必要に応じて，本人のできる範囲で実施する．またその記録や結果は，次の教材として活用する．

⑤本人が自分で気づいた点，変化したことに注目して，セルフケアの自信をもたせる．

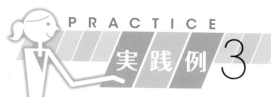

PRACTICE 実践例 3

大規模総合病院の 糖尿病外来における 栄養食事指導例

スクリーニングからアセスメントまでを行い，患者自身のセルフケアを重視した指導を実践

　本院は大規模（1,200床）な急性期総合病院で，先進医療を行う特定機能病院でもある．

　筆者が所属する疾患栄養治療部には管理栄養士が16名おり，入院中は個別ないし集団で栄養指導を行い，外来では患者の診察予定日にあわせて，曜日担当制で栄養食事指導を実施している．指導件数は年間で延べ10,000件を超え，1日では約30〜40件（管理栄養士3名体制）となる．

　患者の基礎疾患は約70%が糖尿病を中心とした生活習慣病関連であるため，患者の行動変容が指導の目標となっている．食事療法・運動療法などを3カ月から6カ月実践し，その結果により薬物療法を検討するという治療原則に従って，主治医が最初から管理栄養士に指導を依頼するケースが大多数を占める．

　そのため，初回は約1時間かけて患者の心理行動を含めたスクリーニングからアセスメントまで行い，患者自身のセルフケア，食事と運動の習慣改善を実践することの重要性を理解してもらうことに重点を置いている．通院は原則月1回であり，その際に行う2回目以降の継続指導は約20分程度である．効率良く継続指導を行うために，事前に食事記録用紙等を配布し，郵送で返信してもらい，当日までに栄養価計算等を終えておくというシステムを採用している．

　筆者は，とりわけ初回から3回目くらいまでの導入初期に十分なコミュニケーションをとって，患者との良好な関係を築くことが指導の重要なポイントと考えている．

　行動変容を主目的とした栄養食事指導では，介入の前に「改善したほうがよい行動は何か」「何が生活習慣を変えることの障壁となっているのか」などを理解すること，つまり問題行動のアセスメントが不可欠で，そのためには患者に語ってもらわねばならない．そのため最初に「食事療法」は決して苦痛をともなうようなものではなく，「面接では無理なく実践できることを一緒に探したい」と告げて，患者の不安を和らげるよう努めている．

　さらに，毎回の栄養食事指導時に「InBody720」で骨格筋量，体脂肪量を測定し，その結果を分かりやすく患者に伝えている．これは，単なる体重の増減に一喜一憂しないで日常の努力を続けることに役立っているようである．

CASE 1 知識が乏しく栄養食事指導の目的の共有に時間を要した例

Oさん，60歳，男性，以前は営業職，定年退職後無職，妻と2人暮らし

既往歴：虫垂炎（36歳），肥満症（43歳，検診にて指摘）

家族歴：父，母ともに肥満体型であった

病名：2型糖尿病，肥満症（低換気症候群）

服薬：なし（近医で処方されたが飲んでいない）

栄養指導期間：2012年5月〜2013年6月，計8回

初回面接時：身長151.2 cm，体重81.5 kg，BMI 35.6，血圧130/82 mmHg，AST 34 IU/L，ALT 47 IU/L，γGT 90 IU/L，TP 7.2 g/dL，ALB 3.9 g/dL，T-Cho 125 mg/dL，トリグリセリド 179 mg/dL，HDL-C 29 mg/dL，LDL-C 156 mg/dL，Cr 0.8 mg/dL，BUN 22 mg/dL，FBS 143 mg/dL，HbA1c 7.9%，尿糖（＋），尿蛋白（±）

InBody：骨格筋量 24.5 kg，体脂肪量 37.2 kg

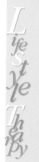

■背景（現病歴，生活歴など）

生来健康には自信があった．20歳頃よりやや肥満体形で，43歳頃に会社検診でも肥満を指摘されたが，仕事が多忙で放置していた．2010年頃（58歳時）には全身倦怠感を自覚していたが，医療機関は未受診であった．退職前の会社の検診で糖代謝異常（空腹時血糖128mg/dL）と，肝機能異常（γGT 215IU/L）を指摘され，近医を受診した際のHbA1cは6.1％であった．近医へは，これまでも感冒症状などがあるときに，不定期受診をしていた．2013年，発熱が続くため再度受診したところ，HbA1cが8.2％へと上昇し，糖尿病の診断で内服薬を処方された．しかし，副作用が怖いという理由で内服はせず，すぐに薬物療法が必要かどうかを疑問に思い，糖尿病専門医療機関のセカンドオピニオンを求めて自発的に当院を受診した．

■初診時の状態，問題点と対応

Oさんは冒頭から「薬は飲みたくない…」と繰り返し発言した．また，肥満の外科療法（内視鏡下胃内バルーン留置術等）の可能性を質問するなど，安易な肥満解消方法を求めているようでもあった．服薬を嫌がる理由を尋ねると，メディアで報じられた薬の害に過剰に反応していることがわかった．肥満治療法の情報源もインターネットなどであり，短絡的に間違った情報を鵜呑みにしているものもあった．食事を含めた生活習慣改善に対しては関心が乏しく消極的であった．これらのことから，Oさんは，肥満・糖尿病についての正確な知識がほとんどなく，糖尿病に関する病識も欠けていると考えられた．

そこで主治医から，糖尿病管理には血糖・体重コントロールが必要なこと，食事改善が副作用もなく有用な治療であることを伝えてもらった．面接では栄養食事指導の目的を強調したうえで，食事記録をつけて郵送してもらうこと，次回は妻も同伴するように提案した．

■2回目以降の状態，問題点と対応

Oさんの場合は，妻に同席してもらって，通常より時間をかけた2回目の面接指導で初めて具体的な問題点や課題が明らかになった．本人が主張している「薬は飲みたくない…」について再度詳しく聞くと，新聞やテレビで薬物使用による肝障害等の薬害情報を得たことがきっかけとのことであった．

そこで，糖尿病治療の目的など基礎的な知識，とりわけ①食事療法には副作用がなく，②食事療法で薬物治療が不要となることも多く，③将来，薬物治療が必要となっても適切な食事療法や運動療法が大前提であり，④網膜症や腎透析などの障害を予防するためにも（食）生活習慣改善が必要であることを，時間をかけて説明した．その結果，本人から「食事療法でどこまでHbA1cが改善できるのか試してみたい」との発言も出始めた．

（食）生活習慣のチェックからは，Oさんは，①食事が楽しみで，満腹まで食べることに幸せを感じている，②麺類や寿司などの炭水化物食品が大好きで摂取量が多い，③果物はビタミン類が豊富な健康食品なので，いくら食べても大丈夫と誤解している，④残すことは基本的に無理，⑤運動習慣はない，ことが認められた．さらに，時に自身でも調理することなどが明らかとなった．

問題行動への対策としては，①および②に対しては，エネルギー制限の話題は前面に出さずに，満足感を得るために野菜料理の量を増やすこと，噛むことで満足感を得るため，「野菜を大きく切る」「軟らかく調理しすぎず硬さを残す」などを助言した．さらに，最初に野菜から食べ始めることで，食後血糖値の上昇を抑制できるという学術情報を提供した．③の果物に対しては，摂取量を減らすことで血糖値が改善する事例があると伝え，一度，適量（100g程度/日）で様子を見ること，また，④の食べ物を残せないという問題に対しては，調理の前に材料で量を調整することを提案した．⑤の運動に対しては，食後の歩行運動により消費エネルギー量を増やすことを助言した．運動療法は退職後で時間の余裕があること，体重管理にも役立ち，その分食事の制約が少なくてすむと説明した．同席した妻にも食事の適量を理解したうえで，家庭での過剰摂取に注意してもらうよう協力を依頼した（**表Ⅳ-33**）．

セルフモニタリングとして，体重記録を毎日入浴

表IV-33　CASE1の生活習慣の問題点と行動目標

初診時の生活習慣の問題点	問題点への対応
● 病識の低さ ● インターネット情報の過信 ● 薬物治療の誤解	● 毎回，糖尿病の基本知識を提供 ● インターネット上の医学・栄養学的エビデンスを逆提示 ● 正しい情報の提供 ● 食事・運動療法で薬物療法が不要となる可能性を強調
継続指導時の生活習慣の問題点	問題点への対応
● 自身で好きなだけ食事を作る（作りすぎ） ● 残すことは基本的に無理 ● 機会飲酒時の多飲 ● 麺類や寿司，果物を好む（炭水化物多食） ● 運動習慣なし	● 妻の協力を得て，作る量をチェック ● 適量による体重減少効果の確認 ● 適量を覚えて，料理を作りすぎない ● 酒類の調整．飲酒時の油ものを注意 ● 果物は適量（100g/日）に制限する ● 野菜料理を増やす．まず野菜を食べる ● 食事管理を厳しくしないためにも，運動療法の併用を提案．仕事をしていた頃の時間帯と同じ時刻に起床し，その時間にあわせて歩行運動を実践する

前に測定・記録することを提案し，毎回の栄養食事指導時に持参することを約束した.

■その後の経過（結果）

　当初の食事療法に対する「厳しい制限をされる」という先入観は取り除かれたようであった．野菜を多く食べることで，優先度の高かった食事量の満足感は保たれることがわかり，果物の量も調整することができるようになった．その後の血液生化学検査値の結果から，これらの食事の修正が血糖コントロールの改善につながることも理解した．2013年12月の時点でも，提出された食事記録からは，炭水化物エネルギー比率は53％程度に管理でき，体重管理も順調である.

　特筆すべきは，自発的に歩行運動を行うようになったことである．退職後に起床時刻が遅くなりダラダラと家の中にいる時間が増えているなど，活動不足になっていることに自分で気づき，自ら在職時と同じ時刻に起床し，それにあわせて歩行を実践するようになった．体重81.5kgが75.8kg程度で安定しており，全体脂肪量は約5kg減少した．これは，食事と身体活動，睡眠など種々の行動変容の結果

表IV-34　CASE1の治療経過（身体計測値，検査データの変化）

	前医（2012年5月）	初回時（2013年5月9日）	継続4回目（8月15日）	継続7回目（11月7日）
体重（kg）	82.0	81.5	77.2	75.8
体脂肪量（kg）	―	37.2	33.9	32.6
骨格筋量（kg）	―	24.5	23.6	23.5
空腹時血糖（mg/dL）	158	143	118	112
HbA1c（%）	8.2	7.9	6.9	6.5
LDL-C（mg/dL）	167	156	120	122
トリグリセリド（mg/dL）	153	179	139	141
γGT（mg/dL）	215	90	71	55

と考えられる．HbA1cは6.5％前後で推移しており，食事療法にも慣れた様子である（**表IV-34**）.

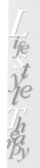

■まとめと考察

　種々の医学情報をマスメディアより得て，時には間違った情報を鵜呑みにし，治療に対して「負のイメージ」をもっている患者は多くいる．薬物療法の副作用を過剰に恐れたり，食事療法に対しても「厳しい制限をされる」との先入観が強かったりする人たちである．

　その場合は，最初に患者の誤解や不安を理解し，そのうえで疾病管理に必要な正しい知識をわかりやすく提供して相手に納得してもらうことが必要となる．時間をかけても，誤解がとけて良好なコミュニケーションと患者—治療者関係が築かれれば，その後の行動変容という目標に向けた継続的な指導が行われやすくなり，結果的には効率も良いことが多い．

　Oさんはその代表的な例であった．治療が進むにつれ，在職中は仕事に忙殺され気にもかけなかった生活習慣であったが，「これまでの悪い生活習慣を改善したい」との前向きな発言も出るように変化した．その考えや気持ちの変化には，退職して時間のゆとりができたこと，そして食事栄養指導も大きなきっかけとなったと思われる．このように人生の転機はライフスタイルを変える好機でもある．

　また体重管理については，体重の変化だけにとらわれず，骨格筋量を維持しながら体脂肪量を減らしていくことが重要なポイントとなる．Oさんは81.5 kgから75.8 kgまで減量し，さらに減量をめざしているが，毎回，客観的な「InBody」データの評価を話し合っていることも役立っているようである．体調の良さを自分から強調して話すことも増え，友人にもここで学んだ内容をアドバイスするなど，セルフコントロールについての自信も高まっている．

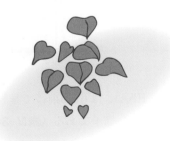

CASE 2　自己流ダイエットでリバウンドを繰り返した糖尿病症例

Aさん，58歳，男性，会社員営業職，妻と実父の3人暮らし

既往歴：脂質異常症（42歳），高血圧症（45歳）

家族歴：母親が糖尿病（内服薬治療），母方祖母が高血圧

身体状況：身長175.0 cm，体重76.7 kg，BMI 23.1，血圧134/94 mmHg，脈拍75/分，FBS 158 mg/dL，HbA1c 8.3%，T-Cho 163 mg/dL，LDL-C 103 mg/dL，HDL-C 36 mg/dL，トリグリセリド 121 mg/dL，眼瞼結膜：黄疸，貧血なし，心音：整，呼吸音：ラ音聴取せず，腹部平坦，軟，圧痛なし，肝・腎・脾触知せず，腹水なし，下腿浮腫なし

InBody：骨格筋量30.3 kg，体脂肪量21.8 kg

■背景（現病歴，生活歴など）

　Aさんは，58歳の会社員（営業職）で妻と実父の3人暮らしである．自宅近くのB内科医院から「糖尿病の血糖管理」目的に当院を紹介された．

　病気の経過としては，42歳時に会社の健康診断で血清脂質の異常（T-Cho 280 mg/dL）を指摘されたが放置していた．45歳時にはB医院で高血圧（150/80 mmHg台）の薬物療法を勧められ，1カ月程度服用したが仕事が忙しくなり，受診を中断した．

　48歳時には，かぜ症状で同医院を受診し血液検査を受け，血糖が高値（FBG 185 mg/dL）が見つかり，境界型糖尿病と診断されたが，放置した．

　54歳時には，20歳頃は60 kgだった体重が84 kg（BMI 27.4）に増え，肥満を改善しようと過去に行った断食を中心とした自己流の減食を1カ月行った．その結果，体重は10 kg減少，HbA1cも6.3%に低下し，血圧も低下傾向となった．しかし，その後，徐々に食事量が増え，1年後には体重は90 kgに増え，HbA1c（8.5%），空腹時血糖（190 mg/dL）ともに増悪した．そのため同医院で糖尿病の薬物療法としてアクトス® 15 mgを処方されたが，仕事を

優先して受診は不規則になっていた．そのため，B医院から専門医による糖尿病管理指導を目的に当科を紹介され，妻と同伴で受診した．

体重増加の原因としては，仕事が多忙で，車通勤になったこと，ストレスで間食が増えることと考えていた．タバコは30本/日だったが，5年前に禁煙した．

■初診時の状態，問題点と対応

調理担当者は妻で，以前B医院でバランス食，食塩管理について栄養指導を受けたことがある．仕事の都合で食事時間は不規則で，栄養バランスや食塩摂取量については無頓着であった．

初回の栄養指導時に，主治医から「紹介患者なので最終的にはB医院に戻すつもりで療養計画を立ててほしい」と依頼された．初回の面接では，前述のような問診での結果から，糖尿病や高血圧についての病識が不十分であることがうかがえた．

食事内容の聞き取りからは，①禁煙してから，とくにおかきを中心とした間食が習慣化したこと，②昼は妻が作る弁当を持参しているが，量が少なく夕食前に間食がほしくなり，夕食もたくさん食べてしまうということが明らかとなった．朝食と昼食をきちんと食べることで，夕食の過食を修正することを初回の目標とした．夕食が適切であれば，朝食前に空腹感を感じると説明し，朝食前の空腹感をモニターするようにした．また，③味付けはこれまでも気を付けてもらっているが，最近同居を始めた父親の好みで味付けが濃くなる傾向にあり，ついAさんもそれを好んでいる気がするとのことであった．「おかきやせんべいは昔から好き．甘くないので食べても大丈夫ですか？」など，基本的な知識の不足も問題と考えられた．飲酒はふだん家では多くないが，仕事上で飲酒する機会が増加しているとのことであった．

また，まったく運動できず，車で通勤，営業を行う毎日であり，歩数は2,000歩/日前後，歩行維持時間はドアtoドアの移動のみで，ほとんど皆無という身体活動状況であった．入社当時は休日に草野球やサイクリング，平日は8,000歩以上の歩行運

動などを日課にしていたこともあったそうである．体重増加は気にかけてダイエットを繰り返しているが，リバウンドし，以前ほど減量効果がなくなったと感じていた．

■2回目以降の状態，問題点と それへの対応（妻の同伴はなし）

Aさんが1カ月後に記入した食事記録は以下のとおりである．

朝食）7：00頃　トースト6枚切（2枚），マーガリン，ジャム，ゆで卵，コーヒー（砂糖，粉ミルク）

昼食）13：00〜14：00　外食4回/週．ラーメンや丼物など単品が多い傾向にあるが，時間があれば定食を選ぶことが多くなった．

間食）菓子パン，缶コーヒー2本（加糖）/日．おかきを好み，3〜4回/週は摂取する．

夕食）20：00〜22：00になる日も多い．
ご飯250g，魚＋肉の主菜，納豆か豆腐の副菜，野菜は少量だが，意識はしていた．汁物と漬物を好む．
アルコール：平日はビール350〜500mL，接待時はビール1,000mL＋焼酎（水割り）2杯＋ワイン2杯程度

推定摂取エネルギー量が2,500kcal（食事2,300kcal＋菓子類200kcal）程度と，活動量に比較して多かった．たんぱく質103.5g（18％），脂質66.4g（26％），炭水化物322g（56％）と比率の偏りはないが，夕食が1,000kcal程度と1日のエネルギー量の約50％を占めていた．

昼食は，妻の弁当では満足できずほとんど外食となった．ただし，定食を選ぶことは改善ポイントと考えている．

具体的な夕食量の目安として，1,800kcalの1/3程度（600kcal）が適切であると説明し，続けるように励ました．

減塩対策としては，香辛料（七味，こしょう，さんしょう，わさび）や香味野菜（青しそ，青ねぎ，しょうが），柑橘類（ゆず，レモン，すだち）の活用，

表Ⅳ-35　CASE2の生活習慣の問題点と行動目標

初回時の生活習慣の問題点	問題点への対応
● 受療が不規則，病識の不足 ● 食事量が多く，塩辛いものを好む食習慣 ● 減量はいつでもできるとの認識	● 近医で自己管理できるよう具体的に指導 ● 父親も減塩が有用であると説明 ● 香辛料，香味野菜，柑橘類の活用の勧め ● 骨格筋量の維持と体脂肪量の減少が必要と説明

継続指導時の生活習慣の問題点	問題点への対応
● 食事療法に関する知識不足 ● 漬物など塩蔵品の多食 ● 夕食に偏ったエネルギー配分 ● 不活動（車移動中心の生活）	● おかき（間食）の管理で減塩と血糖値が改善する可能性を説明 ● 塩蔵品は「残す」ように提案 ● 朝食・昼食はしっかり食べて，夕食を軽くするよう提案 ● 朝食前の空腹感の有無を観察 ● 下腿筋肉量が少ないことを示し，日中に座っている時間を短くする．室内運動の勧め ● 毎月のInBody測定を継続

漬物や佃煮などの塩蔵品を「残す」ことを提案した．

InBodyのデータからは，下腿の筋肉量が一般の80％以下と少ない状態であったので，全体的な骨格筋量の低下が課題で，運動療法の併用が必要であると説明した．車中心の生活では改善が見込めないことを納得させ，歩行数を少しでも増やすことを目標とした．歩数をモニターするために，スマートフォンで歩数記録を行いながら，歩数を5,000歩/日まで増やすことを勧めた．また，仕事中の座業の時間も短くするよう提案した（**表Ⅳ-35**）．

■その後の経過（結果）

月1度，きちんと継続して受診し，そのたびにInBody測定を行った．下腿の筋肉量や体脂肪量の変化に興味を示したので，それを意識的に話題にとりあげ，毎回，測定値を評価した．食事面では，朝食や昼食の量に満足しているようで，夕食を軽くすることにも慣れてきたようであった．途中で，体重（とくに体脂肪）が順調に減っていることがうれしいと述べた（BW 73.9 → 71.3 kg）．

推定摂取エネルギーも2,040 kcalと減少した．たんぱく質85.0 g（16.7％），脂質54.2 g（23.9％），炭水化物303.1 g（59.4％）程度で，HbA1cも6.6％前

表Ⅳ-36　CASE2の治療経過（身体計測値，検査データの変化）

	初回時 （2012年 12月22日）	3回目 （2月16日）	8回目 （11月15日）
体重 （kg）	76.7	73.9	71.3
体脂肪量 （kg）	30.3	30.6	29.7
骨格筋量 （kg）	21.8	18.5	17.4
空腹時血糖 （mg/dL）	158	104	105
HbA1c （％）	8.3	7.6	6.6
T-Cho （mg/dL）	163	157	151
LDL-C （mg/dL）	103	102	101
HDL-C （mg/dL）	36	40	45
トリグリセリド （mg/dL）	21	97	62

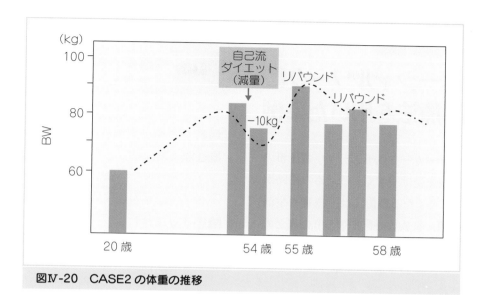

図IV-20　CASE2 の体重の推移

後で安定した．InBody データで，骨格筋量も 18 kg 程度に維持されている点を評価しながら，減量スピードが速くなりすぎないように，目標体重を細かく設定した．運動面では，興味を示した下腿の筋肉量を増やすためにも，必要に応じて室内運動としてのスクワットなども行うように勧めた（**表IV-36**）.

■まとめと考察

　A さんは 10 年以上前から，脂質異常，高血圧，高血糖で，3 回も治療が必要と説明され投薬もされていたが，仕事を理由にその都度受診を自己中断していた．その間に自己流ダイエットで約 10 kg 減量ができ（84 kg → 74 kg），その際，HbA1c が 5.9 %まで低下したという成功体験から，その気になればいつでも調整できると，減量も糖尿病の治療も安易に考えていた．

　しかし実際には，減量後には必ずリバウンドがあり（**図IV-20**），基本的な（食）生活習慣の改善方法を理解しないまま，血糖コントロールが悪化した例である．仕事中心で病気を軽視し，その気になればいつでも改善できると自己過信している中高年男性の代表例である．食事療法に加えて運動療法の併用が必要と考え，A さんが興味を示した筋肉量の維持を目的に，運動療法と筋肉を増やすための食事（たんぱく質食品）などの話題をとりあげた．

　結果として，十分な減量効果を得たが，「体重が減ることがうれしい」との発言も目立つため，適切な筋肉量の維持が血糖コントロールにおいても重要であることを強調し，やせすぎとならないよう注意して継続できている．

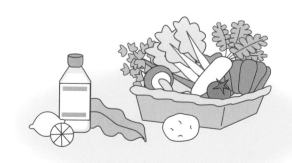

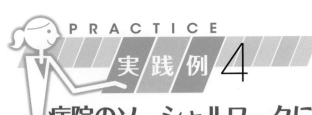

病院のソーシャルワークに認知行動療法を用いた事例

　医療ソーシャルワーカー（以下 MSW）の仕事のひとつに患者が医療を受けやすくするための援助がある．治療が受けにくくなる理由には治療費や生活費などの経済的問題，家族の心配やまわりの人との関係などの社会的問題のほかに，医師や看護師など医療スタッフとのかかわりからくる問題などがある．そのために患者本人だけでなく，家族や医療スタッフも援助の対象となることがある．

　援助に共通する考え方は，問題を解決するためには何をどのようにしたらよいかということを，ひとつひとつ具体的にしていくということである．認知行動療法による問題解決の考え方は実際的・具体的であるため，ソーシャルワークに有用なことが多い．2つの症例を通して MSW がどのように認知行動療法を活用することができるかを紹介する．

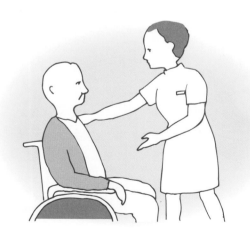

CASE 1 片麻痺と失語症で看護スタッフを困らせていた男性

Ｔさん，66 歳，男性
病名： ① 脳梗塞後右片麻痺　② 糖尿病
既往歴： 糖尿病．とくに治療もせずに社会生活を送っていた

■患者の背景

　電気工事の職人．離婚後，ひとりで生活をしていたが，元妻や子どもとの行き来はあった．出張先で脳梗塞を発症，そこで 13 日間治療を受け，その後，福岡市内の某病院に転院してきた．2 カ月間治療の後，右片麻痺，失語症の後遺症のため当院へリハビリテーション目的で入院した．

　元妻によると「もともとおとなしく無口，お人よしである．帰宅後はひとりで仕事関係の本を読んでいるような人」とのことであった．

■入院時の状態

　入院時は食事，排便排尿は全介助であった．失語症は重度で言葉を発することができず，自分の意思を言葉で相手に伝えることができなかった．

■糖尿病があるのにお菓子の要求が強く，看護師ともめる

　入院 3 カ月後頃から，昼間は車椅子で動けるようになり，トイレも身体障害者用なら介助されながら利用できるようになった．動きも活発になり行動範囲も広がり，ひとりで売店に行くようになった．しかし，ひとりでエレベーターに乗ることは危険なため，看護師が同伴で売店に行くようにした．売店で買ったお菓子は，一度に食べるためにナースステーションで保管・管理し，1 回 1 回看護師が手わたすようにした．しかし，食べることが楽しみの Ｔ さんはどうしても売店に行こうとして引き止められたり，看護師がわたすお菓子では物足りなくて，夜間でももらえるまで催促するなど，看護師の指示を守ることができなくなった．自分の思うようにならないときは，手をあげるようになったり，看護衣を引っ張っ

表IV-37　CASE 1 に関する経過表

病日		1.5カ月	2カ月	3カ月	4カ月	5カ月	1年後
出来事	当院入院	● 座位で読書 ● リハビリ病棟へ転棟 ● 翌日から大声をだすが1週間で落ち着く	● カセットを聞く	● 肺炎(点滴中は静か) ● 「お菓子,お菓子」と言う ● 売店にひとりで行こうとする ● 看護師が止めると手を振り上げる ● 介助量の軽減(ズボンの上げは見守りで可能) ● 精神科コンサルテーション		● 転院待ち	● 転院
ナースコール(NC)	NC が頻回に鳴る						
看護師の働きかけ			スタンプ押しをすすめる 看護の間で NC が問題となる	1回目の相談 2回目の相談	モニタリング 睡眠安定 覚醒パターン安定と記録 モニタリングの中止		
MSW の働きかけ				MSW の担当交換 モニタリングの提案 OT 治療中に積極的にコンタクト	転院調整		
投薬内容		フルフェナジン 1T 追加 変更	チアプリド 75 mg ↓　肺炎により抗生剤の点滴開始 チアプリド 150 mg トリアゾラム 0.25 mg チオリダジン HCL 20 mg 精神科コンサルテーション 追加投薬 ハリペリドール 2.25 mg				

て破ったりしたため看護スタッフは対応に困ってきた.

　当院のリハビリテーション科の患者は MSW も受け持って,困ったことの相談に乗っている.T さんの場合も,看護スタッフからどうしたらいいだろうと相談があった.そこで MSW は「看護師がどのような対応をしたときに手をあげるのか,どのようにしたら収まったのかなどを観察してみたら」と提案した.しかし,大勢の看護師が統一した対応をしたり,夜間に T さんにかかりっきりになったりするのは困難であるという結論になった.

　その頃より,ナースコールも「頻回」「15 回」「10 回」という記録がされ始めた(**図IV-21**).そのため主治医は,チアプリド 150 mg,チオリダジン HCL 20 mg の内服薬に加え,不穏時にハロペリドール 1 A(5 mg)という指示を出し,精神科のコンサルテーションを受けることになった.精神科のコンサルテーション後は,ハロペリドール 2.25 mg が追加投与された.T さんは以前のような興奮は減ってきたものの,看護スタッフの観察によると,昼間に傾眠が目立ち,夜間にナースコールを押す回数が増えてきたとのことであった.

■看護スタッフから精神科への転院の相談

　2回目の看護スタッフからの相談は,「以前のような興奮はないが,昼間はうとうとするために夜間は眠っていない.そのため,夜間,頻回にナースコールを押す.押す理由は,「ラジオのイヤホンを取ってほしい」とか,「トイレをしたい」などであるが,看護師が用事をすませて出てくると,すぐにまたナースコールが鳴る,行って帰るとまたナースコールが鳴るという状況である.内科病棟での看護はむずかしいので,リハビリテーションがゴールなら精神科への転院を検討したい」というものであった.

■実際の状況を観察することを勧める

　リハビリテーション科の意見は「まだ,介助量の軽減などを目的とした訓練の効果は期待できる.訓

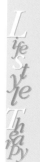

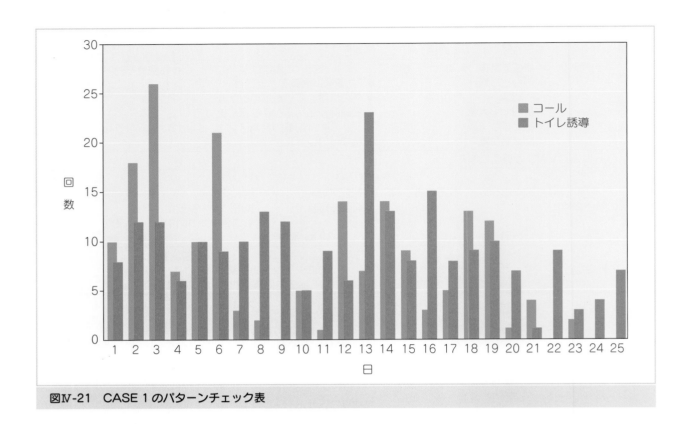

図Ⅳ-21　CASE 1 のパターンチェック表

練中の患者の様子からはとくに精神科へ転院する
必要性を感じない」というものであった．言語聴覚
士の意見は，挨拶語や「わからん」「知らん」など
の感情言語は表せるが，意図的に何かを伝えるとい
うのは困難であるというものであった．

　そこで，MSW は，今回は看護スタッフの対応の
観察ではなく，T さんの夜間の行動を具体的に把握
することにし，看護スタッフに，精神科のコンサル
テーションを受けるためにも T さんの行動をより細
かく観察する必要があると説明した．

　観察の内容については看護スタッフと相談しなが
ら，ナースコールの回数，睡眠の状態，トイレの誘
導回数，その他，気づいたことを記録することにし
た（**表Ⅳ-38**）．1 日目の記録を看護スタッフと検討
した．記録によると昼間の傾眠が思っているほどは
なく，夜間も睡眠がとれていることがわかった．看
護スタッフは意外な結果に，3 日目には，このまま
様子を見て日常生活のパターンを今後のアプローチ
に役立てるという方針を立てた．

　看護スタッフは具体的で，簡単にできること（ス

タンプ押し，点滴をしている形をつくるなど）を探
し出し，おやつの時間を待てるように工夫した．

　MSW は作業療法の間中そばにいて（患者は痛い
ことが嫌いで訓練もいやがっていた），「痛くて大変
だったですね」「よく辛抱されましたね」などの声
かけを積極的に行うことにした．声かけに患者は「う
ん，うん」と答えるようになった．

　その後は，ナースコールの多い日もあったが，病
棟生活上，とくに MSW が調整を行うことはなかっ
た．

　4 カ月後，老人保健施設入所に申し込み，1 年後
には老人保健施設で特別養護老人ホームの入所を
待つ状態となった．

**■医療スタッフへの働きかけで患者も
　変わることがある**

　退院調整は MSW の重要な業務のひとつである
が，医療スタッフが「問題行動」を起こす患者の対
応に困って，退院援助という形で依頼してくること
は少なくない．この事例では，MSW の援助は，看
護師がどのようなことなら仕事として実行できるか

表Ⅳ-38　CASE 1 の観察記録

	時間	9	10	11	12	13	14	15	16	17	18	19	20	21	22	23	24	1	2	3	4	5	6	7	8
1日目	睡眠																								
	コール				2	2	2	1			1	1			1										
	トイレ誘導	1			1		1	1				1			1										
2日目	睡眠																								
	コール	2	1	2	1		4					2	3							1	1		1		
	トイレ誘導		1		1		2	1	1			2	2								1		1		
3日目	睡眠																								
	コール				3	3	2		1	1	3	1			1	1				2	3	2		2	
	トイレ誘導					2	3			1	1	1			1						1	1		1	
4日目	睡眠																								
	コール	2																		1		1	3		
	トイレ誘導					3		1												1		1			
5日目	睡眠																								
	コール						4				1								1	1		1	1	1	
	トイレ誘導			1		1	1	1			1	1	1							1		1	1		
6日目	睡眠																								
	コール	2					5								1	2	4			3		1	1		2
	トイレ誘導			1	2				1	1		1								1		1	1		
7日目	睡眠																								
	コール				3																				
	トイレ誘導					2		2				2	1			1									
8日目	睡眠																								
	コール																			1			1		
	トイレ誘導	1			1	4		1	1			1		1						1		1	1		1
9日目	睡眠																								
	コール																								
	トイレ誘導				2	2	2	1	2			1	1	1											

を探し出すことにあった.

　そこで，看護スタッフが問題としている患者の行動，ナースコールの回数，睡眠の状態などを明確にするための記録をつけることを提案した．時間を追って記録をつけることについて，看護スタッフは「ナースコールが鳴っても今回はトイレのことではないなどの判断がつけやすくなり，このことでナースコールに振り回されるという感じが減った．また，観察の対象行動が同じであるため観察が客観的になった」と評価した．T さんへの看護師の接し方や考え方が変わったことで T さんの行動も変わり，結果的に入院を継続することができた.

　問題となっている行動をまず観察してみるという認知行動療法の視点で関与することで，医療スタッフの認識が変化し，患者の行動が好転するという事例を紹介した.

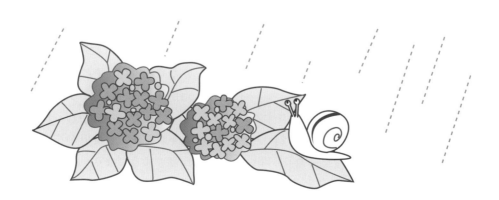

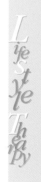

CASE 2 子どもを叩いてしまうと悩んでいたうつ状態の女性

Sさん，主婦，32歳，女性

病名：うつ状態（訴え：不眠，食欲がない，おっくう，ささいなことでカッとなる，飲酒量が増えた）

家族構成：同居していた義父との折り合いが悪く，現在は夫と子ども2人の4人家族．夫は一時，家業の酒屋を手伝っていたが，現在は会社勤務

■現病歴

同居している婚家との付き合いがむずかしくて抑うつ状態になり，30歳時，精神科外来を受診．入院し6週間治療を受けていたが，その際に別のMSWが，義父との付き合い方など相談援助を行っていた．退院時には，何か気になることがあると混乱していたのが，ゆっくり考えを整理すると落ち着くようになっていた．退院後は月に2回のペースで外来受診をしていた．

■援助開始までの経緯

退院後，義父母と別居．眠りもよく，イライラしても自覚できるようになっていた．6カ月後，夫の仕事がうまくいかず家業を継ぐ話が出たために「頭がまっしろ」となり，MSWをたずねてきた．担当のMSWが退職したため，筆者が話を聴いて整理をし，そのときはいったん落ち着いたように見えた．しかし，外来受診時，イライラしていることもわからず，「子どもを叱りまくる」と訴え，1カ月後は，「イライラして子どもにあたった．子どもをかわいそうだと思う．長男が私をびくびくしながら見る」と本人から筆者に相談があったので，主治医の許可を得て，子どもへの対応をいっしょに考えることになった．

■問題点

イライラすると子どもを叩いたり怒ったりする．

■いままでの生活の工夫と援助の方針

まず，どんなときには子どもを怒ったり，叩いたりせずにすんだかを考えてもらうことから始めた．

すると，イライラしたときは掃除をする，台所の片づけなどで気持ちがおさまることがあることがわかった．そのようにSさんが感情をコントロールできていると，子どもがじゃれてくるということもわかった．なぜ，その行動を思いついたのか聞いてみると，Sさんは「疲れていると部屋が散らかっていたり，台所に洗い物が残っていることが多いから，掃除をしたり片づけをすると気持ちがいい」と，嬉しそうに話した．そこで，どんなときにイライラして叩きたくなるのかを探すために，子どもを叩きそうになったときの行動を記録にとってみることにした．

■援助の経過

外来受診のたびに，面接して，記録を見ながら，台所に行くことや掃除に焦点をあて，その結果，何が起きたかを確認した．3回台所に行けた日は，3回しか行かなかったと自己卑下しがちであったが，MSWは「3回も怒ったり叩いたりしないでがまんできましたね」とほめた．

子どもの兄弟げんかがイライラの一因であるとわかったので，どんなときに叩きそうになるかを観察するように勧めた．するとSさんは「口喧嘩から長男が次男を叩きそうになるときはわかるから，そのときは長男を抱くといいかもしれない」と自分で解決策を考え出した．さらに，いままでの経験から叩かずにすむ行動を起こしやすくするにはどうしたらよいかを本人に考えるよう勧めた．また，『1歳半からの子育て』を渡し，読むように勧めた．その結果，台所に小さな机を置くと台所に行きやすくなる，子どもの喧嘩には，知らんふりをすることもよいようだなど，自分ができる行動を見つけ出すことができるようになった．

6週目には，「にぎりこぶしをあげなくなった．叩かなくなった．子どもにものを頼めるようになった．台所によく行けるようになった．長男が次男を叩かなくなった．長男がじゃれてくる，怒ってもすぐにじゃれてくる．長男が花をとってきてくれた．主人が話すようになり，あまり疲れた顔をしなくなった．私自身あまりイライラしなくなった」と嬉しそうに

表Ⅳ-39　CASE 2 の行動パターン

叩く行動パターン

① 忙しくなる ⇒ イライラ ⇒ 叩く

② 子どもの口喧嘩 ⇒ 殴り合い
　　　　　　　⇒ 長男が弟を叩く
　　　　　　　　　弟が泣く

目標行動パターン

① イライラ ⇒ 掃除をする，台所に行く

② 喧嘩の様子を見る ⇒ 長男を抱く
　　　　　　　　　　　知らんふりをする

結　果

- 握りこぶしをあげなくなった
- 私もイライラしなくなった
- 子どもを叩かなくなった
- 長男が次男を叩かなくなった
- 長男が母親にじゃれてくるようになった
- 夫が疲れた顔をしなくなった

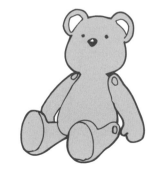

家族の変化を話した.

■結果

　その後，1カ月半ぶりに来院して，「不眠が続きイライラしはじめて，子どもを叩きそうになっても，『お母さんは疲れているから休むね』と言って子どもから離れて休むことができた. 長男がお兄ちゃんらしくなって弟をかばったり，私の手伝いをしたがったり，私が怒ったら『そんなに怒りなさんな』と注意をするようになった. 子どもを見るのが楽しくなった」と報告した. その後は，イライラするような出来事にあっても掃除をするなどで乗り越えている（表Ⅳ-39）.

■考察

　この事例では，MSW は S さんの子どもを叩くという行動をとりあげ，どのようにしたらその行動を避けることができるかについての学習を援助した. S さんは自責感が強かったので MSW は批判的にならないように注意し，子どもへの対応を変えたいというS さんの気持ちを終始支持し，改善策や努力をしたことを具体的に認めるようにした. それによってS さんは子どもに上手に対応できるようになり，感情も安定してきた. 行動に焦点をあてる認知行動療法のアプローチは相手を傷つけることがないという点でも有効であったと思う.

■まとめ

　MSW は患者が医療をスムーズに受けることができたり，より生活をしやすくするための援助を行う. しかし，とくに患者と家族との関係，患者と医療スタッフとの関係の援助はむずかしい場合がある. このような援助に認知行動療法は有効である. 認知行動療法のアプローチは，問題の原因を掘り下げたり，原因を患者やそのまわりの人々のせいにしたりすることなく，行動を具体的に把握し，それを変化させることで解決をはかるからである. その人自身の中に解決する方法と力があるとするソーシャルワークの理念に合う援助方法である.

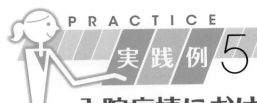

入院病棟における
神経性無食欲症の
看護の実際

認知行動療法では，日常的な生活行動そのものが治療の対象となる．たとえば摂食障害の患者では食事のとり方，手洗い強迫（不潔恐怖）の患者については手洗いや入浴などの指導を通じて治療を試みることになる．そのなかでもとくに入院病棟においては，看護師は医師の治療方針に従って共同治療者として重要な役割を果たすことが多い．つまり，実際の患者の行動を観察し，患者の行動を促すために声をかけたり，努力をほめたりして注目することで望ましい行動を起こしやすくするなどである．

このように看護師は患者にとって行動を左右する重要な環境であり，看護は治療スケジュールの一部であり，治療そのものであるといえる．

そこでは複数の看護師が統一した治療的行動をとる必要があるために，具体的に「患者が○○したら，看護師は△△をする」と決めることになる．細かな取り決めに従って観察や看護を行うのは一見複雑で煩わしいように見える．しかし方針が明確で効果が明らかに現れるため，実際には看護のしがいが感じられることが多いし，看護師としての技能が磨かれておもしろい．

本項では，神経性無食欲症の1事例を取りあげ，入院病棟における認知行動療法看護の実際を紹介する．

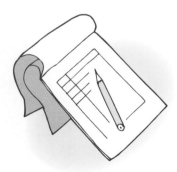

CASE ひどいやせで クリニックから紹介され 入院した若い女性

18歳，女性

家族構成：両親との3人家族

既往歴：極端なやせと「食べてよい量がわからない」という摂食障害の治療を目的に，精神科クリニックから当院に紹介されてきた．

IQ 70．初潮は12歳であった．もともと外ではおとなしかった．中学3年時，「口臭が気になる，頭が痛い」と訴え，精神科クリニックに通院し軽快した．高校中退した16歳の夏，ケーキ店のアルバイトを始めた頃より「ケーキを食べると食事の量がわからない」と食事を減らしだし，翌年2月には体重が10 kg減少し38 kgになった．11月，体重はさらに34 kgに減少，倦怠感や食べ物へのこだわりが強くなり，前述のクリニックを経て当科に任意入院となった．

過食や嘔吐ははっきりしないが，下剤の使用と過活動が認められた．

入院時の所見：身長159 cm，体重35.2 kg，BMI 13.9，肥満度−33.7%，体温36.9℃，脈拍52/分，血圧84/56 mmHg，心電図：右脚ブロック，WBC 4.18（×103/mm^3），RBC 3.42（×106/mm^3），Hb 10.3 g/dL，Ht 31.3%，AST 46 IU/l，アミラーゼ183 IU/l，ほかとくに異常なし

入院期間：平成11年11月～平成12年3月（19週間）

入院してからの経過

■治療への導入の時期
（約束事を取り決める）

入院当初はやせもひどく徐脈もあったので，身体管理とドロップアウト防止を中心に治療方針が決められた．医師と患者，家族との間で**表Ⅳ-40**に示し

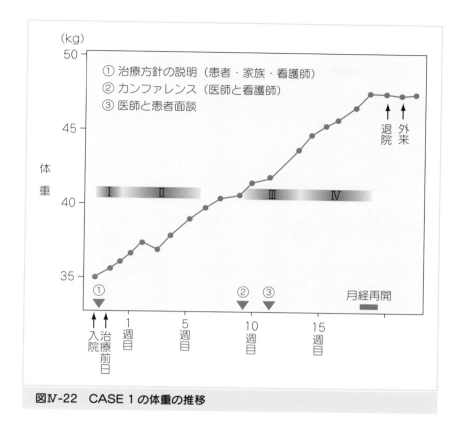

① 治療方針の説明（患者・家族・看護師）
② カンファレンス（医師と看護師）
③ 医師と患者面談

退院　外来

Ⅰ　Ⅱ　Ⅲ　Ⅳ

月経再開

①
▼
入院　治療前日

②　③
▼　▼

1週目　5週目　10週目　15週目

図Ⅳ-22　CASE 1 の体重の推移

た約束事が取り決められ，それが看護師に説明された．厳しい行動制限はこの患者にはむずかしいので自室内での行動を自由に，また，面会を比較的早い時期から報酬とし治療への意欲を出させることにした．

医師から看護師の患者への接し方に対する具体的な指示はとくになかった．そこでこの治療方針にそって，看護師間で話し合い，「患者が食事を全量摂取できるように促すこと」「全量摂取できたら，おおいにほめること」を確認しあった．母親は患者の入院に動揺し「入院しているだけでストレスじゃないですか」と主治医に頻回に電話をかけてきた．そこで主治医は母親が患者を不安がらせたり動揺させないように，面会の前に直接母親に病状を説明して疑問を解消するようにした．

■治療の開始（食べること，太ること）

入院3日目より治療が開始された．看護師は米粒や野菜が残っていると「あと一口よ，食べてごらん．食べると合格よ」などと声をかけて促した．全量摂

取できたときは「がんばった，合格！」と握手し，おおいにほめた．

2週間後には体重は37kgと順調に増加し，毎日入浴ができるようになったが，翌週には37kgを切ったため，主治医は入浴の回数を週3回に戻した．この頃はやせて死ぬことへの不安，家に帰りたい気持ち，風呂や読書でどう動いてよいかわからないことへの困惑もあり，泣いていることが多く「胃が痛い，苦しい」としょっちゅうナースコールするようになった．

そこで看護師は患者が入院生活に適応できるように，頻回に病室に出向いて，食べ物や体重に関する話題は避けながらも，患者の話に耳を傾けたり，努力を評価するようにした．これまでナースコールを鳴らすことはほとんどなかったが，10回以上も鳴らすようになったので，医師との間で泣くことを減らし，泣かないでいることを強化するようにとの治療方針が決められ，患者にもわかりやすく説明された．看護師は患者が泣いていないときに話を聞くこ

表IV-40 CASE 1 の治療方針と約束事

治療方針

- 食事を 3 食きちんと摂取する. 食事は普通食 2,200 kcal（野菜のくずのようなものも一粒残さず）
- 安静を促す
- 受容的接し方をする（入院を継続させるため）
- 時間が関係するときはタイマーを使用する

行動制限・行動範囲

- 基本的に自室臥床. ナースコールをつける
- 本，娯楽などは自由
- 共同トイレ使用（ただし食後 1 時間は絶対安静. トイレも不可）
- 入浴は 3 回/週，15 分以内. 入浴中は自由 15 分経過したら浴室より出す
- 食事は 3 食自室で摂取. 食事時間は 30 分 配膳，下膳は看護師が行う 下膳時全量摂取を確認し看護師がサインする 食べ残しがあれば具体的に記録する
- 体重測定は日曜日，朝 1 回，規定の服装で行う
- 血圧測定は毎朝行う（重症感を自覚させるため）
- 外泊については体重が 40kg になるまで話題にしない

報酬

- 全量摂取したときのみ1食につき 1ポイントとし，そのつどチケットをわたす
- 連続6ポイントで電話可 連続15ポイントで面会可
- 電話・面会時間は主治医が決める
- 体重37 kgで入浴毎日可. 20分

とにしたところ，ナースコールはまったく鳴らさなくなり，体重の減少もなくなった. 看護師のサインにもイラストをつけて「おめでとう」と書き込んだり，表に目標ポイントの印を付けるなど工夫し，それを患者も喜んでいた.

■治療のなかだるみの時期（外泊と約束の仕切り直し）

4 週で体重が 38 kg にまで増加したので，新しく 40 kg 台での報酬が追加された. 患者は自室外で過ごすことが多くなり，嬉しそうにしていた. しかし体重が 41 kg を超えた頃から「時間になっても自室に戻らない」「お茶をねだったりして看護師を引き止めようとする」「食事中や食後にトイレに立つ」などの行動が現れた.

医師とのカンファレンスをもち，患者が自分の意志を表現できるようになるために，新しくデイルームで過ごす時間を決め確認された. しかし患者は「家に帰りたい，もう耐えられない，逃げたい」と毎日泣いて訴えるようになった. 主治医との間で，今後のことをよく考えてくるようにと，3 泊ほど一時外泊することになった.

帰院したときは，入院を続けると本人から言い出したので，そのことを主治医も看護師もおおいにほめた. 患者は看護師から「受け入れてもらえて嬉しい」と述べた. 体重増加にあわせて外泊日数が増えるように新たに治療方針が決まった. 11 週目に 43 kg となり，1 泊の外泊を行った. この頃から電話と面会のポイント制は中止し，看護師は家での生活を話題に取りあげ，良い変化はほめるようにした. 患者は「家が楽しくて病院に帰りたくなかった」と

表Ⅳ-41　その後の治療の追加

泣くことへの対応

① 泣いていたら話をしない

② 一滴でも涙を見せていたら
「あとでね」と言ってすぐ去室する

③ 泣きやんでいたら話を聞く

オペラントコントロールによる治療 1

3 食とも全量摂取できた日は

① 38 kg台　19：30〜20：00までデイルームに出て
テレビ視聴可．ただし座って見ること

② 39 kg台　19：15〜20：00までテレビ可
（19：15とは食後1時間を経過した時間）

③ 40 kg台　10：00〜11：30までデイルームで自由
とする．レクリエーション参加可
ただし食べることが含まれるレクは不可

14：00〜16：00までデイルームで自由

体重増加に対する患者の反応

1　43kg台　寒がらなくなった
太ることへの反発が
なくなった

2　44kg台　食べ物以外の話題が
出るようになった
病院へ戻ることに
抵抗がなくなった

3　45kg台　体重増加へのこだわりが
なくなった

4　46kg台　月経再開
友人と外食ができた

オペラントコントロールによる治療 2

① 治療の基本は入院時と同じ

② デイルームに出る時間を多くする

9：00〜11：00　昼食前まで

13：30〜17：45　夕食前まで

19：15〜21：00　消灯時間まで

③ ナースコールをはずす

④ 42 kg台　短期外泊

⑤ 46 kg台　長期外泊後退院

オペラントコントロールによる治療 3

① 42 kg台　14：00〜翌日11：00まで
1泊2日外泊（自宅での食事2回）
これは外泊中に到達

② 43 kg台　10：00〜翌日14：00まで
1泊2日外泊（自宅での食事4回）

③ 44 kg台　14：00〜翌々日11：00まで
2泊3日外泊（自宅での食事5回）

④ 45 kg台　10：00〜翌々日14：00まで
2泊3日外泊（自宅での食事7回）

⑤ 46 kg台　6泊7日の外泊　病棟規定時間

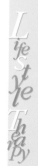

表Ⅳ-42 治療と患者の反応と看護師の対応

		治療目標	患者の反応	看護師の工夫	その他
Ⅰ	導入期	治療関係の確立 評価（身体・食行動）	食物へのこだわりがメモにびっしり	治療方針に沿った看護対応の確認・統一 受容的接し方	倦怠感 月経停止中
Ⅱ	治療の開始期	入院生活への適応 3食全量食べる 37 kgまで体重を増やす	よく泣いている 不眠 頻回のナースコール	励まし，食べたらほめる 泣かなかったら病室で話を聞く がんばっていることを評価	
Ⅲ	治療への抵抗期	個室外への生活延長 46 kgまで体重を増やす 臨時外泊（1/20〜1/24）	帰りたい 耐えられない もう限界 よく泣いている	食べ物，体重の話題をしない 患者のイライラの聞き役	
Ⅳ	治療の終結期	体重による外泊の報酬 体重の維持 食事つけノートの作成	食べ物以外の話題がでる 体重増加へのこだわりがなくなった 友人と外食	外泊中のことを話題にする よい変化をほめる	洗濯機使用の指導 脂肪肝 月経再開

話した.

体重が順調に増えるにつれて，患者の太ることへの抵抗や食べ物へのこだわりは減ってきた.

■退院へ向けての仕上げの時期

体重46 kgが退院の目安であったが，45 kgを超えた頃，脂肪肝が指摘され，その治療のために退院を延期することになった. 患者は素直に受け入れた. 脂肪肝の治療は高たんぱく質，低脂質の肝臓食のみであった. 46 kgになってからは食事は食堂で食べ，病棟規則内で行動は自由であった.

46 kg台で長期の外泊を2回行い，その間に月経の再開がみられた. 3週後には肝機能も改善し，入院から19週間後に体重47.2 kgで退院した.

その後，外来通院で体重は維持され，退院から約2週間後，もとの職場に復帰している.

この症例を振り返って

神経性無食欲症の治療では，食べて体重を回復させることが第1の目的になる. また，飢餓による健康障害が強く生命が危険になって入院してくる例も多い. もっともむずかしいのは，太ることに抵抗のある患者をいかに治療に導入するかである.

本症例は，IQが70という知的な問題もあって，

厳しい行動制限や複雑な食事計画はむずかしいと判断された. そこで入院生活を嫌がらないように，個室内での行動は制限をせず，食事もはじめから2,200 kcalと単純な指示となった. 母親との別離による影響も心配だったので，看護師は優しく受容する態度をとり，食事の全量摂取を励まし，そのたびごとにしっかりとほめた. ポイント制（トークンエコノミー）によって努力が実感できるようにも工夫がされた. これらのオペラント治療は，望ましい食行動や体重増加に対して活動による報酬を加えて，それらが起きやすくすることにつながる. この患者ではこの方法で当初は順調に体重が増えていった（図Ⅳ-22）.

しかし，19週間という長い入院生活の中では，心細くめそめそ泣いたり，頻回のコールで看護師を呼び寄せようとしたり，わざと心配をさせる行動をしたりなどの問題も生じた. そのつど，その問題を取り上げて，医師と看護師でどのように対処するかが細かく決められた. また，患者が感情的になってしまったときは，冷却期間をおくために臨時外泊を行った. 結果的にはこれで，再度患者は治療意欲を回復し，その後は外泊を報酬に用いながら最後まで治療を続けることができた（表Ⅳ-41, 42）.

このように，そのときの患者の状態にあわせ，ま

た生じた問題に対して具体的な方針を柔軟に出せるところが認知行動療法の良い点であると思う.

まとめ

このように，オペラント治療を病棟で行う際は患者と主治医と看護師との間で，明確で具体的な方針が取り決められ，スタッフは一貫した態度や行動をとることが不可欠である．そこでは患者の治療への意欲や動機が重要であり，それを支えたり強めたりするところにも，認知行動療法は多くの手段をもっている.

認知行動療法は原理を理解していると，日常の接し方や，患者の問題行動への対処などさまざまな応用ができる．チーム医療がますます必要とされる現在，この方法は看護の基礎理論として，有用であると考えている.

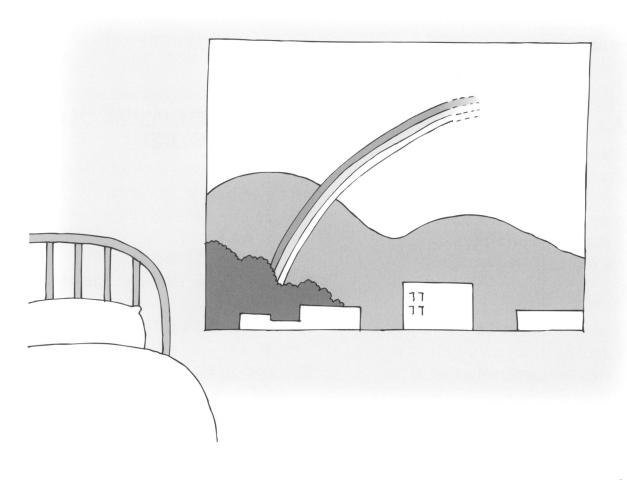

Life Style Therapy

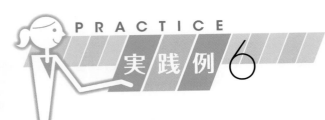

PRACTICE 実践例 6

糖尿病の面接

CASE 教育入院の経験があり
過度に心配していた例

Hさん，63歳，主婦

病名：10年前から境界域といわれ，1年前に糖尿病
と診断され10日間の教育入院を経験している

身体状況：身長147 cm，体重48 kg，BMI 22.2,
BP 102/62 mmHg，FPG 100 mg/dL，HbA1c
6.5%

保健所の糖尿病教室に参加した．面接の前に健康
診査と質問票調査，全体のオリエンテーションが
すんでいる．面接はそれらの資料にもとづき，ゆっ
くりと1時間かけて具体的な行動目標を決めるこ
とを目的に行った

導入：病歴の確認

😊 医師：糖尿病と言われたのはこのときが初めて
ですか．

　　　＊診断時期を確認する

😊 クライアント：はい，10年前から毎年ドックで，
いつも境界って言われてました．

😊 ご家族でどなたか糖尿病の方がいらっしゃいま
すか？

　　　＊家族歴をたずねる

😊 父はいま96歳で大丈夫だと思いますが，母が
78で亡くなって，よく息苦しいと言ってました．

😊 じゃあ，その可能性はありますか？

😊 はい．

😊 Hさんは，入院されたのは去年ですか？

　　　＊入院時の状況について

😊 はい，S病院にね．

😊 悪かったんですか？

😊 心臓がときどき，夜中にキュッとしました．

😊 発作みたいに？

😊 いろいろ検査しても異常ないって言われて．そ
うしてるうちに電話で，ちょっと血糖値が高いか
らと呼び出されて，検査入院を勧められたんです．

　　　＊心臓の心配があったかもしれない．把握し
　　　　そびれた

😊 どのくらい入院しました？　3週間ですか？

10日間の入院中のデータを見せてもらう（夕食
後血糖値182 mg/dL，HbA1c 6.7%，食事療法
1,400 kcal）．HbA1cについての質問が出たので，
検査用紙を見せながら説明．

😊 いまは合併症を気にするというレベルではない
と思います．いまよりも悪くならなければ十分に
予防ができる時期なので．きちんとされているよ
うですし．

　　　＊心配そうなので病状の説明と血糖コント
　　　　ロールが良いことを伝える

本人の病気と自分の生活についての考え（現状の認識）

😊 ただ運動が．若い頃から本が読むのが好きで体
育系がだめなんです．（この案内に）苦にならな
いでできますって書いてあったから，一度指導を
受けたいなあと思って．

　　　＊自分のほうから問題が出てきた

😊 なるほど．じゃあ，お食事よりも運動のほうが自
分では課題かなあ，と？

😊 はい．食事のほうも1年も経ったので，ゆるん
だと思います．

😊 体重のほうは減りましたか，だいぶ．体重は増
えたり減ったりしてますか？

　　　＊その後の体重経過と体調をたずねる

😊 みんなにやせたね，やせたねって言われたんで

表Ⅳ-43　CASE の問題点と行動目標

面接で明らかになった生活と行動の特徴	面接の要点と目標行動
● 受診が不規則 ● 教育入院をして糖尿病を怖がっている ● 娘と同居，若い人向けの食事を調節 ● 動くことは苦手 ● 茶道で週に一度外出 ● 都心に週に一度はおつかいに外出 ● 社交を食事を理由に制限している ● 過剰な心配とチグハグな知識	● 定期的な受診と評価の勧め ● 上手にコントロールできていることを確認 ● 低脂肪牛乳 ● ラジオ体操，歩数計で 1 万歩 ● 甘いお菓子は週に 3 回 ● 歩きやすい靴で，ショッピングも運動 ● 外食の食べ方，友人に DM をうちあける

すけど.

🧑 7kg 減りましたね. きつくないですか. 体は?
＊無理をしていないかをさぐる

👩 いやー，体は.

🧑 おなかすきませんか?

👩 3 食たべるので急におなかがすいたってことはないですね.

🧑 病院で言われたことをよく守ったってことでしょうか?

👩 まずね，油がいけないっていうので朝のパンのバターやめました.

ここでクライアントが現在工夫している点，「大豆を積極的に食べる」「ソーセージなどを控えている」ことが明らかとなった

身体活動について詳しく聞く

🧑 それでいま，どのくらい動いていますか?

👩 娘と 2 世帯住宅だから，階段をよく上がったり下りたりしています.

🧑 えーと，どちらが上ですか?
＊家族での生活を具体的につかむ

👩 娘が上なんです. 昼間は留守中に 2 階で食事をしたりしてます. 運動のうちと.

🧑 いいですね. 結構 1 日に何回も何回も上ったりしてるでしょう?

👩 はい. 洗濯干しも上ですから. でもやっぱり,

動くのが少ないと思うんですよね.

🧑 ふーん. 歩数計みたいなものつけられたことありますか?
＊運動への準備性を歩数計や靴で大づかみにする

👩 あ，それがしてない. 今度しなくちゃと思いながら.

🧑 持ってはいらっしゃる?

👩 持ってないです. 入院したのが 8 月の暑い時期で，先生もあんまりやかましく言われないし. 朝のラジオ体操だけで，あとはズックとか用意したんですけど.

🧑 靴はおありなんですね.

質問票から興味のありそうなところを探って，「ハワイアンダンスやプールに興味がある」ことを聞き出す.

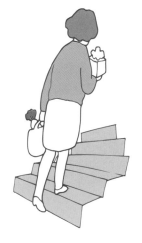
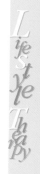

🧑 いま，おうちじゃ，娘さんがいらっしゃって，下のほうにご主人と….

🧑 私，上は娘夫婦だけで子どもがいないんで．

食事のスタイル

🧑 お食事はご一緒？

　　　*毎日の食事の傾向

🧑 朝は別々でいただいて，夜はメニューは同じものを娘と私が下でつくって，そして向こうは帰りも遅いし，ずれるから上へ持っていったりはするみたいですけど．

🧑 だいたい食べるものは共通のもの？

娘と一緒に調理し，野菜や肉の量で調節している．食事療法は 1,400 kcal と指示され，3 食の計量を厳しく行っていたことなどがわかった．

🧑 病院の食事は物足りなかったですか？

🧑 いやー病院でもそうなかったですよ．あの，もうそして怖いお話を聞きました．

　　　*病院食への反応を見る．かなり，脅かされたことがわかる

🧑 いまの体重が 48 kg ですから，これでたとえば 30 kcal/kg とするとそれくらいですものね．

🧑 はあ．

🧑 1,400 kcal でほどほど体を動かしておくと，だいたい，とんとんいう感じですよね．家事はお掃除くらいでしょうか．ふだんは．

🧑 娘がしてしまうんです．私もしなくちゃと思ってますけど．

　　　*家ではさほど動いていない

社会生活から活動性と楽しみをさぐる（趣味，外出など）

🧑 あまりお出かけになることもないんですか？

　　　*外での動き，友人との交流はどうか

🧑 出かけるのは週に一度．お茶をしてます．

🧑 これはどちらで．

ここで週に 1 回の茶道での外出時は，バスで乗り換えて，少し手前の停留所で降りて往復で 30 分は歩く努力をしていることが明らかとなる．

🧑 この 1 日はかなり歩いてますね．あとはなんか意識されていることはありますか？

　　　*努力しているところを承認

🧑 暑いから，地下鉄を降りたら娘に電話して迎えにきてもらってしまうんです．

🧑 T 町に行ったりすることはよくあるんですか？

🧑 はい，ときどきあります．

週に一度はデパートなどに行くというので，それを利用して歩くことを勧める．

🧑 そんなのでいいですよ．そういうのを増やしたらいいですよ．

　　　*現在していることを利用して動くように励ます

🧑 あら本当．

🧑 特別早歩きでなくてもいいから，うろうろするのを増やしたらいいです．

🧑 ああ，そうなんですか．

🧑 お使いに行くときちょっと遠回りするとかで，かなり増えるんです．それならいま，していることだから．

🧑 ああ，そうですか．いやー規則正しく歩かないといけないと….

　　　* 30 分の有酸素運動が強調されるので，このように思い込んでいることが多い

🧑 はい，それは理想的ですけど．そうしなくてもトータルで 1 万歩くらいになればいいと思います．

🧑 じゃあ今度これ用意します．

　　　*歩数計のモニタリングをする気になった

🧑 そして動かないでじっとしている時間がだんだん減ったらいいです．

　　　*座っている時間を減らすことも大切なポイ

😊 ああ, そうなんですか.

😊 だから少し面倒なことを意識的にすることですね. 階段とかふき掃除とか.

睡眠, ストレス, サポーター

😊 睡眠時間はここにあるように 11 時から 7 時くらいまでですか?

🙂 はい.

睡眠は問題がなく, ストレスもとくにはない, 同居している娘がヨガに誘ってくれたり, 一緒に行動する際のサポーターになりそうである.

　　　＊家族・友人でサポートしてくれそうな人を
　　　　見つけておく

🙂 いまはそんなに悪くないですからね.

😊 悪くないですか. よかった.

　　　　＊悪いと思い込みすぎているらしい

😊 特別悪くないですからね. うん. この調子で続けられたらいいと思うんですね.

🙂 ああ, そうなんですか. ああよかった.

🙂 肩こりとかないですか?

🙂 昔, 若い頃はよく肩がこって大変だったですけど. いまはそれはないですね.

😊 ストレッチ運動もいいですし, ラジオ体操もいいですし, ラジオ体操はちょっと激しいときもあるんですけど. なんでもいいですよ.

🙂 やっぱりしないといけませんよね.

動くことでの目標

😊 絶対有酸素運動じゃなきゃと思わなくていいと思います. なるべくこまめに動くことですね. テレビを見る時間は 3 時間って書いてありますね. これは夜ですか?

　　　　＊じっとしている時間を減らすことはできな
　　　　　いか

🙂 テレビを見るのは, 午後から. 出かけたりしないときは午後からですね.

😊 よく出かけられているんでしょう?

🙂 割合に出てるんですよね. なんか催しがあるとか, 展覧会があるとか.

　　　　＊かなり外出は好きそう

　　　　＊友達も多いらしい

😊 お友達と?

友人との外出時を活用して多めに歩くこと, 歩数計をつけて自分がどのくらい歩いているかを確認すること, 日常生活の中でいま実行している行動レパートリーの中に組み込むことを提案する.

🙂 まあ動くのはその程度で. あとは, ラジオ体操を 1 日に 1 回とかですね. 寝る前にちょっとストレッチするとかですよ.

😊 はい.

🙂 何ができるかですよね.

😊 ああ, なるほど.

大雑把な食事の傾向の確認

😊 あとは, お食事ですが, ご飯の量はこんな感じ? こっちのほうですか?

　　　　＊フードモデルで主食の量をつかむ

🙂 はい.

😊 これだと, 120 g くらいかな. ちっちゃいほうで

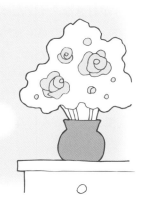
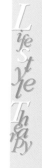

すね.

- たまにご飯がおいしいなあと思って，おかずが あるときは入れ足してね.
- 間食はどうですか？
- そうはしないです．あまりしないです.
- 野菜はあまり意識してるほうでもないっていう 感じでしょうか？
- 意識っていいますか，まずにんじんの生とパセ リとかピーマンとか.
- 朝は食べていらっしゃるわけね.
- ジュースをね.
- ジュースも？
- ジューサーにしてね.
- 一緒に？　ミキサーで？　ああ，繊維をね.
- りんご入れて食べやすいように，そして牛乳を 入れて…
- もともとそんなに召し上がるほうではないんで すね．たくさんは.
- いや，若い頃はちょっとね．食べてたんじゃな いかと思うんですよ.

糖尿病の誘因や体重の変化の確認

- 糖尿病になった理由で思い当たる節あります？ たとえばどこかで太ったとか.
  * クライアントの自覚はどうか
- 胃腸が強いから食事がおいしくて，入院する前 はあるだけ食べてましたね．ご飯も十分に食べて いたし，お肉も．朝はパンにバターを付けてソー セージやハムもいただく．野菜よりもそっちのほ うが好きなタイプだったですよね．これではいけ ないと，お野菜も食べて，たんぱく質を大豆とか 豆製品に変えたんです.
  * 以前は考えずに食べていた．でも，たいて いはそれが普通
- 変えてごらんになってどうですか．いまはもう 平気？
- 年のせいもあるでしょうね．若いうちだとね．難 しかったでしょうけど.

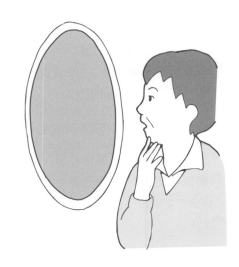

- 36 歳頃が一番太っていらっしゃったんですか？
  * 体重の歴史を調べる

独身時代はスリム志向で 45 〜 46 kg であったが， 2 回の妊娠 / 出産で太って 36 歳時には最大体重 56 kg に達した．それ以来，昨年の入院までダイエッ トの経験はなかった.

- 糖尿って言われて何かしなくちゃと思うけど， 入院しなさいとは言われないし，素人で周囲の情 報もなかったし.
  * 境界型といわれて 10 年は何もしていな かった
  * 自分で勉強する人ではなさそう

- 自覚症状もなかったでしょうね.
- そうです．だから昨年，検査の数値が上がって 先生からお電話もらったときはね….
  * 知識も乏しいらしい

- びっくりしたでしょう？
- びっくりしました．命拾いしたんじゃないかと 思って．でもその後検査に行っていないんですよ ね.
  * よほど大変な病気と思ってしまっている
  * その割には受診ができていない

- それは行ったほうがいいですね.
- そうです．反省しました．で，3月に一度診ても らったんですよ．ここに数値がありますが悪くな

いって．5月の連休のあとぐらいに，今度は食事をして2時間後ぐらいを調べるからって言われたんです．で，たまたまこちら（保健所）を先にきております．これはあまり悪くないって．

*検査値の見方がわからない

検査の評価を伝える

👩 悪くないですね．

👨 だから，今度悪くなっているかもわからないと思いながら….

*基本的な知識を覚えたほうがよさそう

前回との比較で，今回の検査の結果を説明する．病院で高コレステロールも指摘されていたので，そこも気にしている．改善していることを伝える．

👩 だからこの調子でずーっといけばね，あんまり心配ないと思いますよ．

👨 ああ，うれしい．

👩 ただ検査を定期的にしておかないとね．自分では血糖値はわかりませんので．頑張ってうまくいってることを確認したほうがうれしいんじゃないでしょうか．

*定期受診の必要性を再度強調

👨 はい，ほんと食品交換表とか勧められたらどうしようと思ってね．まずお話を聞いていただいて今後のことを考えなくちゃと思って，今日一番に手配してきました．

*医療機関には怖くて行けなかったのかもしれない

食事の目標を決める

■間食・果物・アルコールについて

菓子類は，週に一度のお茶席で羊羹やカステラなどが80～100 kcal 程度出る．多いときは持ち帰りなどもするが，つい食べることも多い．家でもと

きどき食べてしまう．衝動的に食べることはないが，最近は食べたいなと思うそうなので，あまり厳格にせず，長く続くように週に3回まで，1回に80 kcal 程度に制限しながら上手に食べようという話に進む．

糖尿病と診断されてからは，果物もりんごを1/4個程度に減らしている，ぶどうも1粒2粒にしているというので，栄養のバランスから1日80 kcal 程度は積極的に食べるように，ただ多くなりすぎないようにと助言．

アルコールは，赤ワインが心臓に良いらしいからと少量飲んでいるが，とくに欲しいわけではないというので，それでよいことにする．

■穀物・野菜／食物繊維について

穀類については，よく理解できていてコントロールできている様子であった．

野菜では，かぼちゃは多くなると穀類に入るとか，きのこや海藻類は制限なく食べてよいことなどを知らなかったらしい．まだやせないといけないと思い込んでいるので，減量の必要はないことを再度説明する．

食事時間と3食のバランス

👩 夕食の時間は何時くらい？

*夕食時間に個人差があるので，そこからたずねた

👨 6時30分から7時くらい．

👩 早いですね．そのあとは？

👨 食べません．

👩 じゃあそれで終わりですね．優等生ですね．昼は簡単になります？

*ほめる

👨 昼はなんか冷蔵庫を開けて残り物とか．

*主婦はこれが多い

👩 残り物でいいですが，内容は，お野菜もご飯も

入って，たんぱく質も入ってというのを守られたらいいんじゃないんでしょうか.

🙂 夜は割におかずをいろいろ食べるから，昼ぐらいは佃煮や糠づけでお茶づけもいいかなあと. でも納豆ぐらい食べなくちゃと思いながら.

🙂 3食のバランスは偏りすぎないのがいいですね. 簡単でいいですから，一応いろいろ食べる. そんなところでしょうね. 体重もいまより減らすこともなさそうだし，血糖値も悪くないですからね. あとは定期的に受診するのと心がけて動くぐらいでしょうね.

　　　＊3食のバランスが大切である
　　　＊定期的受診をもう一度強調する

週に一度は体重測定

🙂 体重はいつも測っていますか?

🙂 えっ.

　　　＊体重コントロールというセルフケアの基本
　　　　が実行できていない

🙂 測ってない?　週にいっぺん測りましょうか.

🙂 はい.

🙂 体重の増減は目安になりますからね. 朝が一番安定してますから，起きてトイレに行った後で. 週に1回くらい.

　　　＊具体的な目標にする

🙂 はい.

🙂 体重を週に一度測ることと，歩数計をつけることと.

歩数計をつける

🙂 あとは歩数計をつけて測ってみましょうか. 薬局とかスーパーマーケットで売ってますから. 1日にどのくらい歩いたかがわかります.

🙂 1万歩でしょう?

🙂 朝起きたらつけて，夜，お風呂に入る前までにどのくらい動いているかですよね. 外出のときに多めに歩くとか，お茶のときの30分は続けても

らうとして. ほかに歩けるところがあるかですよね. そうするとお使いや外出で1駅ぐらい歩くという目標になりますね.

　　　＊歩数計の見方ももう一度説明

外食，旅行の対策

🙂 外食は週に一度くらい?

　　　＊外食が多いので外食も念を入れておく

🙂 週に一度くらいですね.

🙂 そのときはなんか注意されていますか?

🙂 バイキングではこれは食べちゃだめと思うんです. だから1年前から行かないように.

　　　＊自分で制約しているらしい

🙂 でも行きたいでしょ?

🙂 そうです. 団体旅行に誘われてもやめとこうと消極的になりました.

　　　＊かなり社交が不自由になっている

🙂 でもお友達との交流は大切ですものね. じゃあ，そのへんが課題ですか. そういうときも自分でコントールできて，心おきなくできるようになるといいですね.

🙂 はい，そうですね. ついおっくうになって行かないでおこうって. 外に行っても家にいれば食べずにすんだと後悔するんです.

🙂 ふだんはよくできるから，あとは旅行とか，宴会とかですね.

　　　＊ふだんはできるが，そこから外れるとダメ
　　　　になる人は多い

🙂 はい. 旅行で泊まると夜の食事が困るんです.

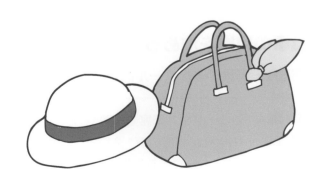

ついつい食べてるんじゃないかと．自分で献立を考えるときは優等生みたいにできてるけど，旅行ではね．

😊 いまは前よりは節制してるわけですね．

😊 はい，でも気がゆるんでるのは確かです．食べないなと思われるのも嫌だし．

😊 糖尿病というのはまわりの方はご存じですか？

　　　＊これは重要なポイント
　　　＊知られたくない，恥ずかしいと思っている
　　　　人が意外に多い

😊 いや，家族は知っています．

😊 お友達が知らないんですね．

😊 知らない．

😊 ならはっきり言われたらいいですよ．恥ずかしい病気でもなんでもないから．だからあんまりたくさんと食べられないのよ．1品ものをいくつかとるとか．そうすれば，安心できるんじゃないですか．

　　　＊友人に知らせてコントロールしやすいよう
　　　　にする

😊 ああ，なるほど．

😊 同じように，たとえばヒレカツのほうがハンバーグよりもずーっと少ないですよね．

　　　＊教材で外食のメニューのエネルギーを具体
　　　　的に示す

😊 あ，本当．

😊 これも衣をはずせば，すぐ200 kcalぐらい減ります．

😊 ああ，なるほど．

😊 量もあるし，まあ工夫すればそんなにおびえることはないように思いますけどね．

😊 ああ，この本どこで売ってますか？

　　　＊おおいに興味を示した

😊 どこでも売ってますよ．

😊 ちょっと書かせてください．

😊 ここにおられる間に外食のコントロールが上手になられると，後がやりやすいんじゃないですか．

😊 これがあったらよかった．食品交換表だけ，どのくらいのカロリーかと見ていただけで．半分は

怖いし，でもやっぱり行っておしゃべりしながら楽しく食べたいので．ちょっとそのへんがいい加減になったと心配してたんです．じゃあ本を買うことが大事．

　　　＊クライアントの葛藤が少し解決に向かった

😊 そうですね．これができれば安心して動けるかもしれませんよね．

😊 ああ，ありがとうございました．

睡眠と休養

😊 あとはよく夜眠れてますしね．

😊 でもつい11時，12時まで起きてて朝早く起きられないんです．

睡眠は問題なさそうであったが，クライアントは入院中のように5時に起きてラジオ体操ができないことを反省．変えたいけれど変えられないと努力不足を訴えるので，自分で思うよりはずっと上手にできていること，しかし安心しすぎないように，経過を見る必要があることを話す．

😊 ああ，そうですか．先生にそう言われると肩の荷が降りたような気がします．

😊 あの，この調子でやられたらいいと思います．

😊 ああ，そうですか．ありがとうございます．

😊 あとこのへんをちょっと工夫されて．うまくいかないところがあったらまた，教室の中でいろいろ聞いてください．

さらにこの後，ピーナッツやごま油，スリごまについての質問が続き，血圧の心配や昆布を焼いて食べている話などが出た．

😊 血圧については問題なさそうなので，その点はちょっとよくわかりませんけどね．汁ものとか漬け物を多くしないようにしておけば，大丈夫だとは思いますけどね．

　　　＊教室中は目標行動と体重と食事の記録を行

うこと（セルフモニタリング）

😊 ああ，そうですか．

😊 まあ，こんなもんでしょうかね．

😊 いろいろとありがとうございます．

糖尿病面接で注意すること

面接にも準備が必要

　糖尿病ではとくに病態や理解度に個人差が大きい．病歴も複雑でひとりひとりが異なっているために，1回で具体的に行動目標を決めようとすると1時間程度は用意しておいたほうがよい．しかしその際も，面接のときまでに医学的データや質問票や食事記録など，資料を揃えておく必要がある．ここであげた症例は，教室として，あらかじめオリエンテーションと1回目の講義が終了していて，面接に要する時間も予告してある．

継続的に面接できる場合は一度に欲張らない

　より一般的には，外来受診の機会を活用しての指導となるだろう．そのような場合は，面接にいたる状況に応じてその時々の目的が異なってくる．

　医師から食事指導を指示されたなど，患者の面接への心構えが不明のときは，最初に「面接に何を期待しているのか，知りたいことはないか」など，患者の気持ちを優先すると，導入がスムーズになる．時間が限られている場合は，病歴や生活の現状把握に重点を置くべきである．具体的な目標を決める前に，質問票や教材などを渡して次までに書いてこさせたり，何ができるかを考えてきてもらうことになるだろう．

　最初からいきなり時間をかけすぎると，患者には苦痛になることもあるので注意したい．使える時間はどのくらいあるかなどを尋ねて，押し付けにならないようにする．面接に対するクライアントのこころの準備性が整うにも，時間を要する場合が多い．

病歴と知識，理解度とは相関しない．教材を上手に活用する

　この症例もそうであったが，糖尿病では基本的な知識も正確に理解している人は少ない．とくに以前にどこかで勉強した人では，断片的な理解をしている場合が多いので，何度でもくり返し必要な知識は反復して学習してもらうようにする．同じことを何回も質問されることもよくあるが，そこで嫌がらないでていねいに対応する必要がある．生活の中で実践しながら，少しずつ理解が深まっていくものであることを忘れないようにしたい．

　糖尿病では，患者教育用の情報も多いので，一般人向けのわかりやすい教材を勧めて反復学習してもらうとよい．

心理的な状態，とくにうつ状態に注意する

　慢性疾患にかかっている人では，気持ちが落ち込んでいる場合が少なくない．もっとも注意したいのはうつ状態である．最初に糖尿病と診断をされたとき，食事療法などがむずかしいとき，血糖のコントロールが不良になったとき，合併症が見つかったときなどは，とくにその後の反応を注意深く観察しておきたい．病気だけでなく，家庭や仕事などの環境が悪化してうつ状態に陥っている場合も多い．

　カウンセラーは，うつ病がどんな病気であるかをよく理解して，患者の心理的状態を表情や会話から探り，疑わしいときは症状の有無（p.132，表IV-24参照）を確認すべきである．

Ⅳ 文 献

体重コントロール

1) NIH NHLBI：Clinical Guideline of the Identification, Evaluation, and Treatment of Overweight and Obesity in Adults. The Evidence Report, NIH Publicaiton No. 98-4083, 1998.
2) 足達淑子：肥満に対する行動療法の効果とその予測因子. 行動療法研究 15：36-55, 1989.
3) 国柄后子, 足達淑子：行動療法による体重コントロールの通信指導. 肥満研究 6：262-268, 2000.
4) メタボリックシンドローム診断基準検討委員会：メタボリックシンドロームの定義と診断基準. 日内誌 94：794-809, 2005.
5) 足達淑子：コンピュータを活用した非対面減量研究. 肥満研究 11：326-327, 2005.
6) 足達淑子, 山津幸司, 足達　教, 山上敏子：減量希望者の心理行動特性と習慣変容. コンピュータプログラム利用者における成績から. 日本病態栄養学雑誌 8：39-48, 2005.
7) Adachi Y, Sto C, Yamatsu K, et al：A randomized controlled trial on the long-term effects of a one-month behavioral weight control program assisted by computer tailored advice. Behavior Research and Therapy, in press.
8) 足達淑子, 国柄后子, 山津幸司：通信による簡便な生活習慣改善プログラム—1年後の減量と習慣変化. 肥満研究 12：19-24, 2006.
9) 日本肥満学会：肥満症診断基準 2011. 肥満研究 17（臨時増刊号）, 2011.
10) 足達淑子, 田中みのり, 石野祐三子・他：個別化助言を自動化した非対面行動変容プログラムによる特定保健指導の効果. 厚生の指標 59：18-22, 2012.
11) 足達淑子, 田中みのり, 石野祐三子・他：特定保健指導におけるコンピュータプログラムの適用可能性と減量に影響する要因. 健康支援 14：43-50, 2012.
12) 足達淑子, 田中みのり, 石野祐三子・他：行動変容のコンピュータシステムを用いた特定保健指導後の繰り返し指導効果についての検討. 臨床栄養 121：247-251, 2012.
13) 日本肥満学会編：肥満症診療ガイドライン 2016. ライフサイエンス出版, 2016.
14) NIH（NHLBI）：Managing Overweight and Obesity in Adults. Systematic evidence review from the obesity expert panel 2013.

高血圧

1) 日本高血圧学会高血圧治療ガイドライン作成委員会編：高血圧治療ガイドライン 2019. 日本高血圧学会, 2019.
2) Chobanian AV, Bakris GL, Black HR, et al：The Seventh Report of the Joint National Committee on Prevention, Detection, Evaluation, and Treatment of High Blood Pressure：The JNC 7 Report. JAMA 289：2560-2572, 2003.
3) Whelton PK, He J, Appel LJ, et al：Primary prevention of hypertension-clinical and public health advisory from The National High Blood Pressure Education Program. JAMA 288：1882-1888, 2002.
4) Guidelines Sub-Committee：1999 World Health Organization-International society of hypertension guidelines for the management of hypertension. J. Hypertens 17：151-183, 1999.
5) 足達淑子, 田中雅人, 山津幸司・他：高血圧者に対するコンピュータを用いた生活習慣改善（第三報）—1年後の長期効果について. 健康支援 6：117-122, 2004.
6) 足達淑子, 山津幸司：行動変容に対する個別助言をコンピュータ化した高血圧予防プログラム（第1報）：プログラム終了者の 10 カ月後の追跡調査. 行動医学研究 11：14-22, 2005.

脂質異常症（高脂血症）

1) 足達淑子他. 高コレステロール血症に対する行動療法. 行動療法研究 141：36-69, 1991.
2) 足達淑子他. 健康診査の機会を活用した高コレステロール血症の NCEP に基づく健康教育. 公衆衛生 56：132-137, 1992.
3) 足達淑子他. 高コレステロール血症に対する行動的健康教育と効果の維持. 臨床栄養 82：277-282, 1993.
4) 日本動脈硬化学会編：動脈硬化性疾患予防ガイドライン 2017 年版, 2017.
5) 日本動脈硬化学会編：動脈硬化性疾患予防のための脂質異常症診療ガイド 2018 年版, 2018.
6) The Expert Panel：Report of the National Cholesterol Education Program Expert Panel on Detection, Evaluation, and Treatment of High Blood Cholesterol in Adults. Arch. Intern. Med 148：36-69, 1988.
7) National Cholesterol Education Program：Executive summary of the third report of the National Cholesterol Education Program（NCEP）expert panel on detection, evaluation, and treatment of high blood cholesterol in adults（Adult Treatment Panel Ⅲ）. JAMA 285：2486-2497, 2001.
8) NCEP：Summary Report：The National Cholesterol Education Program Coordinating Committee Meeting, 1998.

糖尿病

1) 日本糖尿病学会編：糖尿病診療ガイドライン 2019. 南江堂, 2019.
2) 日本糖尿病学会編・著：糖尿病治療ガイド 2020-2021. 文光堂, 2020.
3) American Diabetes Association：Type 2 Diabetes Your Health Living Guide, 3rd eds., 2000. 清野　裕監訳：アメ

リカ糖尿病協会糖尿病セルフケアガイド，医歯薬出版，2003.
4) アメリカ糖尿病協会（池田義男監訳）：糖尿病コンプリートガイド. 医歯薬出版，2000.
5) 松平健平監訳：糖尿病の生活ガイド，第3版. 医歯薬出版，1999.
6) 日本糖尿病学会編：血糖コントロール目標改訂版，糖尿病治療ガイド 2012-2013. 文光堂，2013.
7) 日本糖尿病学会糖尿病診断基準に関する調査検討委員会：糖尿病の分類と診断基準に関する委員会報告. 糖尿病 55：485-504，2012.

食行動異常

1) Russel G：Bulimia ner vosa：an omnious variant of anorexia ner vosa. Psychol Med 9：429-448, 1979.
2) American Psychiatric Association：Practice guideline for the treatment of patients with eating disorders(revision). Am. J. Psychiatry 157 Suppl.：1-39, 2000.
3) Fairburn C：A cognitive behavioral approach to the treatment of bulimia. Psychol Med 11：707-711, 1981.
4) Freeman CP：A practical guide to the treatment of bulimia nervosa. J Psychosom Res 35：41-49, 1991.
5) Fairburn C：Overcoming Binge Eating (2nd Ed). The Guilford Press, 2013.
6) Garner DM, Garfinkel PE (Eds)：Handbook of Treatment for Eating Disorders, 2nd Eds., The Guiford Press, 1997.
7) カプラン，サドック，グレブ編（井上令一，四宮滋子訳）：カプラン臨床精神医学テキスト. 第2版，メディカルサイエンスインターナショナル，2004.
8) Gelder M, Gath D, Mayou R, et al (Eds)：Oxford Textbook of Psychiatry, 3rd Ed, p. 372-379, Oxford University Press, 1996.
9) Turner SM, Calhoun KS, Adams HE (Eds)：Handbook of Clinical Behavior Therapy, Wiley Interscience, 1992.
10) American Psychiatric Association（日本精神神経学会・日本語監修）：DSM-5 精神疾患の診断統計マニュアル. 医学書院，2014.
11) Fairburn CG. Eating disorders：The transdiagnostic view and the cognitive behavioral theory. In：Fairburn CG. Cognitive behavior therapy and eating disorders. p.7-22, Guilford Press, 2008.
12) National Institute for Health and Care Excellence. Eating disorders：recognition and treatment NICE guideline, 2017 nice.org.uk/guidance/ng69

うつ病

1) NIMH：Depression：Effective treatment are available, 2011.
2) NIMH：Depression, 2021.
3) WHO（融 道男，中根允史，小宮山実他監訳）：ICD-10. 精神および行動の障害. 臨床記述と診断ガイドライン.

医学書院，2005.
4) 足達淑子：うつ病の二次予防と認知行動療法. 心療内科 4：191-199，2000.
5) Lewinsohn PM, Munoz RF, Youngren MA, et al：Control Your Depression, Prentice Hall Press, 1986.
6) 日本うつ病学会 気分障害の治療ガイドライン作成委員会：日本うつ病学会治療ガイドラインⅡ. うつ病（DSM-5）／大うつ病性障害 2016 Ver.1，2016.
7) 厚生労働科学研究費補助金こころの健康科学研究事業：うつ病の認知療法・認知行動療法 治療者用マニュアル／患者さんのための資料，2010. https://www.mhlw.go.jp/bunya/shougaihoken/kokoro
8) Burns D D：Feeling Good：The New Mood Therapy, Harper, 1999.
9) ベッカー RE，ハイムバーグ RG，ベラック AS（高山 巌監訳）：うつ病の対人行動治療. 岩崎学術出版社，1989.
10) ベック AT（大野 裕訳）：認知療法. 岩崎学術出版社，1976.

実践例・2

1) 厚生労働省：日本人の食事摂取基準（2010年版），第2版. 第一出版，2010.
2) 足達淑子：行動変容のための面接レッスン 行動カウンセリングの実践. 医歯薬出版，2008.
3) アメリカ糖尿病協会（清野 裕監訳，足達淑子，渡辺純子訳）：糖尿病セルフケアガイド. 医歯薬出版，2003.

実践例・3

1) 日本糖尿病学会編：科学的根拠に基づく糖尿病診療ガイドライン 2013. 南江堂，2013.
2) 日本糖尿病学会編・著：糖尿病治療ガイド 2014-2015. 文光堂，2014.

実践例・4

1) 足達淑子，曳野晃子：1歳半からの子育て. 二瓶社，1998.
2) 山上敏子：精神療法の本質. 精神療法 24：24-30，1998.
3) 足達淑子：行動療法による指導のための15か条. 臨床栄養別冊・栄養指導のための行動療法入門. p.100-102, 医歯薬出版，1998.
4) 足達淑子：カウンセリングマインドの確認. 肥満の食事カウンセリング. p.12-33, 女子栄養大学出版部，1992.

実践例・5

1) 溝口康昌，山上敏子：摂食障害の入院治療プログラム. 精神科治療学 14：917-922，1999.
2) 青木宏之：摂食障害に対する行動療法. 行動療法研究 13：2-7，1987.
3) 米田光恵：看護スタッフ訓練. 行動医学の実際（山上敏子編）. p.258, 岩崎学術出版社，1987.

用語解説 GLOSSARY

エンパワメント empowerment

自分の生活における問題を自ら見いだし分析し，行動する能力を身につけていくプロセスのこと．そのために教育やカウンセリングでは，クライアントが選択できるように必要な情報を提供し，自己決定を励ますことで，クライアント自身の権利と責任を高めるように働きかける．

応用行動分析 applied behavior analysis（オペラント理論）

人の自発的行動の多くを説明でき，ライフスタイル療法ではもっとも重要な理論．その人にとって望ましい結果（正の強化子）がともなうと行動の頻度は増え，望ましくない結果（負の強化子）がともなうとその行動の頻度は減るという原則．

オペラント条件づけ operant conditioning

自発的な行動がその直後にともなわせる刺激を増やしたり減らしたりすることで変化するようにする過程．オペラント行動は，意図的行動とか目的行動ともよばれる．

強化 reforcement

条件づけによって反応をつくったり，行動の出現率を高める操作やその現象をいう．強化子とは，その後にともなわせることで行動が強化される刺激のことを意味する．たとえば，「子どもがお手伝いをした後に母親がほめたらお手伝いが増えた」とき，母親のほめたことが，お手伝いの正の強化子であるというように用いる．

強化子 reinforcer

行動の後に提示することによってその行動に影響を及ぼす刺激．
一次性強化子（primary reinforcer）は生物学的に不可欠な刺激で，食べ物や飲み物，睡眠，安心感，セックスなどでもともと強く動機づける力をもっている．二次性強化子（secondary reinforcer）には，ほめ言葉やほほえみなどの対人関係による社会的強化子，トークン（代理貨幣），好きな活動などが含まれる．

禁煙の嫌悪療法

1960 年代から 70 年代にかけて用いられた方法．急速喫煙（自分の通常の喫煙速度よりも速いペースで喫煙する）や飽和喫煙（通常の量よりも喫煙本数を増やす）による身体不快感を嫌悪刺激として，喫煙行動の頻度を減らすことをねらいとしている．喫煙時の電気ショックによる刺激や狭い部屋でのチェーンスモーキングなども嫌悪法（負の強化子）として用いられる．しかし，この方法は心血管系のリスクのある人への安全性の問題や効果のなさから，現在では用いられなくなった．

健康信念 health belief

健康や疾病の状況をその人がどのように解釈しているかが行動に影響する，という考え方．自分の努力が大きいほど利益があると考える人では，セルフケア行動の実行度は高くなり，ケアのために払わなければならない犠牲（コスト）が大きいと思う人では実行度が低くなる．また，問題を深刻にとらえすぎても軽視しすぎても適切な行動にはいたりにくい．

行動医学 behavioral medicine

「行動科学の知識と技術を健康ならびに疾病の予防，診断，治療，リハビリテーションに応用すること」である．認知行動療法を一般医学に適用したものということができる．1970 年代より，学問や専門分野の垣根を越える学際的分野として発展してきた．

行動科学 behavioral science

人間の行動を記述し，説明し，予測し，制御することを目的とした学問．生物科学と社会科学の領域にわたって広く実証的に研究するもの．1940 年代後半に北米で生まれた名称．広義には社会学，人類学など既存の学問の枠を超えて精神医学，政治学，言語学にも及ぶ総合的な人間の科学をめざした．生物学的な側面を強調した行動学は，学習心理学，動物行動学，生態学からなっている．

行動形成 shaping

目標とする行動に近い行動を少しずつ細かく強化していくことで，新しい行動をつくること．

行動修正 behavior modification

行動変容と同じ．認知行動療法とほぼ同じに用いる．行動変容理論にもとづく概念と法則を，教育，治療，リハビリテーション，カウンセリング，産業，育児などの問題に適用すること．

行動療法 behavior therapy

「人間の行動と情動を現代行動理論に従って，良い方向に

変える試み」であり，1950 年代より台頭してきた革命的な心理療法．行動科学を人の問題，行動の解決に用いる方法と理論の体系．

呼気 CO 濃度

喫煙の身体への影響を客観的にとらえられる検査．喫煙者の呼気 CO 濃度は通常 8 ppm 以上であり，ヘビースモーカーの場合は 20 ppm を超える．ハンディタイプの測定器を使えば簡単に測定でき，結果が即座に表示画面に数字で示されるので，禁煙の動機づけに役立つ．また，呼気 CO 濃度は半減期が 3 〜 5 時間と短く，禁煙後すぐに正常値に戻るので，禁煙を維持する励みにも用いることができる．なお，呼気 CO 濃度の測定は，2006 年から始まった健康保険による禁煙治療において必須の検査として用いられている．

古典的条件づけ classical conditioning

レスポンデント（respondent）条件づけと同じ．本来は意味をもたない中性の刺激を，自動的に反射行動を起こす無条件刺激と同時に示すことを繰り返すことで，中性の刺激でその反射行動が起きるようにすること．

コントロールの座 locus of control

たとえば「自分の努力しだいで禁煙できる」と考える人では禁煙への挑戦が期待できるように，誰の，どんな行動が健康や疾病の結果をコントロールすると考えているかが行動に影響する，という考え方．その人が病気の予防や進展を自分の努力しだいと思う（内的傾向）か，専門家や他人の力（外的傾向），偶然や運命が大きいと思うかによって，セルフケア行動の実行度が変わる．

刺激 stimulus

行動に影響を及ぼす測定可能な事柄．外界の環境の変化だけでなく，心のなかで起きる考えや感情も含まれる．

自己効力 self-efficacy

「自分がこれからやろうと思っていることをどれくらいできそうか」という自信のこと．この自己効力と実行の度合いが相関するために，指導では，その人ができそうと思っていることを課題にしたり，自信を高めるように励ますというように応用される．

社会学習理論 social learning theory

モデリングや模倣による学習は，外的な強化要因だけでなく信念，予期，教示，自己効力などの認知的要因にも影響されると考える．セルフモニタリングやロールプレイなどは多くの場合，他の技法と組み合わされるが，お

もにこの理論で説明されている．

新行動 S-R（仲介）理論 neobehavioristic mediational S-R theory（レスポンデント理論，古典的条件づけ）

条件反射などの古典的条件づけから発展した理論モデル．系統的脱感作法や刺激暴露法などの不安の治療，本書で頻回にでてくる刺激統制法や反応妨害法はこのモデルにもとづいている．

タイムアウト time out

不適切な行動を減らすために，一定の時間，活動や楽しみから遠ざけること．たとえば「悪さをしたら，おもちゃのない部屋に 5 分間入っている」など．

トークン・エコノミー token economy

代理貨幣ともいう．「皿洗いはトークン 2 枚，お風呂の掃除は 3 枚などと，行動の種類によってトークンを決め，10 枚になったら絵本をあげる」などの方法．クーポンシステムやクレジットカードの点数制などはこの応用．

ニコチン依存度スコア

ファーガストロームの開発したニコチン依存度評価質問票の改訂版（FTND）は，喫煙本数など 6 項目の質問で構成され，その回答内容から 0 〜 11 点の幅でニコチン依存度スコア（FTND 指数）が算出される．このスコアが高いほど，ニコチン依存度が高いとされる．

尿中ニコチン代謝物濃度の簡易測定法

喫煙状況を尿中のニコチン代謝物（ニコチン，コチニン，3-ハイドロキシコチニン）を指標として客観的に評価する方法．発色試験紙法を用いており，色調の変化（無色〜濃いピンク色）でニコチン依存度レベルが 15 段階で判定できる（下写真）．検出限界が少し高いため，受動喫煙の評価には適さないが，能動喫煙については精度は高い．呼気 CO 濃度測定と同様，禁煙の動機づけにも役立つ．検査時間に 15 分間要する．

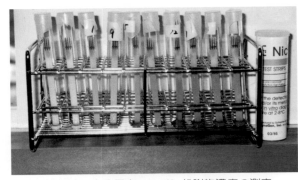

発色試験紙法による尿中ニコチン代謝物濃度の測定

認知行動療法 cognitive-behavior therapy

行動療法の新しい理論モデルで，思考，記憶，想像など
の「認知」を直接変えようとする．実際には認知療法，
認知再構成法などを組み入れた行動療法という意味で用
いられている．行動療法では，当初より「認知」も行動
に含めて治療対象にしていた．行動と認知を区別して用
いる場合と，行動に認知を含めている場合とがある．

レスポンデント条件づけ respondent conditioning

古典的（classical）条件づけと同じ．
条件刺激を無条件刺激といっしょに示すことで，条件刺
激で，その反応が生じるようにするプロセス．無条件刺
激とは，食べ物で唾液が分泌するように，その刺激で生
まれつき生物が一定の反応を生じるようにプログラムさ
れている刺激のこと．パブロフの条件反射が有名．レス
ポンデント反応は唾液分泌，赤面，動悸など反射的な反
応がおもなもので，自分ではコントロールしにくい．

連鎖化 chaining

複雑な行動を形成するために個々の行動を順番に強化し
ていく手続き．

主 要 人 名

アイゼンク (Hans Jurgen Eysench) 1916 ～ 1997

ベルリンに生まれイギリスに帰化した心理学者．文学を
学んだ後ロンドン大学で心理学を専攻し，イギリスの臨
床心理学の発展に寄与した．『行動療法と神経症』によっ
て行動療法の名づけ親になった．モーズレー性格検査
（MPI）を作製．日本でも多数の著書が翻訳されている．

ウォルピ (Joseph Wolpe) 1915 ～ 1998

南アフリカのヨハネスブルグ生まれの精神科医．系統的
脱感作法の創始者で「神経症の行動療法の父」といわれ
ている．開業のかたわらネコを用いて神経症の実験を行
い，そこから得られた治療原理を臨床に応用した．1960
年からアメリカに移り，テンプル大学精神科教授となっ
た．

スキナー (Burrhus Frederic Skinner) 1904 ～ 1990

アメリカの心理学者．応用行動分析学（オペラント心理学）
の父．ペンシルバニア州生まれ．1948 年からハーバード
大学．1950 年からオペラント理論を精神薬理学，精神病
院の患者管理や治療，自閉症，幼児教育などに広く応用．
コミューン運動に影響を及ぼした『ウォールデン 2』を
著した．

バンデュラ (Albert Bandura) 1925 ～

モデリング学習を体系化し，社会学習理論を提唱した．
スタンフォード大学の心理学教授で，アメリカ心理学会
のリーダー的存在．1977 年にモデリング理論の集大成と
して『Social Learning Theory』を著した．

ベック (Aaron T. Beck) 1921 ～

認知療法の創始者で精神科医．ペンシルバニア大学教授
で認知療法センター所長．うつ病の患者に見られる悲観
的で非合理的な認知（物事の受け止め方や考え方）を修
正することで，治療ができることを明らかにした．「ベッ
クのうつ病尺度」は広く用いられている．

索引 INDEX

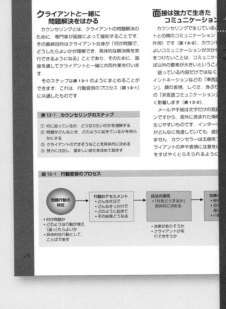

【編者略歴】
足達 淑子
あ だち　よし こ

1975 年 東京医科歯科大学医学部卒業
　　　　東京都衛生局総務部採用
　　　　東京医科歯科大学，都立墨東病院，都立松沢病院で精神医学と感染症の臨床研修
1979 年 福岡市衛生局採用，保健所で衛生行政に従事
1981 年 九州大学神経精神医学教室で，行動療法の保健活動への適応を研究
1999 年 福岡市を退職し，「あだち健康行動学研究所」を開設
2001 〜 2004 年　広島国際大学臨床心理学科教授
2004 〜 2007 年　久留米大学文学部客員教授
現　在　あだち健康行動学研究所長，（医）あだち循環器科内科クリニック副院長
　　　　医学博士，精神保健指定医，精神科専門医，日本医師会認定産業医，保育士

主な著書
　『ライフスタイル療法Ⅱ・肥満の行動療法』(医歯薬出版)
　『行動変容のための面接レッスン』(医歯薬出版)
　『シンプル＆ミニマム 保健指導・行動変容支援ガイド』(医歯薬出版)
　『臨床栄養別冊・栄養指導のための行動療法入門』(医歯薬出版)
　『肥満の食事カウンセリング』『女性の禁煙プログラム』(女子栄養大学)
　『99％成功するダイエット』(法研)
　『行動医学の臨床―予防からリハビリテーションまで（ピース＆ワーデル）』(二瓶社)
　『栄養教育論』(武見ゆかり・足達淑子・木村典代・林　芙美編)(南江堂)
　『やる気を引き出す健康支援』(中災防新書)

ライフスタイル療法Ⅰ
　―生活習慣改善のための認知行動療法―
第 5 版　　　　　　　　　　　ISBN 978-4-263-70815-6

2001 年 4 月 25 日　第 1 版第 1 刷発行　（ライフスタイル療法Ⅰ
2003 年 11 月 1 日　第 2 版第 1 刷発行　　　―生活習慣改善のための行動療法―）
2006 年 9 月 20 日　第 3 版第 1 刷発行
2013 年 4 月 15 日　第 3 版第 7 刷（補訂）発行
2014 年 3 月 1 日　第 3 版第 8 刷（補訂）発行
2014 年 9 月 25 日　第 4 版第 1 刷発行
2021 年 7 月 5 日　第 5 版第 1 刷発行（改題）
2024 年 2 月 10 日　第 5 版第 2 刷発行

　　　　　　　　　　　　　　　編　者　足 達 淑 子
　　　　　　　　　　　　　　　発行者　白 石 泰 夫
　　　　　　　　　　発行所　医歯薬出版株式会社
　　　　〒113-8612　東京都文京区本駒込 1-7-10
　　　　TEL.（03）5395-7626（編集）・7616（販売）
　　　　FAX.（03）5395-7624（編集）・8563（販売）
　　　　　　　　　　　　https://www.ishiyaku.co.jp/
　　　　　　　　郵便振替番号　00190-5-13816
乱丁，落丁の際はお取り替えいたします　　　　　　印刷・教文堂／製本・榎本製本
　　　　　© Ishiyaku Publishers, Inc., 2001, 2021. Printed in Japan

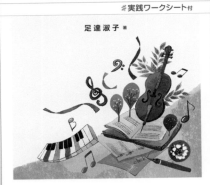

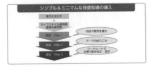